Clinical Molecular Diagnostics

제 2 판

임상 분자진단검사

권순일 김수원 김혜란 나은경 류재기 문은경 박성아
엄용빈 윤경아 정경태 조규봉 조윤경 최재혁 공저

정문각 JMK

초판 머리말

분자진단은 진단검사의학의 한 분야로써 분자생물학적인 방법의 도입으로 새롭게 형성된 분야이며, 임상현장에서 조기진단과 정확한 진단에 큰 기여를 하고 있다. 분자진단은 DNA, RNA, Protein을 기반으로 유전자와 대사 기능, 의약품의 대사 반응, 질병 관계를 평가한다. 분자진단에서는 핵산을 분석하여 바이러스나 박테리아 등의 감염을 검사하고, 특정 유전 질환을 유발하는 돌연변이, 표현형, 염색체형을 검사하며, 유전적 차이에 의한 약물의 대사와 반응을 예측하는 맞춤의학을 위한 약물유전학검사를 하기도 한다. 분자진단의 장점은 민감도가 높고, 진단을 하는 데 걸리는 시간도 짧고, 비용이 낮으며, 진단의 재현성과 정확도가 매우 높다는 것이다. 21세기 인간게놈프로젝트가 완성된 후 전개되는 포스트게놈 시대에 분자진단은 임상의학에서 가장 주목받는 플랫폼이 되고 있으며, 진단검사영역 중 급격하게 발전되고 있는 부문 중 하나이다.

이러한 중요성에도 불구하고 분자진단검사는 임상병리학 교육에서 비교적 최근에 도입된 연유로 임상현장에서 실무를 담당하는 임상병리학 전공의 전문가가 아직 그리 많지 않다. 또한 일반적인 분자생물학 교재는 많으나 임상병리사에게 요구되는 분자진단기술을 가르치는 맞춤화된 분자진단 교육용 교재나 실무용 지침서는 국내에서 부족한 실정이다.

이러한 배경으로 인하여 본서는 기본적으로 임상병리학을 전공하는 학생들을 대상으로 분자진단검사 교육을 위하여 집필되었다. 물론 분자진단에 관심이 있는 유관 전공자뿐만 아니라 임상현장에서 분자진단업무를 담당하는 실무자에게도 진단검사에 바로 적용할 수 있도록 기초에서 응용에 이르기까지 포괄하여 체계를 갖추었다.

이 책은 크게 3개의 부로 구성되어 있는데, 제1부에는 분자진단에서 활용되는 기초적인 지식과 정확한 진단결과를 수행하기 위한 분자유전검사의 정도관리 등에 관하여 기술하였다. 제2부에는 학생 및 검사실 직원 등이 갖추어야 할 분자진단검사의 기초인 핵산추출방법과 전기영동 및 중합효소연쇄반응에 관한 이론과 실습 그리고 그 결과를 응용할 수 있는 생물정보학 등에 관한 내용이 포함되어 있다. 제3부에는 분자진단검사의 기초를 활용하여 실제 상용화되거나 표준화된 분자진단검사 방법을 소개하였다. 각 장에서는 실습자가 스스로 실습 과정과 결과를 작성하여 결론을 내리고, 검사에 대한 판독을 할 수 있도록 구성하였다.

저자들은 본서를 통해 임상병리학 전공자, 유관 전공자 혹은 진단검사 실무자가 분자진단 지식을 보다 용이하게 습득하고, 분자진단실무를 원활하게 수행할 수 있는 능력을 배양할 수 있기를 바란다. 또한 본서의 초판에서 의도하지 않은 실수나 오류가 발생할 수도 있음을 인정하며, 그러한 오류는 다음 개정판에 반영할 것을 약속드린다.

끝으로 이 책이 나오기까지 사명감을 가지고 집필에 참여하신 저자 교수님들과 진단검사의학과 선생님께 감사드린다. 그리고 후원해 주신 정문각 김시동 사장님과 편집에 노고를 아끼지 않은 제작진 여러분에게 진심으로 감사의 인사를 드리는 바이다.

2016년 1월

저자 일동

2판 머리말

임상분자진단검사를 출간한지 4년이 지났다. 그동안 이 책을 교재 혹은 실무용 참고도서로 사용한 독자 여러분들의 호응에 감사드린다.

지난 수년간 임상과 연관된 분자생물학 분야에도 많은 발전과 진보가 이루어졌다. 임상현장에서 염기서열분석을 기초로 한 유전자 검사와 유전체의 분석의 비중이 높아지고 있다. 의료기관의 진단검사 분야에서도 Sanger법을 기반으로 한 염기서열분석기는 거의 보편화되고 있으며, 차세대염기서열분석기인 NGS 기기가 현재 본격적으로 저변을 넓혀서 보급되는 추세이다. 이러한 의료현장의 변화 추세에 부응하여 이번 개정판에서는 염기서열분석을 독립된 장으로 추가하였다. 유전정보를 분석하는 생물정보학 분야도 최신 추세에 맞추어 내용을 보강하였다.

개정판의 출간에 애써주신 정문각 JMK 제작진 여러분에게 감사의 뜻을 표한다.

2020년 1월 30일

저자 일동

차례

Contents

제 1 부

분자진단검사 기본

제 01 장

분자진단검사 실습실 주의사항

실험실 안전수칙

1. 각 실험실에서 이루어지는 실험은 반드시 안전관리자의 승인을 받고 실험시작 전에 안전수칙을 충분히 숙지하여야 하며, 적절한 안전관련 보호 장비를 착용한 후 실험하여야 함
2. 실험실에서는 원칙적으로 침식할 수 없음
3. 실험실에서는 금연, 정숙, 청결, 정리정돈을 유지하여야 할 것
4. 실험실에서는 난방용 전열기구 및 가스기구(실험용 가스기구는 제외) 등을 사용할 수 없음
5. 실험실 이용자는 실험 중에 자리를 이탈해서는 아니 되며, 부득이할 경우 안전관리자의 허락을 받아 안전수칙을 숙지시킨 대리인을 두어야 함
6. 실험장치의 가동 중에는 정비 및 청소를 하지 말 것
7. 실험장치용 장비의 밸브는 서서히 열고 서서히 잠그도록 할 것
8. 가연물질은 진행 중인 실험에 필요한 최소량만을 보관할 것
9. 모든 실험장치는 담당자 이외에는 손대지 말 것
10. 폭발물이나 스파크 등이 발생하는 위험한 실험의 경우에는 안전관리자의 입회하에 실험토록 할 것
11. 실험장치 사용의 제한사항은 반드시 준수할 것
12. 인화성물질을 사용하는 실험실에는 화기 엄금토록 하며, 구급 및 소방관리를 철저히 할 것(소화기, 화재경보장치, 구급약품 등)
13. 인화성물질(유류, 가스 등)은 공기유통이 잘 되고 사람의 접근이 많은 곳에서 격리시켜 보관하고, 통제구역표시를 할 것
14. 통제구역은 임의로 출입하여서는 안 되며, 필요할 경우에는 통제구역 담당자 또는 안전관리자의 승인을 받을 것
15. 실험실 최종 퇴실자는 전기기구의 전원차단, 인화성물질 격리, 위험물의 안전한 정리정돈, 시건장치 등을 확인할 것

<출처 : 국가법령정보센터(http://www.law.go.kr/LSW/admRulInfoP.do?admRulSeq=2000000071569)>

실험실 안전 관련 교육 동영상

한국화학연구원 실험실 안전 교육 동영상(15분 + 15분 + 10분 = 총 40분)

http://m.blog.naver.com/smy5402?Redirect=Log&logNo=220091646795&jumpingVid=2DD62937C5F952E6D05D80984DBA7DB6F067

광주과기원 실험실 폭발(1:22)

http://m.news.naver.com/read.nhn?oid=052&aid=0000661588&sid1=%EC%82%AC%ED%9A%8C&mode=LSD

초등실험실안전교육(9분)

http://m.blog.naver.com/bbk880?Redirect=Log&logNo=220267785067&jumpingVid=7B5150C7770F620624F2D965C951DBEDF8C2

실험실생물안전규칙(국립보건원)(3분)

http://m.blog.naver.com/jekalwon?Redirect=Log&logNo=220171353227&jumpingVid=BF876DD452CAAF9B1B3E19E3EE1BB08EFD89

1. 실습 전

(1) 실습에 참여하기 전에는 실습복을 반드시 착용하여 실습자와 의복을 약품으로부터 보호하여야 한다.

① 실습복은 화염에 쉽게 인화될 위험이 있으므로 약품 등이 묻어 있으면 바로 세탁을 하도록 한다.

② 실습복이 꽉 끼일 경우에는 실습을 위한 행동에 지장을 줄 수 있으므로 치수를 여유 있게 선택하는 것이 좋다.

(2) 실습실 내에서는 음식을 먹어서는 안되기 때문에 음식물을 가지고 입실하지 않도록 한다.

(3) 일부 실습의 경우에는 지도교수나 조교의 지시에 따라서 보호안경을 반드시 착용하여 눈을 보호하여야 한다. UV-Transilluminator 등과 같이 자외선이 나오는 기구를 사용할 때에는 반드시 보호안경을 착용하여야 한다.

(4) 실습실은 화재나 폭발과 같은 위험성이 있을 수 있기 때문에 실습에 들어가기 전에 실습할 내용을 충분히 숙지하고 이해하도록 한다.

(5) 실습에 사용할 약품을 점검하고 각 약품의 위험성 여부와 위험 부위를 정확하게 숙지하여야 한다.

(6) 실습에 사용할 기구 및 기기의 그 사용법을 정확하게 알아두고, 작동 여부를 확인한다.

(7) 인화성 물질을 사용할 때에는 화재에 주의해하도록 하고, 만일의 경우를 대비하여 소화기나 소독제 등의 안전장치를 준비하도록 한다.

(8) 시계, 반지 등의 액세서리는 가급적 벗어 놓고, 머리카락이 긴 실습자는 머리카락에 불이 붙거나 약품에 닿을 수 있으므로 실습 전에 반드시 끈 등으로 묶어야 한다.

(9) 이외에 필요한 사항은 반드시 담당교수나 조교에게 질문하거나 지시를 따르도록 한다.

2. 실습 중

1) 실험대 사용

(1) 실험실과 실험대는 항상 청결하게 한다.

(2) 실험대 위에는 실험에 필요한 도구를 제외하고는 어떤 물질도 올려놓아서는 안된다.

2) 약품 취급 시

안전을 위하여 약품을 취급할 때에는 다음의 사항을 반드시 지키도록 한다.

(1) 시약이 담겨진 병이나 기구를 옮길 때는 흔들리거나 떨어지지 않도록 조심하여야 한다.

(2) 인체에 유독한 시약이 많으므로 절대로 맛을 보거나 피부와 접촉하지 않도록 한다.

(3) 피부에 유독한 물질(예: EtBr 등)을 취급할 때에는 일회용 장갑이나 latex 장갑을 반드시 착용하여야 한다.

(4) 시약 사용 전에 반드시 시약의 이름을 한 번 더 확인하도록 한다.

(5) 액체 시약의 사용

① 액체를 따를 때는 시약병 안에 파이펫이나 스포이드를 절대로 넣지 않도록 힌다.

② 시약을 따를 때 시약병 바개는 실습자가 쥔 채로 시약을 따른다.

③ 만약 덜어서 사용하고 난 후 남을 경우에는 원래 시약병에 다시 넣어서는 안된다.

④ 증기가 발생하는 시약의 취급이나 냄새가 나거나 연기가 나는 실습은 반드시 후드 안에서 실시한다.

⑤ 휘발성이 있는 액체나 기체를 절대로 들이마시면 안되지만, 부득이하게 냄새를 맡아야 할 경우에는 용기를 코에서 멀리 떨어지게 한 후 실습자의 코를 향해 손으로 부채질하여 살짝 냄새를 맡도록 한다.

(6) 고체 시약

① 고체시약을 덜어낼 때에는 깨끗이 씻은 후 바짝 말린 스푼을 사용하여야 한다.

② 덜어내고 남은 시약이나 다른 것에 접촉한 시약은 절대로 시약병에 다시 넣어서는 안된다.

(7) 효소시약

① 효소시약은 대부분이 고가이므로 온도나 시간 등을 잘 지키도록 한다.

② 가급적이면 효소시약을 덜어서 사용하여 활성도를 낮추지 않도록 한다

③ 사용이 끝난 효소시약은 반드시 곧바로 냉장고나 냉동고에 넣도록 한다.

3) 응급조치

(1) 실험 중 입은 상처는 아무리 가벼운 상처라도 즉시 보고하여 제대로 된 처치를 받도록 한다.

(2) 만일 시약이 눈이나 피부 등에 접촉되었을 경우에는 당황하지 말고 먼저 다량의 물로 희석시키고 조치를 취하도록 한다.

3. 실습 후

(1) 실습이 끝나면 가장 먼저 전기기구의 전원을 반드시 끄고 플러그를 뽑은 것을 확인한 후 제자리에 가져다 둔다.
(2) 실습에 사용한 시약이나 kit 등은 반드시 원래 자리에 넣어둔다.
(3) 실험이 끝난 후 사용한 물품은 사용 전 상태로 깨끗이 정리정돈하여야 한다.
(4) 사용한 실습기구들을 깨끗이 씻은 후 물기가 완전히 빠지도록 조치한다.
(5) 실습이 끝난 후에는 실습대를 깨끗이 닦고, 그 주위를 정리하고, 바닥을 깨끗이 청소하여야 한다.
(6) 실습실 폐기물처리규칙에 의거하여 화학약품 등은 규정에 따라 처리하여야 한다.
(7) 실험이 끝난 후에는 비누와 소독수로 손을 깨끗이 씻는다.

4. 실습실에서 응급처치법

실습실에는 전기기구나 유리제품, 전열기기가 많기 때문에 항상 부상이나 화재, 폭발과 같은 사고가 발생할 위험성을 가지고 있다. 따라서 앞에서 언급한 주의사항을 반드시 지키도록 하며, 혹시 사고가 발생할 시에는 다음의 지침에 따라서 응급처치를 하도록 하고, 증상이 심할 경우에는 119 등에 연락하여 조치를 받도록 한다.

(1) 자상(칼이나 유리, 도구 등에 의해 베었을 경우)
- 즉시 출혈부위에 깨끗한 수건 등으로 지혈한다.

(2) 약품이 눈에 들어갔을 경우
- 즉시 눈을 아래쪽으로 향하게 하여 흐르는 물로 오랫동안 씻어낸다.

(3) 유독가스를 들이마셨을 경우
- 신선한 공기 중으로 빠르게 이동하여 수차례 깊은 호흡을 한다.

(4) 시약을 마셨을 경우
- 손가락을 입에 집어넣는 등의 방법으로 구토를 유도하고 치료를 받아야 한다.

(5) 가벼운 화상
- 곧바로 화상부위를 흐르는 물에 갖다 대어서 열감과 통증이 없어지도록 한다.

(6) 시약으로 인한 화상
- 곧바로 깨끗한 물로 오랫동안 씻어야 한다.

(7) 의복에 불이 붙었을 때
- 그 자리에서 여유 실습복과 같은 것으로 덮어 불을 끈다.
- 화학화재용 소화기는 얼굴 부근이 아닌 쪽으로 사용하도록 한다.

(8) 화재가 발생하였을 때
- 반드시 전열기기를 모두 끄도록 한다.
- 인화성 물질을 실험실에서 먼 곳으로 옮긴다.
- 소화기나 모래 등으로 소화작업을 한다.

- 단, 유기용매에 불이 붙었을 경우에는 절대 물을 사용하여서는 안된다.
- 소화기로 진화가 되기 어렵다고 판단되면 즉시 119에 연락한 후 대피한다.

(9) 폭발이 발생하였을 때

- 모두 실습실에서 대피하고, 119 등에 연락한다.

실험실 안전관리 점검표

부서 : ○○○ 실험실 안전관리책임자 : 직) 성명) (인)
점검일 : . . . 안전관리자 : 직) 성명) (인)

구분	주요 점검내용	점검내용
1. 일반사항	○ 실험실 안전사고에 대비한 비상연락체계 유지 여부	
	○ 실험실 안전에 대한 자체점검 실시 여부	
	○ 실험실 종사자에 대한 실험실 안전교육 실시 여부	
2. 일반점검	○ 실험실의 정돈 및 청결 상태	
	– 주요 실험기자재의 활용 및 사용관리대장 비치 여부	
	– 실험실 안전수칙 등 실험 특성에 따른 안전조치요령 숙지 여부	
	– 화재경보기 · 소화기 및 모래 등 비치 여부	
	– 전기플러그의 과다분지나 피복탈락으로 감전 및 화재 발생 가능 여부	
	○ 비상구 확보 및 실험실 종사자의 비상시 조치요령 숙지 여부	
3. 시약 및 가스	○ 원활한 실내 환기시설 설치 여부	
	○ 유독성 가스 용기에 가스 특성에 관한 표지부착 여부	
	○ 위험 · 유독 · 휘발성 약품의 환기시설 내 보관 및 사용 여부	
	○ 취급약품 · 가스에 맞는 용량 및 종류의 소화기 비치 여부	
	○ 보호복, 보호마스크, 보호안경, 보호장갑 등 보호장비 비치 여부	
	○ 가스, 화공약품 누출 시 긴급 조치방법 숙지 여부	
	○ 독성화합물 폐기는 지정한 방법에 따라 폐기하는지 여부	
4. 실험폐기물	○ 폐기물은 종류별로 수집하는지 및 밀폐용기 사용 여부	
	○ 폐기물을 일반 생활하수구에 혼합 폐기하는지 여부	
	○ 폐기물 보관장소의 지정 및 세정 · 소독 · 위생관리 상태	
	○ 독성 폐기물 처리 시 보호장비 착용여부	

<출처: 국가법령정보센터(http://www.law.go.kr/LSW/admRulInfoP.do?admRulSeq=2000000071569)>

5. 위험한 화학물질

<법령명: 산업안전기준에 관한 규칙 별표 1>

1) 폭발성 물질 및 유기과산화물

가. 질산에스테르류
나. 니트로화합물
다. 니트로소화합물
라. 아조화합물
마. 디아조화합물
바. 하이드라진 유도체
사. 유기과산화물
아. 그 밖에 가목부터 사목까지의 물질과 같은 정도의 폭발 위험이 있는 물질
자. 가목부터 아목까지의 물질을 함유한 물질

2) 물반응성 물질 및 인화성 고체

가. 리튬
나. 칼륨 · 나트륨
다. 황
라. 황린
마. 황화인 · 적린
바. 셀룰로이드류
사. 알킬알루미늄 · 알킬리튬
아. 마그네슘 분말
자. 금속 분말(마그네슘 분말은 제외한다)
차. 알칼리금속(리튬 · 칼륨 및 나트륨은 제외한다)
카. 유기 금속화합물(알킬알루미늄 및 알킬리튬은 제외한다)
타. 금속의 수소화물
파. 금속의 인화물
하. 칼슘 탄화물, 알루미늄 탄화물
거. 그 밖에 가목부터 하목까지의 물질과 같은 정도의 발화성 또는 인화성이 있는 물질
너. 가목부터 거목까지의 물질을 함유한 물질

3) 산화성 액체 및 산화성 고체

가. 차아염소산 및 그 염류
나. 아염소산 및 그 염류

다. 염소산 및 그 염류
라. 과염소산 및 그 염류
마. 브롬산 및 그 염류
바. 요오드산 및 그 염류
사. 과산화수소 및 무기 과산화물
아. 질산 및 그 염류
자. 과망간산 및 그 염류
차. 중크롬산 및 그 염류
카. 그 밖에 가목부터 차목까지의 물질과 같은 정도의 산화성이 있는 물질
타. 가목부터 카목까지의 물질을 함유한 물질

4) 인화성 액체

가. 에틸에테르, 가솔린, 아세트알데히드, 산화프로필렌, 그 밖에 인화점이 섭씨 23℃ 미만이고 초기 끓는점이 섭씨 35℃도 이하인 물질
나. 노르말헥산, 아세톤, 메틸에틸케톤, 메틸알코올, 에틸알코올, 이황화탄소, 그 밖에 인화점이 섭씨 23℃ 미만이고 초기 끓는점이 섭씨 35℃를 초과하는 물질
다. 크실렌, 아세트산아밀, 등유, 경유, 테레핀유, 이소아밀알코올, 아세트산, 하이드라진, 그 밖에 인화점이 섭씨 23℃ 이상 섭씨 60℃ 이하인 물질

5) 인화성 가스

가. 수소
나. 아세틸렌
다. 에틸렌
라. 메탄
마. 에탄
바. 프로판
사. 부탄
아. 산업안전보건법 시행령 별표 10에 따른 인화성 가스

6) 부식성 물질

가. 부식성 산류
(1) 농도가 20% 이상인 염산, 황산, 질산, 그 밖에 이와 같은 정도 이상의 부식성을 가지는 물질
(2) 농도가 60% 이상인 인산, 아세트산, 불산, 그 밖에 이와 같은 정도 이상의 부식성을 가지는 물질

나. 부식성 염기류

농도가 40% 이상인 수산화나트륨, 수산화칼륨, 그 밖에 이와 같은 정도 이상의 부식성을 가지는 염기류

7) 급성 독성 물질

가. 쥐에 대한 경구투입실험에 의하여 실험동물의 50%를 사망시킬 수 있는 물질의 양, 즉 LD_{50}(경구, 쥐)이 kg당 300 mg(체중) 이하인 화학물질

나. 쥐 또는 토끼에 대한 경피흡수실험에 의하여 실험동물의 50%를 사망시킬 수 있는 물질의 양, 즉 LD_{50}(경피, 토끼 또는 쥐)이 kg당 1000 mg(체중) 이하인 화학물질

다. 쥐에 대한 4시간 동안의 흡입실험에 의하여 실험동물의 50%를 사망시킬 수 있는 물질의 농도, 즉 가스 LC_{50}(쥐, 4시간 흡입)이 2500 ppm 이하인 화학물질, 증기 LC_{50}(쥐, 4시간 흡입)이 10 mg/L 이하인 화학물질, 분진 또는 미스트 1 mg/L 이하인 화학물질

6. 시약사용 안전 주의사항

시약	휘발성 인화성	돌연변이 유발원	발암 물질	인화성	글로브 착용	보호 안경 착용	마스크 착용	보호 의류 착용	케미칼 후드 사용	클린 벤치 사용
Acrylamide					○		○		○	
Bisacrylamide					○		○		○	
Blood, tissue					○	○	○	○		○
BrdU		○				○			○	
Butanol 계열	○			○	○	○	○			
Chloroform			○		○	○			○	
m-Cresol					○	○		○	○	
Diethyl ether					○	○			○	
DEPC			○		○			○	○	
DMF					○	○	○		○	
Ethidium bromide			○		○					
Formaldehyde			○		○	○			○	
Acetic acid, glacial				○	○	○			○	
8-Hydroxyquinoline					○	○	○			
Liquid nitrogens					○	○				
β-mercaptoethanol					○	○			○	
Methanol, methyl alcohol					○	○	○		○	
Phenol					○		○	○	○	
Sodium dodecyl sulfate, Sodium lauryl sulfate, SDS							○			

시약	휘발성 인화성	돌연변이 유발원	발암 물질	인화성	글로브 착용	보호 안경 착용	마스크 착용	보호 의류 착용	케미칼 후드 사용	클린 벤치 사용
Sigmacote					○	○			○	
Sodium hydroxide					○		○			
Toluene					○	○	○		○	
UV radiation		○			○	○				
Xylene					○		○		○	

가. Human blood, blood products, tissues

- B형간염이나 에이즈 바이러스 등에 감염될 우려
- 실험에 관련된 것들은 멸균, 폐기

나. DEPC

- 시약병을 열 때 시약이 튈 수 있으므로 병을 멀리한 채로 열어야 함

참고문헌

- 최신진단분자생물학실습. 한국임상병리학과 분자생물학 교수회 편. 제1장 분자생물학실습실에서의 준수사항. 2005. 청구문화사
- 임상분자생물학. 박기호 외. 12장 부록. 2010. 고려의학
- 법령명 : 산업안전기준에 관한 규칙 별표1
- 국가법령정보센터(http://www.law.go.kr/LSW/admRulInfoP.do?admRulSeq=2000000071569)
- 국가법령정보센터(http://www.law.go.kr/LSW/admRulInfoP.do?admRulSeq=2000000071569)
- 한국화학연구원 실험실 안전 교육 동영상 (http://m.blog.naver.com/smy5402?Redirect=Log&logNo=220091646795&jumpingVid=2DD62937C5F952E6D05D80984D-BA7DB6F067)
- 광주과기원 실험실 폭발 (http://m.news.naver.com/read.nhn?oid=052&aid=0000661588&sid1=%EC%82%AC%ED%9A%8C&mode=LSD)
- 초등실험실안전교육 (http://m.blog.naver.com/bbk880?Redirect=Log&logNo=220267785067&jumpingVid=7B5150C7770F620624F2D965C951D-BEDF8C2)
- 실험실생물안전규칙(국립보건원) (http://m.blog.naver.com/jekalwon?Redirect=Log&logNo=220171353227&jumpingVid=BF876DD452CAAF9B-1B3E19E3EE1BB08EFD89)

이해도 확인 문제

1. 실험실 안전수칙은 왜 준수하여야 한다고 생각하는가?

2. 임상 분자생물학실습 과목에서 가장 흔하게 사용하게 되는 시약 10가지를 열거하라.

3. 지금까지 실습과목을 수행하면서 본인이 부지불식간에 안전수칙에서 벗어난 행동을 한 것 5가지를 열거하라.

제 02 장

분자진단검사 실습 기초

1. 실습보고서 작성요령

실험실습보고서(이하 실습보고서)는 실습을 통하여 얻게 된 새로운 정보와 지식, 실험결과를 논리와 형식을 갖추어 정리하는 글이다. 실습보고서는 기본적으로 학술잡지에 실린 논문형식을 따라야 하나 보고서의 목적상 간략하게 작성되기도 한다. 이 책에는 각 장의 말미에 절취식의 '실습 결과 보고서' 양식이 제공되어 있으므로 이에 준하여 보고서를 작성하도록 한다. 관찰 및 결과, 토론, 참고문헌은 별지를 붙여서 기록한다. 실습보고서는 정확성과 명료성이 생명이다. 자료를 최대한 객관적으로 기술하는 것이 중요하며, 근거가 약한 주관적인 판단은 배제하고 명확한 표현을 사용하도록 한다.

① 본인의 학과, 반, 실험조, 성명과 학번을 먼저 기재한다.

② 실습일자와 시간을 기재한다.

③ 실습의 주제를 기록한다.

④ 실습의 목적을 기록한다. 실습이 어떠한 목적과 필요에 의해서 수행되었는지 간결하게 밝히고 목적이 하나 이상일 경우 개조식으로 작성한다.

⑤ 실습에 사용된 기구 및 장비를 기술한다.

⑥ 실습에 사용된 재료와 시약을 제조회사까지 자세히 기재한다.

⑦ 실습 방법은 실제로 실습한 내용을 구체적으로 기록한다.

⑧ 관찰 및 결과는 객관적으로 관찰한 후 있는 그대로 기록한다. 실습 결과를 알기 쉽게 요약하며, 계산과정이나 그래프, 그림이나 자료가 있을 경우 함께 첨부한다. 결론에서는 실험을 압축적으로 간략하게 설명하고 결과를 통해 얻은 핵심내용을 기술한다. 실습 결과가 잘못되었다고 하더라도 그대로 기록하되 반드시 그렇게 나온 원인을 분석하여 토론에서 기술하여야 한다.

⑨ 토론에서는 실험결과를 해석하여 정리하고, 오류가 있다면 그 발생원인을 분석하며 개선사항을 제안하기도 한다.

⑩ 참고문헌의 작성은 실습교재 외의 다른 참고문헌을 이용하였을 경우 저자, 출판년도, 제목, 문헌명, 페이지 등을 정확히 기록한다.

2. 분자진단검사 실습에 사용되는 기기 및 기구

PCR machine

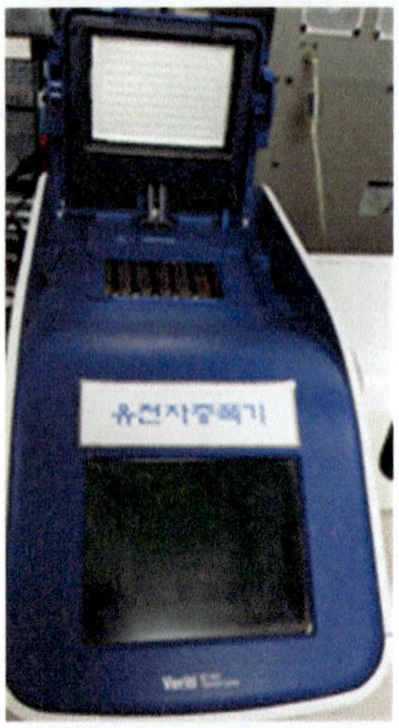

Real Time PCR machine

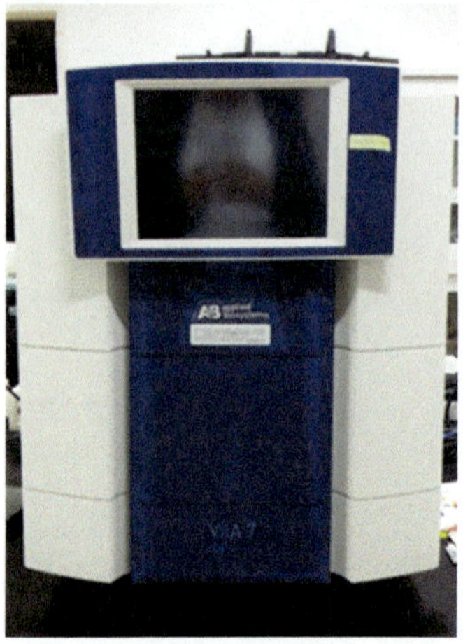

Autoclave

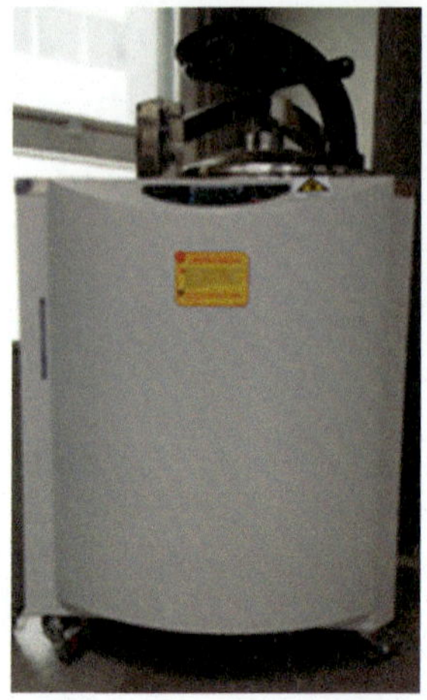

Balance

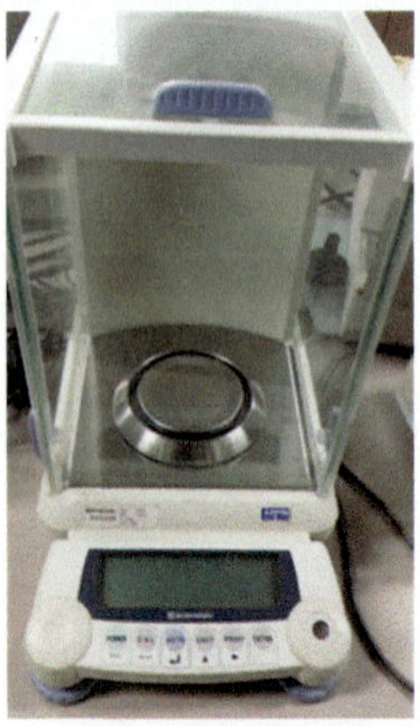

Deep freezer(초저온 냉동고)

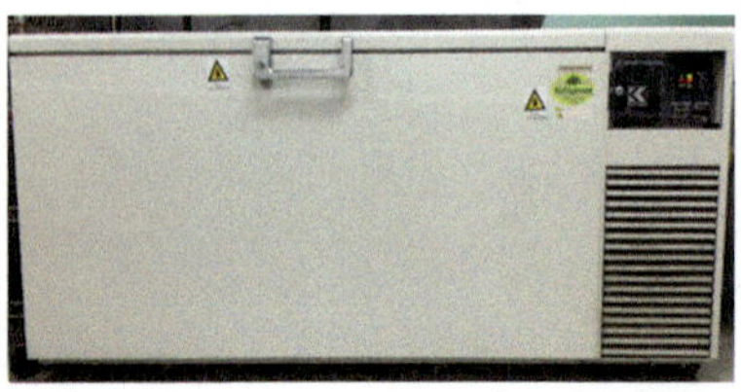

Spectrophotometer

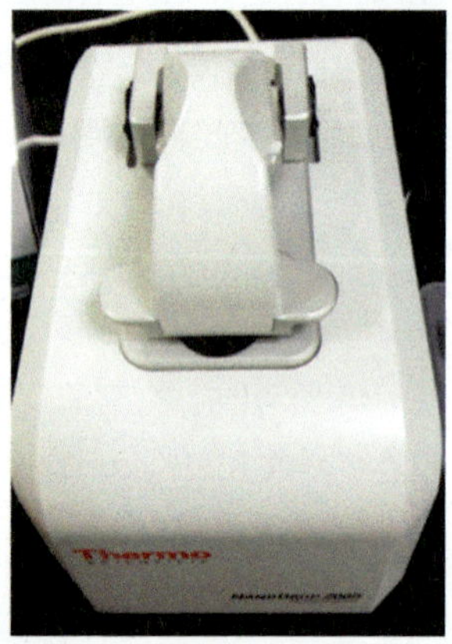

Centrifuges

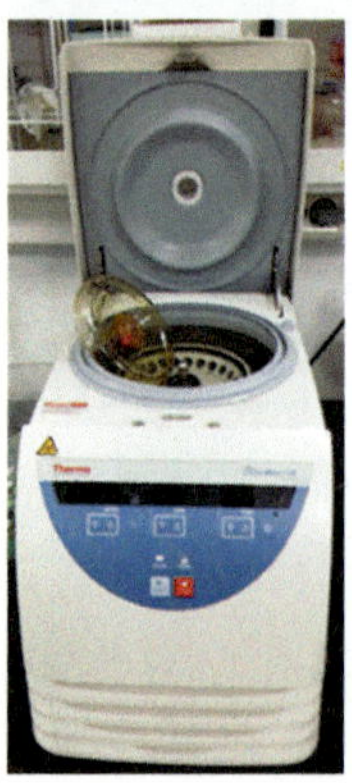

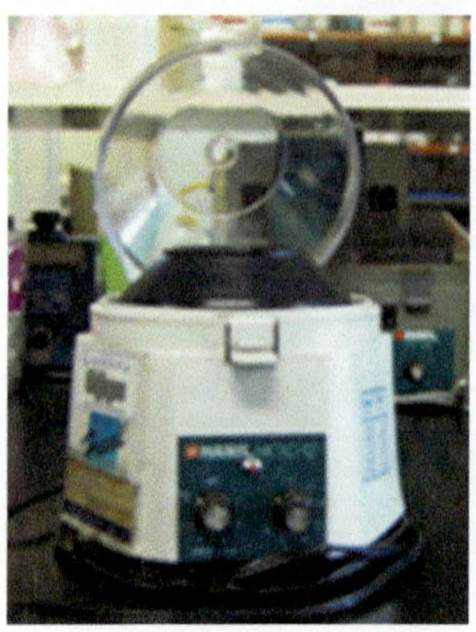

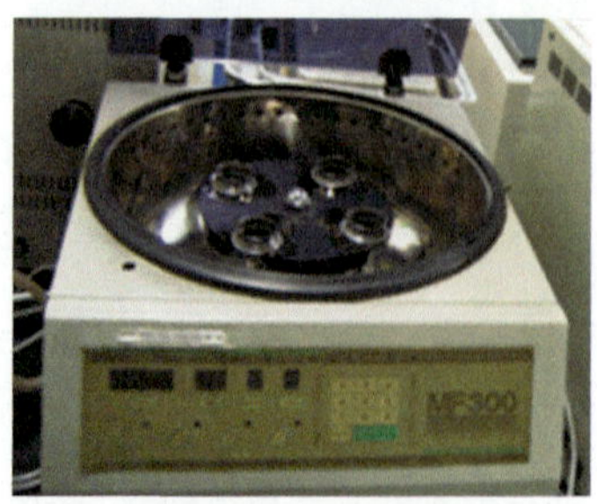

Micropipettes

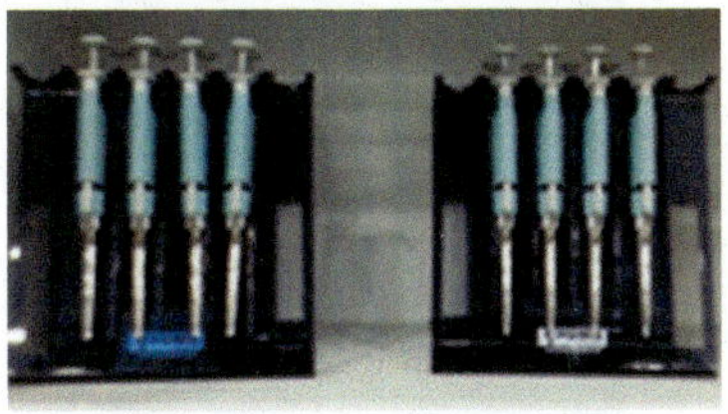

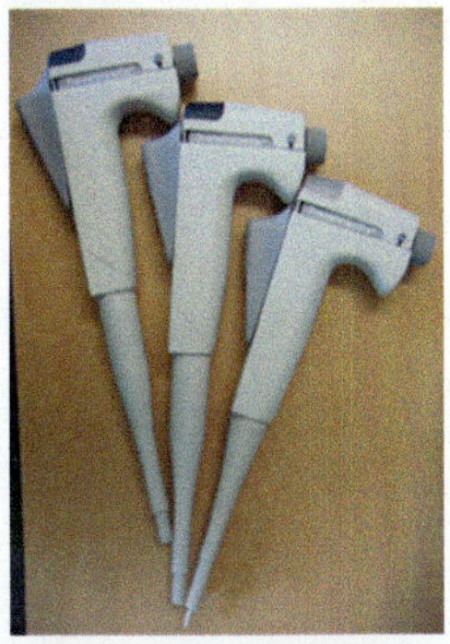

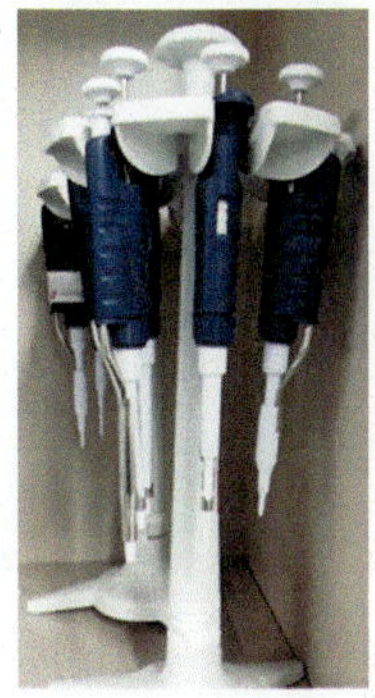

Tips

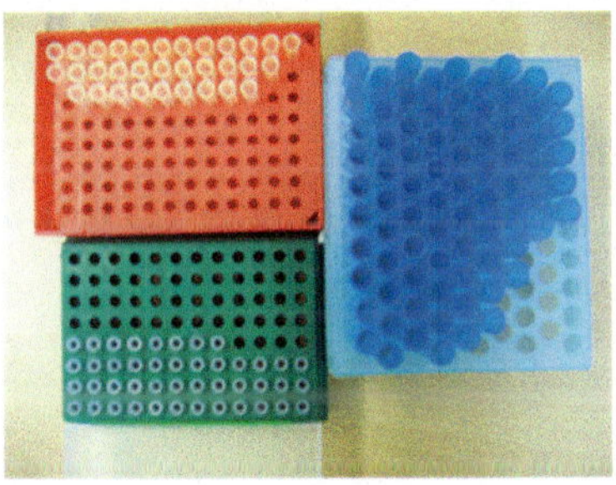

Vortex mixer

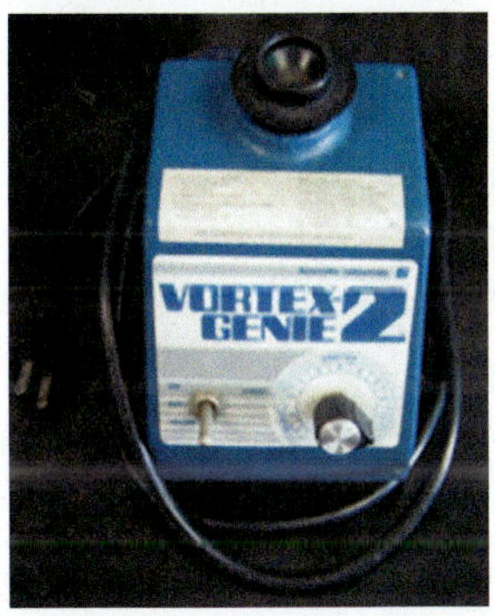

Water bath

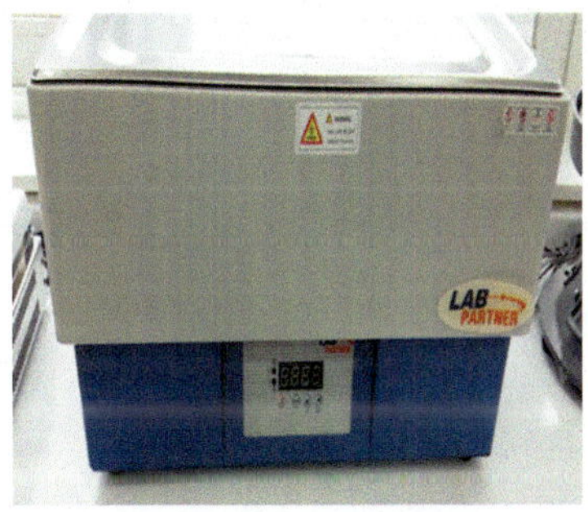

Electrophoresis kit

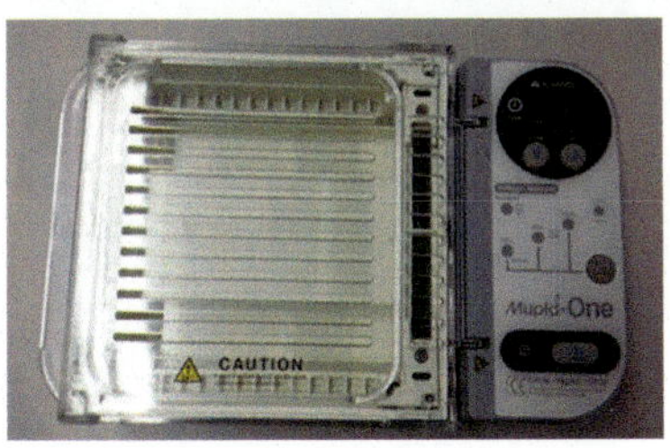

Gel beds & combs

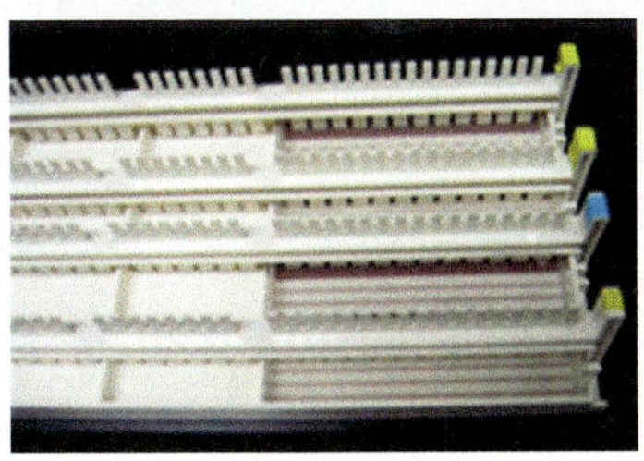

UV transilluminator + Imaging System

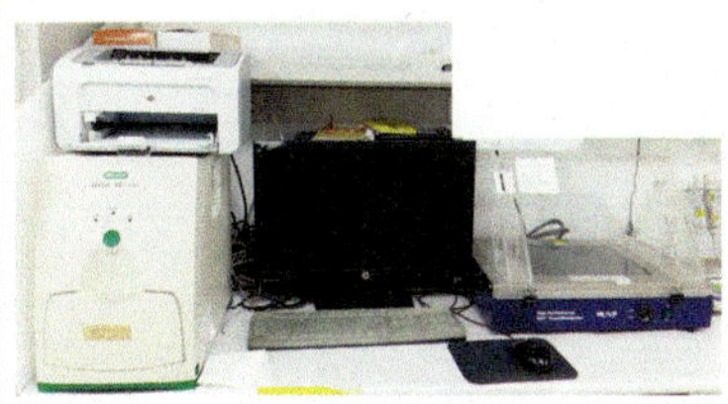

Racks	삼각플라스크, 메스실린더	Stirrer & Hot plate(교반기)
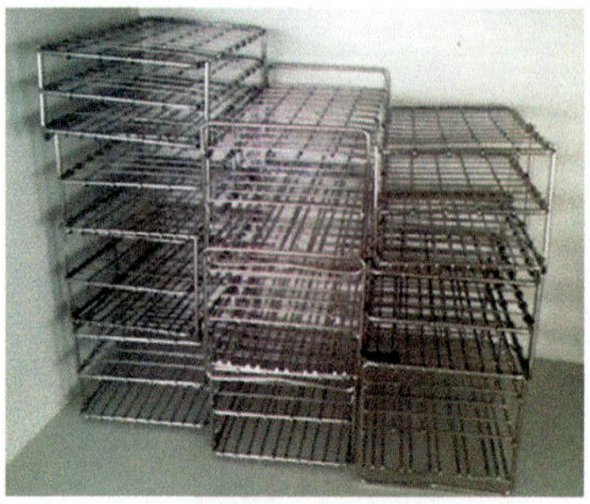	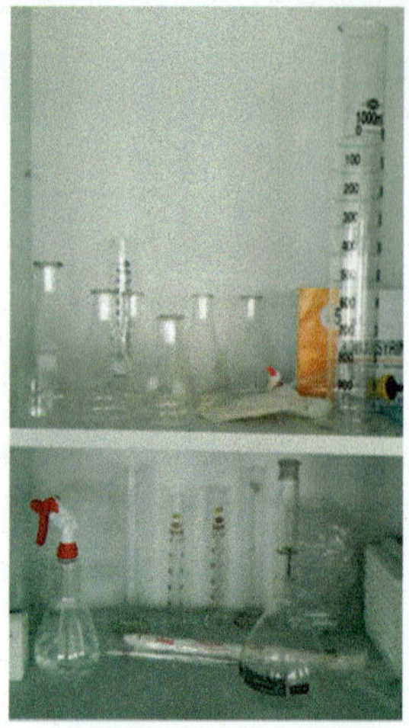	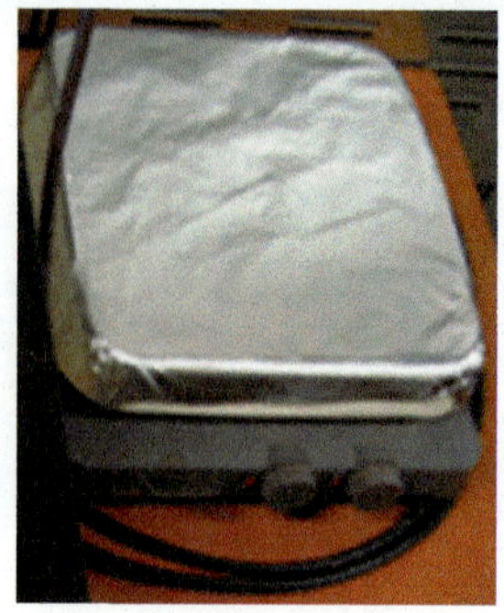

이해도 확인 문제

1. 분자진단에서 가장 많이 쓰이는 장비는 무엇이라고 생각하는가?

2. 실험 후에 정확한 보고서를 작성하는 것이 중요한 이유 3가지를 열거하라.

3. 실험결과를 있는 그대로 보고하는 것이 중요한 이유 3가지를 열거하라.

제 03 장

정도관리 및 오염방지

임상검사를 시행함에 있어서 검사결과에 대한 신뢰성의 확보, 즉 믿을 수 있는 결과를 산출하는 것은 무엇보다도 중요한 일이다. 이에 따라 대한민국의 주요 의료기관 및 검사기관은 검사의 신뢰성을 확보하기 위하여 각각 엄정한 정도관리체계를 확립하여 시행하고 있으며, 유관 정부 보건당국에서는 이를 지속적으로 관리 감독하고 있다. 임상 검사에서의 정도관리란 결과의 분석 및 분석 전 후의 모든 과정과 그에 관여하는 인력과 장비, 환경 등의 요소들을 잘 감지하여 오류의 원인을 조기 파악, 예방하여 검사결과에 미치는 영향을 최소화하여 신뢰성 있는 검사 결과를 보고하기 위한 노력을 말한다.

1. 임상검사의 정도관리

1) 임상검체검사에서의 정도관리란?

임상병리학에서의 정도관리(quality control: QC)는 의사들로 하여금 확신을 가지고 진단 및 치료를 할 수 있도록 실험실에서 얻어진 결과치에 대해 유용성을 부여하는 일련의 체계를 말한다. 정도관리의 기능은 분석 error를 찾아내는 것으로, control(검사 결과치를 잘 알고 있는 sample material)물질을 분석하여 현재의 결과와 기대치를 비교하는 것이다. 정도관리에서는 기지의 물질, 통계적 측정을 배경으로 하여 산출된 결과를 비교하며, 정도관리 작업은 결국 laboratory의 clinical error를 감소시키고 환자 검사 결과에 대한 타당성을 증가시켜 준다. 정도관리에서 사용되는 정도관리물질이란 농도를 알고 있는 하나 또는 여러 개의 constituents(검사하고자 하는 물질)로 구성되어 있으며, 환자 검체와 동일하게 반응하는 물질로써 검사 과정의 정확도(accuracy)와 정밀성(precision)을 검정할 때 이용하는 물질이다.

2) 정도관리의 목적

정도관리의 목적은 정확한 환자 검사 결과를 보고하는 것이며, 부정확한 환자 검사 결과를 인지하고 제거하는 것이다. 정도관리 과정에서는 재연성과 안정성이 확보되어 있는 물질이 사용되어야 한다. 정도관리지침에 따라 외부정도관리와 내부정도관리를 수행함으로써 오류의 원인을 조기감지 및 예방을 하며, 오류가 검사결과에 미치는 영향을 최소화하여 객관성 있는 자료의 정확도와 신뢰도를 향상시킨다.

3) 정도관리의 정의

정도관리란 정확하고 신뢰성 있는 검사결과를 얻기 위하여 내부정도관리, 외부정도관리의 참여, 표준화된 장비와 기계, 표준화된 검사방법 및 시약의 도입, 표준물질의 이용, 훈련과정에 참여뿐만 아니라 필요한 모든 구성요소들을 최상의 조건으로 유지 관리하여 정확하고 정밀한 결과를 얻기 위한 것이다.

4) 국내 의료기관 정도관리의 절차

국내에서 임상검사를 수행하는 의료기관/수탁기관은 자체적인 정도관리체계를 확립하고 있으며, 내부정도관리 및 외부정도관리를 시행하고 있다.

(1) 내부정도관리

내부정도관리는 검사과정에서 발생하는 변이가 허용 가능한 수준인지 여부를 감시함으로써 검사결과의 신빙성을 간접적으로 검증하는 도구이다. 효과적인 내부정도관리의 구현은 정도관리물질의 선택, 정도관리물질의 검사 빈도, 정도관리 결과의 허용기준, 검사법의 성능, 문제 발생 시 수정조치, 기록 및 검토 과정 등의 적절성에 의해 결정된다. 정도관리물질이 실제 검체를 얼마나 반영하는지 여부, 정도관리물질의 안정성 및 농도는 정도관리에 영향을 미치는 중요한 요인이다. 검사과정의 오류검출확률의 목표값이 설정되면, 이에 맞게 정도관리물질의 검사 빈도 및 허용기준[1일 1회, 검사 시]이 설정되어야 한다. 또한 동일한 정도관리 규칙(rule)이 적용되더라도 검사법의 성능(bias, imprecision)에 따라 오류를 검출할 확률이 달라지므로, 적절한 QC rule을 설정하기 위해서 검사법의 성능도 고려되어야 한다.

① 매일 내부정도관리 시행으로 검사결과의 정확성 확인과 결함의 신속한 점검, 결과의 문서화와 교정 작업을 한다(매일 검사 전 환자검사와 동일하게 검사하여 환자결과 보고 전 정도관리 결과를 분석하여 검토한 후 환자결과를 보고한다).

a. 내부정도관리에는 시행일, 시행항목, 시행 시 보고주기, 보고대상, 정도관리 실 값, 이상치와 이상치 발견 시 검사실의 조치사항 등을 기록하여 보관해야 한다.

b. 각 검사파트에서는 내부정도관리 자료를 보관하고, 정도관리 허용범위를 설정하여 기재하여야 한다.

c. 각 검사파트에서는 내부정도관리 허용기준에 적합여부를 확인하여 기록을 보관한다.

② 내부정도관리 결과가 허용범위를 벗어날 경우, 검사파트별 지침에 따라 조치한 후 부서장에게 보고하고 서명을 받는다.

(2) 외부정도관리

외부정도관리는 외부정도관리에 참여하는 검사실, 다른 표준검사실과 당해 검사실간의 검사 성적 및 수행능력을 평가하여 질 향상을 위한 도구로서, 외부정도관리를 시행한 후 결과를 받은 당시 평가를 통해 오차여부를 확인하고 오차가 많은 잘못된 결과는 원인을 조사하여 검사 과정의 오류를 교정하고, 외부정도관리 결과가 허용 가능한 범위 내에 있더라도 평가를 통해 잠재적인 오류를 미리 예방함으로써 검사의 정확도를 향상시키는 목적으로 한다.

① 각 검사실은 국내 사단법인 대한임상검사정도관리협회에 가입되어 외부정도관리에 규칙적으로 참여한다.

② 외부정도관리 결과 이상치 발견 시에 이상결과에 대하여 조치한 후 확인, 서명한다.

(3) 보고

내 · 외부정도관리 결과를 보고하기 전에 발견한 심각한 사무적 착오, 분석오차 및 비정상적인 검사결과를 점검하고 적절한 시간 내에 수정하여 보고하도록 한다.

(4) 기본적인 구비서류

정도관리를 위하여 진단검사의학검사실에서 구비해야 할 서류는 다음과 같다.

① 검사실 보유 지침서

a. 검사실업무지침서[검사실 운영, 외부위탁검사 포함]

b. 검사지침서 - 현재 검사실에서 실시하는 검사 항목에 대한 지침

c. 정도관리지침서 - 내부정도관리와 외부정도관리 실행 지침

② 외부정도관리 참가 기관증 또는 타병원과 검사비교 자료

③ 외부정도관리대장 - 정도관리 접수문건, 결과보고, 평가서 및 검토기록서

④ 내부정도관리대장 - 정도관리 일별 결과, 정도관리 chart

⑤ 장비운영대장 - 장비운영법, 장비점검기록부 - 매일, 주간, 월간, 반년, 년간

⑥ 시약관리대장 - 사용하는 시약의 입고, 출고 내역(시약 Lot, 유효기간 기록)

2. 분자진단검사의 정도관리

분자진단을 정확히 수행하기 위해서는 다른 일반 검사들과 마찬가지로 외부정도관리, 내부정도관리, 검사수행 전후평가, 기구 및 장비관리, 인력관리, 검사실 시설 및 환경관리, 검사실 안전 등 검사수행과 관련된 모든 사항에 있어서 질관리 방안이 확립되어 있어야 한다. 질관리의 핵심은 실제 검사수행에 필요한 모든 사항을 구체적으로 기록한 검사지침서와 검사수행에 필수적인 정도관리 방안을 기록한 정도관리지침서를 마련하고, 이러한 지침에 근거하여 검사를 시행하며, 검사결과 및 정도관리 결과를 기록하고 검토하는 것이다. 검사단계는 분석 전 단계, 분석 단계, 분석 후 단계의 3단계로 나눌 수 있다. 미국병리학자협회 CAP(College of American Pathologist)에서는 질관리(quality control)는 주로 분석단계에서 결함을 발견하고, 감소시키고, 교정하는 작업을 정의한다. 반면 질보증(quality assurance)은 검사의 모든 단계에서 이루어지는 평가활동으로 좀 더 포괄적인 개념이다. 질보증 프로그램은 인적자원에 대한 교육훈련, 숙련도평가, 내부 및 외부기관에 의한 현장실사 등이 포함된다.

1) 분자진단검사의 정도관리에서 주요 심사점검 사항

분자진단검사실의 정도관리를 할 때는 먼저 (1) 문서화된 질관리 계획과 지침을 확보하고, (2) 질관리 계획과 지침대로 수행하며, (3) 계획과 지침대로 수행한 기록을 유지하는 것이 중요하다.

2) 분자진단검사의 외부정도관리

외부정도관리는 검사실에서 시행하고 있는 검사의 정확도 및 숙련도를 평가하기 위하여 동일한 평가물질을 이용하여 시행한 결과를 비교하여 평가하는 것이다. 우리나라는 대한임상검사정도관리협회와 한국유전자검사평가원(이하 평가원)에서 분자진단분야의 외부정도관리를 위한 숙련도 평가 프로그램을 시행하고 있다. 각 검사실은 외부정도관리 프로그램에 가입하여 시행 중인 검사의 정확도와 숙련도를 평가받아야 한다. 외부정도관리 프로그램을 받을 수 없는 검사항목에 대해서는 2명 이상의 검사자에 의한 이중검사, 타실험실과 검체교환(sample exchange), 다른 검사법을 이용한 비교, 혹은 환자의 의무기록 검토를 통한 검사결과 확인 등의 대안을 마련하고 있어야 한다.

평가원은 유전자검사기관의 '질'을 평가하기 위한 기구로서 우리나라의 유전자검사의 정확도 평가를 총책임지고 있다. 종전에 유전자검사 정도관리를 각각 수행해오던 유전자검사 관련 5개 단체(대한진단검사학회, 대한병리학회, 대한임상검사정도관리협회, 대한의학유전학회, 대한법의학회)가 설립주체가 되어 보건복지부와 협의 하에 비영리재단법인으로 '한국유전자검사평가원'을 2005년에 설립하였다. 설립의 법률적인 근거는 '생명윤리 및 안전에 관한 법률'(이하 생명윤리법)이다. 생명윤리법은 유전자검사기관들로 하여금 보건복지부에 신고하게끔 하여, 검사대상자의 서면동의요건, 일부 유전자검사의 금지 · 제한, 개인 유전정보 보호 등 사항을 준수하도록 하는 한편 검사 결과의 정확도 및 업무수행과정의 적정성, 시설 · 장비의 적합성, 인력의 적정성 등을 평가받도록 하는 등 정부에 의한 관리 · 감독 체계를 갖추도록 한다. 보건복지부에 신고된 모든 유전자검사기관에서 이루어지는 유전자검사가 평가원의 평가 대상이 된다. 평가원의 정확도 평가 프로그램은 일종의 정기적인 실력 평가 시험이라고 할 수 있는 외부정도관리 프로그램과, 숙련된 전문가들이 직접 해당 검사기관을 방문하여 규정 준수 여부 및 검사 수준을 평가하는 현상실사 프로그램으로 구성되어 있다. 보건복지부는 이 평가원을 통하여 유전자검사기관의 질을 관리한다.

분자진단검사의 외부정도관리는 환자검체를 매 6개월마다 다른 검사실과 동시에 비교하는 방법(검사실 간 비교)를 권장한다. 이 경우 동일한 검사방법 및 결과보고 단위를 사용하여야 한다. 단 검사간 상관성이 알려진 경우는 다른 검사방법을 비교하는 것도 허용한다. 검사실간 비교 외에도 동일 병원 내에서 시행하는 다른 방법과도 비교할 수 있으며, 이미 검사를 완료한 물질과도 비교할 수 있다.

3) 분자진단검사의 내부정도관리

검사결과의 정확한 해석을 위하여 정도관리물질의 선택은 필수적이다. 매번 검사할 때마다 함께 분석되는 양성 및 음성 정도관리물질의 결과가 이상이 없을 때만 환자의 검사결과가 유효하다. 양성 및 음성 정도관리물질 외에도 매 검사 시마다 핵산을 제외하고 다른 모든 요소를 포함하는 blank control도 함께 걸어주어야 한다. Blank control은 증폭과정에 오염이 있었는지 확인하는 수단이다.

표 3-1 분자유전검사의 외부정도관리 참여 현황표(예시)

검사명	국내 정도관리	CAP Survey	검사실간 검체교환	이중검사 실시	비고
HBV DNA quantitation(real-time PCR)	Y	Y	N	N	연2회
HCV RNA quantitation(real-time PCR)	Y	Y	N	N	연2회
CMV DNA detection(PCR)	N	N	N	N	연2회
CMV DNA quantitation(real-time PCR)	N	Y	N	N	연2회
BCR/ABL gene rearrangement(RT-PCR)	Y	Y	N	N	연2회
BRCA1 gene mutation(sequencing)	Y	Y	N	N	연2회
BMT engraftment analysis(PCR-PAGE)	N	N	Y	N	연2회(A병원)

(1) 분자진단검사의 정도관리물질

가. 분자진단검사의 정성/반정량검사 정도관리물질

검사실에서는 매 근무조별, 또는 오전 및 오후에, 또는 일정 검체수 간격으로 정도물질을 검사하는 것이 권장된다. 정도관리물질을 사용하는 간격은 기기회사에서 권장하는 간격보다 길어서는 안되며, 24시간을 초과하지 않는다. 각 분석마다 양성과 음성의 정도관리물질을 사용해야 한다. 민감도 정도관리물질(sensitivity control)은 low-level target sequence를 검출할 때 사용한다. Kit 내에 자체 정도관리물질이 포함되어 있지 않을 경우, 매 검사마다 양성 및 음성의 상품화된 정도관리물질을 이용하여 검사의 신빙성을 확인하여야 한다. Calibrator 또는 상품화된 정도관리물질이 없을 경우 환자검체를 사용할 수도 있다.

나. 분자진단검사의 정량검사 정도관리물질

정량검사의 경우 내부정도관리를 위해 최소 2가지 농도 이상의 정도관리물질을 사용한다. 검사실에서는 매 근무조별, 또는 오전 및 오후에, 또는 일정 검체수 간격으로 정도물질을 검사하는 것이 권장된다. 정도관리물질을 사용하는 간격은 기기회사에서 권장하는 간격보다 길어서는 안되며, 24시간을 초과하지 않는다.

다. 분자진단검사의 검사시약 lot 변경

양성 및 음성 정도관리물질이 포함된 kit를 사용하여 정성검사 및 반정량검사를 하는 경우, lot가 바뀔 때마다 양성 및 음성인 다른 정도관리물질로 검증해야 한다. 대안으로 이미 결과를 알고 있는 양성 및 음성 환자의 검체나 상품화된 정도관리물질을 사용한다. 혹은 다른 방법으로 시행한 결과와 비교하거나 검사실간 비교를 시행한다. Lot 번호가 바뀔 경우 kit에 포함된 정도관리물질도 검증하여야 한다.

(2) 시료의 수납 및 처리

가. 시료(specimen) 다루기

정확하고 지속적인 결과를 얻기 위해서는 시료를 최적의 상태로 다루어야 한다. 시료의 신선도(age), 상태(condition), 형태(type)는 결과의 성공에 영향을 미친다. 따라서 시료의 수집, 운송, 실험실 내 조작에는 세심한 주의를 요한다. 분석 전 에러(preanalytical error)는 시료의 분석작업 이전에 일어나는 일로 인하여 발생되는 모든 에러나 잘못된 실험결과를 말한다. 이를 최소화하기 위해서는 시료의 관리와 조작에 대한 규정을 잘 준수하여야 한다.

나. 시료를 받아들이는(accepting) 기준

시료의 상태는 관리 감독되어야 한다. 시료가 위변조 되었을 증거가 보이면 즉시 관리자에게 보고하여야 한다. 시료를 담은 용기에 적절한 라벨이나 개인인식이 없는 경우 그 시료는 받을 수 없다. 작업지시서와 라벨은 내용이 일치하여야 한다. 바코딩(barcoding)은 인간의 실수에 의한 에러를 줄여 줄 수 있기 때문에 널리 사용되고 있다.

(3) 새로운 시약의 평가

분자진단검사실에서의 검사실내 검사(in-house assay)에 대한 높은 의존도 때문에 검사실 자체의 시약을 생산하는 것이 일반적이다. 주의 깊게 시약을 제조하는 것은 필수적이며, PCR 시발체와 서던블로팅 탐침자와 같은 특정 시약은 특히 치명적이다. 일반적으로 이런 시약은 검사실에서 생산하거나 상업적인 생산업체가 있으며, 시약 생산과정의 관리 정도는 다양하다.

새로운 시약을 사용하기 전에 그 시약이 명세서 상의 내용과 부합하는지 검증하는 것이 필요하다. 시발체와 탐침자의 농도와 순도는 일반적으로 분광광도법으로 260 nm와 280 nm(260/280) 파장에서 흡광도의 비율이 1.8에서 2.0 사이로 하여 결정한다. 새로운 시약으로 얻은 결과는 이전 시약의 결과와 비교해야 한다. 이러한 비교에는 알려진 양성과 음성대조군이나 가능한 많은 종류의 유전형이 포함되어 있어야 한다. 추가적인 인증 과정이 종종 사용되며, 플라스미드(plasmid) 안에서 복제되는 서던블로팅 탐침자의 경우 탐침자의 동일성은 플라스미드의 제한효소 분해양상이나 복제된 삽입물의 염기서열 분석을 통해 알 수 있다. PCR 시발체의 경우 의도했던 유전자 서열이 증폭되었는지 알기 위해 PCR 산물의 염기서열을 조사한다. 검사실은 유전자 자리, 염기서열, 염기 기원, 제한효소 지도, 다형성, 교차 혼성 밴드(cross hybridization band)와 사용된 탐침자나 시발체 조합에 등과 같은 기타 정보에 대하여 문서를 보유하고 있어야 한다. 이러한 정보는 일반적이지 않거나 예측을 벗어나는 결과를 해결하는 데에 소중한 정보가 될 수 있다.

(4) 분자진단검사 장비와 기구에 대한 질관리

분자진단검사실에서 가장 중요한 장비는 PCR을 수행하는 핵산증폭장비(PCR 장비)라고 할 수 있다. 이 장비의 성능에 조금이라도 이상이 생기면 검사의 민감도와 정밀도 등이 직접적인 영향을 받게 된다. PCR 장비의 유지보수, 질관리 및 calibration 등은 반드시 제조사의 권고에 따른다. PCR 장비의 중요한 질관리는 블록온도의 동질성 검사이다. 그 밖에 질관리가 필요한 장비는 분광광도계, 신호검출장비, 사진 촬영기, 전기영동장치, 수조, heat block, 냉장고, 냉동고 등인데, 각각 허용한계치 설정이 필요하고 정기적인 관리기록이 남겨져야 한다. 파이펫은 분자진단에서 매일 사용되면서 검사오류의 중대한 원인이 될 수 있기 때문에 질관리가 매우 중요한 품목이다. 파이펫의 정확도와 정밀도를 조사해야 한다.

4) 오염방지

PCR과 같은 증폭 기술은 DNA 조각을 엄청나게 복제하기 때문에 바로 이 증폭물[앰플리콘(amplicon)]이 차후에 행해질 검사에서 오류를 일으킬 원인이 될 수 있다. 즉, 종전 반응에서 생성된 앰플리콘이 전체 검사실을 오염시킬 위험이 있다. 증폭핵산을 잘못 다루면 소량의 앰플리콘이 에어로졸로 비산되어 검사실에 퍼질 수 있고 혹은 작업자의 오염된 손을 통해 퍼질 수도 있다. 앰플리콘의 오염경로는 에어로졸, 피부, 장갑, 펜, 종이, 문 손잡이, 파이펫, 기타 장비가 될 수 있고 이로 인해 다른 표본과 다른 시약으로 퍼져서 오염시킬 수 있다. 다른 표본이나 시약 용액이 오염되면 위양성 값이 나올 수 있다. 앰플리콘으로 인한 오염은 매우 심각한 문제로, 오염되면 제거를 위해 광범위하고 철저한 세척이 필요하다. 이러한 오염방지을 위해서 모든 예방책이 필수적이다.

(1) 핵산증폭 교차오염과 저해물질

모든 핵산증폭반응에서 저해물질(inhibitor)에 의한 위음성반응을 검출하기 위해 내부대조물질(internal control)도 함께 반응시킨다. PCR과 같은 핵산증폭반응에서 교차오염을 방지하기 위한 적절한 대책이 있어야 한다. 최소한 증폭전 검체와 증폭후 검체는 분리된 공간에서 다루어져야 한다. 장갑 및 전용 파이펫이 사용되어야 한다. 검체의 검사순서는 환자검체, 양성대조물질, 음성대조물질의 순으로 이루어져야 한다.

(2) 핵산오염 방지

가. 비교적 쉽게 적용할 수 있는 것

- 검사자 지정(숙련된 검사자)
- 전용 장비 및 검사 도구 사용
- 파이펫, 원심분리기 점검
- 생물학적 안전상자 등 사용
- 검사 단계별 glove 교체
- 시약 원액 사용 금지
- 분주된 시약(aliquoted reagent) 사용
- 필터가 달린 팁 사용(filtered pipette tip, 역류 방지를 위해 끝부분에 소수성의 필터가 장착됨)
- 멸균 지향적 조작(semi-sterile handling)
- 낮은 농도의 양성대조물질 사용
- 주형 DNA만 제외한 음성대조물질 사용

나. 적용하기 쉽지 않지만 필요한 것

- 검사실 공간 분리
- 가급적 closed PCR system 사용
- Real-time PCR 사용
- 자동화된 기기(automated instruments) 사용
- 자동 DNA 추출기(automatic DNA extractor) 사용
- 자동 액체 조작기(automatic liquid handler) 사용
- 전자동화된 장비(fully automated instrument) 사용
- 전 증폭물(amplicon)의 오염을 원천적으로 차단하기 위해 dTTP 대신 dUTP 사용 및 Uracil-N-glycosylase(UNG) 사용

(3) 분자진단 검사실 공간 설계

분자진단검사실을 설계할 때는 오염을 방지하고, 차단하고, 통제할 수 있는 구조를 고려해야 한다. 일반적인

설계 형태는 방을 두 개로 분리하여 (1) 시료 처리, 시약 준비, 핵산분리, (2) 표적 증폭반응 수행과 분석 용도로 나눈다. 가급적 양압 공기조절 시스템을 적용하여 증폭분석실에서 표본 처리, 시약준비실로 공기가 흐르는 것을 방지해야 한다. 분석실에서는 공기가 검사실 건물 밖으로 직접 환기되게 한다. 여건상 방을 여러 개로 만들기 어려우면 자외선 발생기가 장착된 층류후드(laminar flow)를 설치한다. 자외선으로 DNA를 교차결합시키면 앰플리콘 오염을 줄여준다. 환경을 잘 정비하여 작업자가 깨끗한 실험실에서 일하도록 하는 것이 좋다. 시료 수령부터 증폭결과물 분석에 이르는 과정은 청결(clean) 상태에서 오염(contamination) 상태에 이르는 연속작업단계이다. 그러므로 사용하는 시약이나 장비를 이 작업과정의 반대 과정으로 이동시켜서는 절대 안 된다. 이를테면 증폭 후 공간에서 쓰던 파이펫을 증폭 전 공간 영역으로 옮기면 절대로 안 된다. 증폭 후 공간에서 입던 검사복은 PCR 전 영역에 들어갈 때는 반드시 탈의해야 한다. PCR 후 영역에서 사용한 장갑은 폐기해야만 한다. 검사실 작업대는 표백제나 상업적 앰플리콘 오염 방지제를 사용하여 주기를 정하여 청결작업을 해야 한다.

가. 이상적인 실험실의 공간구조

증폭 전에 2개, 증폭 후에 1개로 총 3개의 완전히 독립된 방을 쓰는 것이 가장 이상적이다.

- 증폭 전 공간(pre-amplification)
  깨끗한 방 2개(2 clean rooms)
  양압(positive air pressure)
- 증폭 후 공간(post-amplification)
  더러운 방 1개(1 dirty room)
  음압(negative air pressure)

나. 전실(anteroom)

3개의 방 사이에 있는 방이다.

- 저렴한 비용으로 다른 압력을 걸 수 있다.
- 팬은 방향이 다르다.
- 두 문이 동시에 열려서는 안 된다.

다. 증폭 전 공간(pre-amplification room)

- 제1실, 시약제조실(reagent preparation room)
  –시약 만들기(reagent handling)
  –시약 분주하기(reagent aliquoting)
  –시약 보관하기(reagent storage)
- 제2실, 시료처리 및 반응준비실(specimen handling & reaction set-up)
  –시료 평가(specimen accessioning)
  –시료 준비(DNA 추출)
  –PCR 준비(PCR set-up)

제1실과 제2실은 통합되어 하나의 방으로 사용될 수도 있다. 이 경우 다음을 준수하기를 권고한다.

–오염방지 작업 박스의 사용(use of dead air boxes)

–사용 전후 오염제거 활동(자외선, 10% 클로락스, 75% 에탄올 사용)(통상 10% hypochlorite(클로락스) 같은 표백제로 장비와 작업대를 닦아준 다음 부식을 막기 위해 75% 에탄올 혹은 물로 닦아 준다.

–전용장비 사용(dedicated equipment and instrumentation)

–핵산추출용 생물학적 안전 상자 사용(biosafety cabinet for DNA and RNA extraction)

라. 증폭 후 공간(post-amplification room)

제3실로 반응을 시행하여 증폭을 하고 결과를 분석하는 공간이다. 이 방은 음압 공기(negative air pressure)를 걸어주어야 하며, 전용 장비(dedicated equipments)를 사용하여야 한다.

- 기능(functions)
  - –증폭(amplification)
  - –증폭 후 분석(post-PCR analysis)
- 증폭 후 분석 작업
  - –전기영동(electrophoresis)
  - –제한효소로 자르기(restriction enzyme digestion)
  - –염기서열분석(sequencing)

(4) 위음성(false negativity)의 발생 원인과 방지를 위한 대책

가. 가능한 원인(possible causes)

- 프라이머 염기서열의 불일치(primer sequence variants)
- 시료의 핵산 소실(loss of sample nucleic acid)
- 시료내 핵산의 분해(digestion of sample nucleic acid: DNases, RNases)
- *Taq* 중합효소 활성 저하(reduced *Taq* polymerase activity)

나. 방지 대책(prevention)

- 적합한 시약의 사용(heparin, hemoglobin, ethanol, phenol, SDS)
- 적합한 DNA 추출절차 준수(adequate DNA extraction protocol)
- 양성 및 음성대조군 포함시키기(include positive and negative controls)
- 내부 대조군 포함시키기(include internal controls)

(5) 오염방지를 위한 공간분리 이외의 방법

공간분리 외에 다른 오염방지법으로는 검사 과정 자체를 바꾸는 것이다. 좋은 대안으로는 (1) 안전시약을 사용하는 방법, (2) 폐쇄된 분석 시스템을 이용하는 방법, (3) DNA나 RNA 복제물을 아예 만들지 않는 방법 사용 등이 있다.

안전시약을 사용하는 방법이란 PCR에서 dTTP 대신 dUTP를 사용하는 것이다. dUTP가 들어가면 PCR 반응 생성물은 thymine 대신 uracil을 함유하게 된다. 이전 PCR 반응에서 유입된 오염 uracil 함유 DNA 증폭물은 표본에 uracil N-glycosylase(UNG)를 넣고 진처리하면 모두 분해되어 제거된다. 그리하여 종전의 증폭산물이 오염되어도 새로운 증폭반응에서 주형이 되지 못하여 위양성 위험이 사라진다.

뚜껑을 열지 않는 폐쇄 분석 시스템도 개발되어 있다. 용해된 분석물로 실시간 PCR을 하는 것이 한 예이며, 오염원이 차단되는 것이다.

아예 DNA 복제(표적 증폭)를 하지 않고 다른 대체법을 사용하면 증폭 DNA로 인한 오염 위험성을 회피할 수 있다. 검사 공간이 제한되어 있다면 이러한 대체법이 표적증폭방법보다 훌륭한 대안이 될 수 있다. 혼성화 방법이 대체법의 좋은 예이다.

5) 시험 대조군의 사용

(1) 양성대조군, 음성대조군, 영점대조군

주기적 정도 평가에 있어서 분석 전, 분석 후의 과정을 감시하는 대조군 검체를 환자 표본과 함께 사용하여야 한다. 미생물학과 종양학의 전형적인 표적 증폭검사를 시행함에 있어서 검출 상의 그리고 정량화의 기준을 충족시키기 위하여 (1) 추출, (2) 증폭, (3) 분석할 부위의 검출 과정에서 양성과 음성대조군을 사용해야 한다. 증폭 반응에서는 앰플리콘 오염을 알기 위한 수단으로 모든 시약을 포함하고 있지만 복제할 원본이 들어 있지 않는 영점 대조군(blank control)을 포함해야 한다.

(2) 합성대조군(슈퍼대조군, supercentrol)

유전학검사실에서 증폭과 검출을 할 때 대조군을 사용한다. 그러나 추출과정에서는 보통 대조군을 사용하지 않는다. 추출 과정에서의 실패를 하면 특정 대립 유전자의 증폭이 잘 안될 수 있으므로 증폭이 제대로 안 된 표본은 재추출을 하여야 한다. 경우에 따라 DNA 농도가 아주 낮으면 특정 대립유전자가 다른 것들보다 더 잘 증폭될 수도 있기 때문이다. 최고의 정확성을 기하기 위해서는 모든 가능한 변이와 상응하는 야생형(wild type) 대립유전자를 포함하는 대조물질을 검사할 때 마다 함께 사용하는 것이 이상적이다. 질병 유발 변이의 종류가 제한적인 특정 유전자 검사에서는, 질병 유발 변이와 야생형 대조군이 각각의 분석시마다 포함된다. 그러나 많은 경우 유전자들이 다수의 발병 유발 변이를 포함하고 있기 때문에 매 분석시마다 대조군 검사를 하는 것이 현실적으로 매우 어렵다. 이러한 상황에서는 분석 방법이 모든 질병 유발 변이를 탐지할 수 있도록 합리적인 절충안이 있으면 좋다. 예를 들면, 주요한 시약을 처음 사용하게 되었을 때 모든 대조군 표본을 검사하고, 이후에 각각의 검사 시행마다 다른 대조군 세트를 돌아가며 첨가하는 것도 좋은 절충안이 된다. 기지의 질병 유발 변이를 포함하는 대조군 물질을 공급하는 신뢰할 수 있는 공급처로는 미국 Coriell 연구소에서 운영하는 세포/DNA 보존소가 있다. 올리고뉴클레오타이드나 플라스미드와 같은 합성 대조 물질 등을 받을 수 있다.

모든 변이를 포함시키는 최상의 대안은 합성대조군(supercontrol)을 사용하는 것이다. 합성대조군은 보통 한 번의 반응으로 특정 유전자의 모든 질병 유발 변이를 포함시킬 수 있도록 설계되어 있다. 이러한 슈퍼대조군은 PCR primer와 호환이 가능하다면 추출, 증폭, 탐색에 이르는 전체 과정에서 사용할 수 있다. 그러나 일반적으로 돌연변이 대립유전자를 찾기 위해 주로 탐색과정에서 사용된다.

(3) 경쟁적대조군

모든 분석을 행할 때마다 적절한 대조군이 포함되어야 한다. PCR 산물의 유무를 검출할 때 표준서열을 비교하여 증폭하면 잠재적인 PCR 방해인자로 인한 결과해석의 혼란을 피할 수 있을 것이다. 이런 목적의 대조군은 관심 산물과 같이 증폭하거나 별도로 증폭할 수 있다. 대조군을 같이 증폭할 때는 표적과 같은 시발체를 사용하는

데, 내부 염기서열이 서로 충분히 길이가 달라서 대조군과 앰플리콘이 잘 구분되어야 한다. 이런 대조군을 '경쟁적'인 대조군이라 하는데, 시발체에 대해서 표적과 경쟁적으로 반응한다. 만약 정량적인 분석을 목적으로 사용했다면, 경쟁자는 분석의 민감도나 역동 범위(dynamic range)를 떨어뜨린다. 동시에 증폭시키는 이종성의 표준 서열(주로 베타-글로빈 분절)도 역시 우선적으로 증폭되므로 최소한의 농도로 사용하는 것이 좋다.

6) 분자진단검사 질관리의 특성

분자진단검사의 정도관리의 경우 다른 검사 분야와 비교하여 다음과 같은 특성들이 있다. 이러한 현실적인 특성을 고려하여 검사의 질관리를 설계하고 실행하여야 한다.

- 오염방지가 중요하다.
- 자체 개발 검사가 흔하다
- 새로운 검사 도입이 빈번하다
- 표준물질이 없는 경우가 많다.

참고문헌

- 기창석. 분자유전검사의 질관리(Quality Management in Molecular Diagnosis). 성균관의대 삼성서울병원 진단검사의학과. 2012.11.15. 대한진단검사의학회 월례집담회. 발표자료.
- 박기호, 엄용빈, 이태섭, 김인식, 강진석, 양승주, 권순일, 박치현. 임상분자진단학. FACIFIC BOOKS. 2009. 제7장 분자진단검사실의 설계와 운영. 119-130.
- 검사실정도관리지침서. 2010.1 국민건강보험공단.
- 대한진단검사의학회편. 진단검사의학. 제5판. 92장. 분자진단의 질보증(Quality assurance in molecular diagnostics). 2014. 3. 17. 범문에듀케이션.
- Lela Buckingham. Molecular diagnostics. Fundamentals and mothods and clinical application. 2nd edition. chapter 16. quality assurance and quality control in the molecular laboratory. F. A. Davis Company. Philadelphia.

이해도 확인 문제

1. 임상검체검사에서 정도관리를 하는 목적은 무엇인가?

2. 핵산기반검사에서 가능한 주요 오염원을 열거하라.

3. 대조군을 사용하는 이유는 무엇인가?

제 2 부

분자진단검사 원리

제 04 장

마이크로파이펫의 사용 및 실험

실험 전에 미리 알아야 할 것들

- 실험실에서 마이크로파이펫의 기능
- 기본적인 부품의 이름
- P20, P200, 그리고 P1000 마이크로파이펫을 이용해 측정하는 용량
- P20, P200, 그리고 P1000의 용량을 읽는 법

1. 목적

마이크로파이펫의 사용법을 익힌다.

2. 서론, 배경 설명

생물학 실험에 있어서 아주 작은 용량의 용액을(1 mL에서 0.1 μL = 0.0001 mL) 측정하고 옮겨야 할 일이 많이 있다. 이 정도의 정밀도를 위해서는 특별한 기구가 필요한데, 이를 마이크로파이펫(micropipette)이라 하고, 가끔은 'Gilson'이라는 회사에서 처음으로 나온 이 기구의 제품 이름인 '파이펫맨(Pipetman[tm])'으로도 불린다. 분자 생물학 실험에서 거의 모든 용액의 부피를 측정하고 옮길 때 마이크로파이펫을 이용하게 된다. 마이크로파이펫

은 용액을 옮기기 위해 일회용 팁(tip)을 사용하며, 따라서 직접 용액에 닿으면 안 된다. 용량에 따라 수많은 제품이 존재하며, 각 제품에 따른 적절한 사용법의 숙지는 필수적이며, 마이크로파이펫을 잘 이해하고 친해지는 것이 차후 모든 실험의 성공적인 수행을 위해 필수적이다.

1) 마이크로파이펫의 부품과 명칭

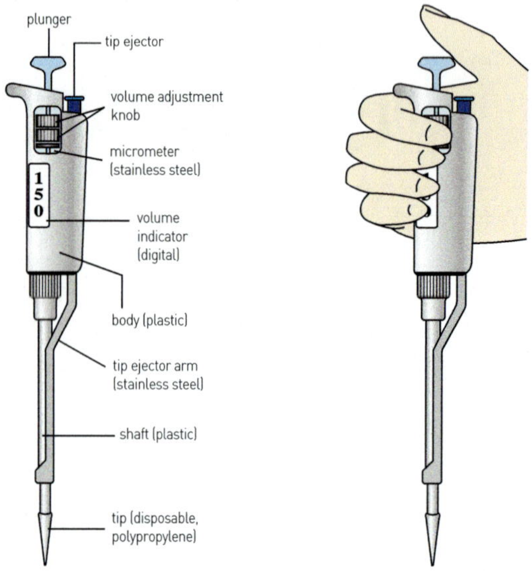

그림 4-1 마이크로파이펫의 부품과 명칭

2) 실험실에서 자주 쓰이는 마이크로파이펫의 용량 사이즈

각 마이크로파이펫 모델들은 처리할 수 있는 용량이 특화되어 있다(그림 4-2). 각 모델에 대한 용량은 표 4-1에 제시되어 있다. 적절한 범위를 넘는 사용은 마이크로파이펫의 정밀도와 영점보정(calibration)을 흐트릴 수 있으므로 조심하여야 한다.

표 4-1 Gilson Pipetman®의 용량 범위

P1000	200~1000 μL(0.2~1 mL)
P200	20~200 μL(0.02 mL~0.2 mL)
P20	2~20 μL(0.002 mL~0.02 mL)
P10	0.5~10 μL
P2	1~2 μL

3) 마이크로파이펫을 사용하기 위한 일회용 팁(tip)의 선택

마이크로파이펫 자체는 절대로 액체와 직접 접촉하지 않고 대신 일회용 팁을 샤프트(shaft) 끝에 달아서 사용하게 되어 있다. 이 팁들은 사용 후에 제거버튼(ejector button)을 사용하여 제거한다. 일반적으로 P1000은 파란색 팁을, P20~P200은 노란색 팁을, P10 이하는 흰색 팁을 사용한다.

팁들은 뚜껑이 있는 플라스틱 박스에 보관되며 멸균처리가 되어 있다. 따라서 박스 뚜껑을 열 때는 오염에 주

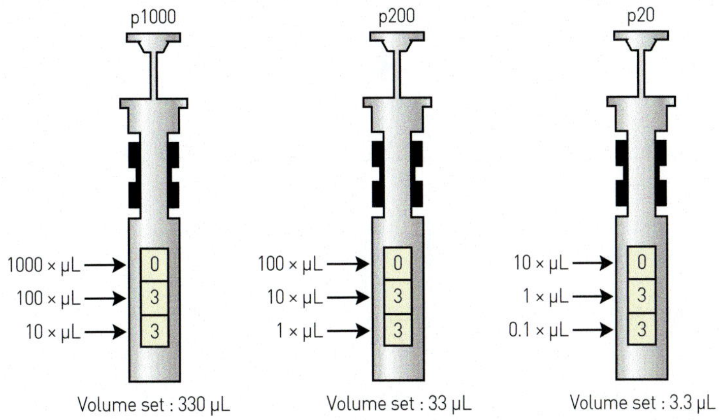

그림 4-2 각각 다른 용량의 파이펫으로 볼륨을 조정하기, 같은 숫자라도 파이펫의 용량에 따라 실제 볼륨이 달라진다.

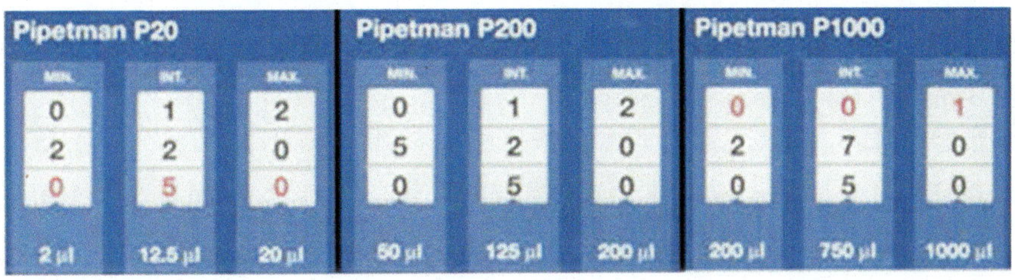

그림 4-3 파이펫맨에서 볼륨조절의 예(from 'Gilson' manual)

의해야 하며 팁은 손으로 만지면 안 된다. 사용 후에는 공기에 의한 오염을 방지하기 위해 꼭 닫아두어야 한다.

4) 용량의 조절

용액의 볼륨을 재거나 옮길 때 적절한 용량의 파이펫맨을 선택하여 볼륨을 볼륨조절손잡이(volume adjustment knob)를 회전하여 조정한다. 마이크로파이펫은 대체로 세 자리수의 볼륨표시계를 가지는데 위에서 아래로 읽는다. 표시된 숫자가 정확히 몇 μL를 나타내는가 하는 것은 선택한 마이크로파이펫의 종류에 따라 달라진다.

5) 용액의 흡입

용액을 흡입하기 전에 꼭 알아야 할 것은 플런저(Plunger)를 아래로 서서히 누를 때 두 번의 정지점이 존재한다는 점이다(그림 4-4). 첫 정지점은 단단하게 느껴지며 플런저를 끝까지 누르기 전에 나타난다. 두 번째 정지점은 플런저를 최대한 아래로 누를 때 나타난다. 용액을 흡입하기 위해 공기를 제거할 때 첫 정지점을 이용해야 한다. 두 번째 정지점은 마이크로파이펫에서 액체를 완전히 제거할 때만 사용해야 한다.

6) 용액의 측정과 다른 튜브로의 이동

그림 4-5는 마이크로파이펫의 정확한 작동법을 보여주고 있다. 중요한 점은 step 1~4까지에서는 첫 번째 정지점을 이용해야 하며, 두 번째 정지점은 5번 스텝에서만 사용하여야 한다.

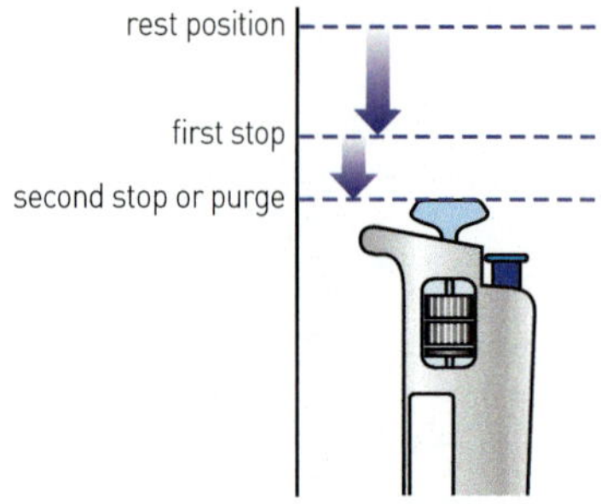

그림 4-4 파이펫맨의 첫 번째와 두 번째 정지점(from Gilsonguide to pipetting)

- 플런저를 첫 번째 정지점까지 누른다.
- 팁을 시약용액에 2~3 mm 정도 담근다(step 1).
- 플런저를 서서히 올린다(step 2). 용액이 천천히 팁으로 올라오는 것을 관찰한다. 너무 빨리 플런저를 올리면 물방울이 마이크로파이펫에 튈 수 있다.
- 시약용액에서 팁을 빼고 시약을 옮길 새 튜브의 벽에 팁을 터치한다(step 3).
- 플런저를 서서히 다시 누른다(step 4). 잠시 정지 후 플런저를 두 번째 정지점까지 누른다(step 5).
- 용액이 옮겨진 새 튜브에서 마이크로파이펫을 뺀다.
- 마이크로파이펫의 ejection 단추를 이용하여 일회용 팁을 제거한다(step 6).
- 새로운 팁을 장착하고 계속한다.

7) 정밀한 용액의 흡입과 분주를 위한 기술적인 팁

① 용량을 측정하거나 옮길 때, 조심하는 습관을 익히는 것이 중요하다.

② 마이크로파이펫의 팁은 용액에 약 2~3 mm 정도만 담근다. 큰 용량일 경우에는 약간 깊게 넣을 수 있다. 다만 팁 끝을 미리 용액에 적시면 안 된다.

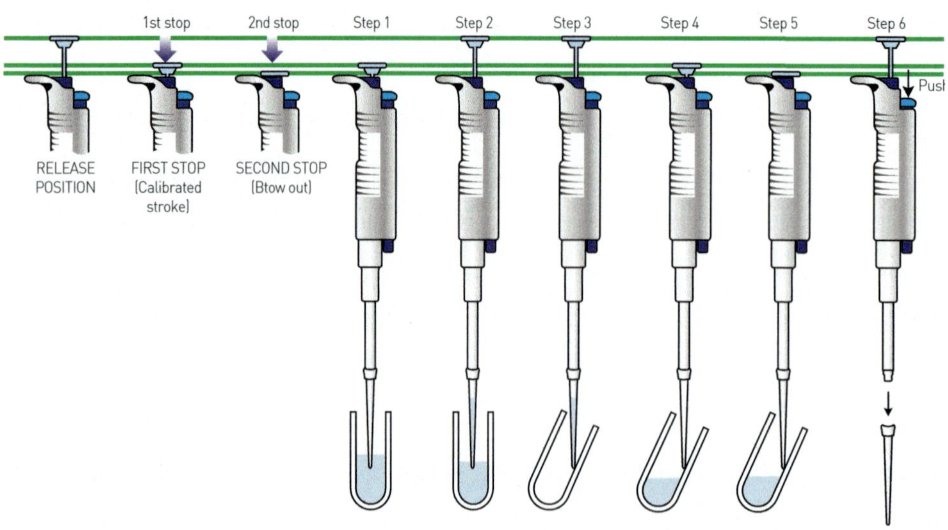

그림 4-5 마이크로파이펫의 작동법

③ 용액을 빨아들일 때 팁은 수면과 수직이 되어야 한다.

④ 피스톤은 천천히 매끄럽게 움직여야 하며 끈적끈적한 용액을 빨아들일 때는 흡입 후 약 1~2초 동안 기다린 후에 용액을 빼낸다.

⑤ 팁 안에 용액이 있을 경우에는 절대 파이펫을 뒤집지 않는다. 물이나 증기가 마이크로파이펫의 내부로 들어와 금속 부위에 닿으면 부식이 일어나서 상당한 수리비가 청구될 수 있다.

⑥ 용액을 옮기기 전에 팁의 외부에 여분의 용액이 붙어 있는지 확인해야 하며, 외부에 묻은 이 용액들은 용기에 털어 제거하거나 불가능할 경우 원래의 용액용기에 다시 집어넣고 새로운 팁을 사용한다.

⑦ 용액을 옮길 때 파이펫을 약간 기울여서 팁이 새로운 용기의 가장자리에 살짝 걸치게 하고 천천히 피스톤을 첫 번째 정지점까지 눌러서 용액을 배분한다.

⑧ 모세관 현상에 의해 일부 용액방울이 팁에 남아 있으면 안 된다. 이를 방지하기 위해서는 팁을 옮기려는 용기의 벽에 붙이면서 피스톤을 두 번째 정지점 끝까지 눌러 용액방울을 빼낸다.

⑨ 아주 작은 용량을 다른 용액으로 옮길 때는 팁에 있는 샘플을 직접 용액에 닿게 옮기고 피스톤을 위아래로 펌프질을 해서 팁을 린스하는 것이 효율적이다.

⑩ 경고: 다만 게놈 DNA(gDNA) 등은 빠른 파이펫 펌프질에 의해 온전한 가닥이 짧게 끊어질 수 있으므로 천천히 피스톤을 움직여야 한다.

⑪ 사용이 끝난 팁은 파이펫의 제거버튼을 이용하여 제거한다.

⑫ 언제나 팁은 상호 오염을 방지하기 위해 다른 용액을 파이펫팅하기 전에 새것으로 바꿔주어야 한다.

8) 유지보수

마이크로파이펫이 잘 작동하기 위해서는 적절한 유지보수와 최소한 일 년에 한 번 정도는 보정(calibration)을 해주는 것이 좋다. 적절한 유지 보수를 위해서는;

- 내부나 외부의 부품이 휘는 것을 방지하기 위해 똑바로 세워두어야 한다.
- 마이크로파이펫을 깨끗하게 유지한다. 먼지나 기름기가 마이크로파이펫 샤프트 끝에 묻어 있으면 마이크로파이펫의 팁(tip)이 정확히 밀봉되지 못해서 측정 에러를 만든다. 샤프트를 열어서 피스톤이나 O-ring 패킹, 혹은 밀봉부위에 찌꺼기가 있는지 혹은 팁의 구멍 부위에 있는 찌꺼기를 확인한다.
- 마이크로파이펫의 샤프트를 닫을 때는 틀어지지 않게 조심하며 바람이 새거나 O-ring의 패킹이 완전한지를 체크해야 한다.
- O-ring의 교체 후에는 정확도를 측정하기 위해 마이크로파이펫의 보정 검사를 시행하여야 한다.

9) 보정

각 종류의 마이크로파이펫에는 사용자 매뉴얼에 마이크로파이펫의 정확도 검사 및 보정을 하는 방법이 설명되어 있다. 일반적인 방법은 대체로 적정량의 물의 무게를 반복적으로 재서 그 평균과 표준분산 그리고 변동계수의 백분율(percent coefficient of variation)[% CV = (standard deviation/mean × 100)]을 측정하여 검사 및 보정을 한다. 아주 작은 볼륨의 마이크로파이펫을(P10, P20) 보정하기 위해서는 색깔이 있는 용액과 spectrophotometer를 이용하여 보정한다. 회사에 따라 보정법은 약간씩 다르며 사용자 매뉴얼에 따른다.

3. 마이크로파이펫팅(micropipetting) 연습

1) 작은 용량의 마이크로파이펫팅 연습

이 과정은 0.5~10 μL나 1~20 μL 정도의 작은 양의 반응용액을 만드는 것을 모의실험이다.

(1) 재료 및 기구

네 종류의 염색액(I~IV로 표지)

- 용액 I: 파랑
- 용액 II: 빨강
- 용액 III: 노랑
- 용액 IV: 녹색

(2) 실험기구

- 마이크로파이펫(P10, P20, P200 및 P1000)
- 에펜돌프 튜브(1.5 mL)
- 마이크로튜브 랙
- 파이펫 팁(일반적인 것 = no filter tip)

① 세 가지 1.5 mL 튜브에 지워지지 않는 마커펜으로 A, B, C라고 쓴다.

② 아래 표를 보고 각 튜브에 용매를 넣는다.

Tube	용액 I(Blue)	용액 II(Red)	용액 III(Yellow)	용액 IV(Green)	총 용액양
A	4 μL	5 μL	1 μL	–	10 μL
B	4 μL	5 μL	–	1 μL	10 μL
C	4 μL	4 μL	1 μL	1 μL	10 μL

③ 마이크로파이펫을 4 μL로 조정하여 각 튜브에 용액 I을 넣는다.

④ 적정한 볼륨의 용액 II를 A, B, 그리고 C 튜브의 반응용액에 마이크로파이펫을 수직으로 세워 넣는다. 이때 각각의 튜브 반응용액에 팁을 넣을 때는 새로운 팁을 이용하여야 한다.

⑤ 튜브 A와 C에 1 μL의 용액 III을 새 팁을 이용하여 넣는다.

⑥ 튜브 B와 C에 1 μL의 용액 IV을 새 팁을 이용하여 넣는다.

⑦ 뚜껑을 닫는다. 다음 소개되는 방법 중 하나를 이용하여 시약들은 합쳐서 섞는다.

a. 튜브의 끝부분을 실험 벤치에 두드려서 튜브 안의 시약 용액들이 바닥에 방울로 모이게 한다. 혹은

b. 튜브를 원심분리기에 넣고 아주 짧게 작동시킨다. 원심분리기를 사용할 때는 원심분리기의 균형을 잘 맞추는 것이 중요하다. 균형이 맞지 않은 채로 튜브를 넣고 작동시키면 원심분리기의 모터가 고장날 수 있다.

⑧ 총 10 μL의 시약 용액이 각 튜브에 넣어졌다. 이 파이펫팅한 용량이 정확한지 알아보기 위해 마이크로파이펫을 10 μL로 셋팅한 후 튜브에서 시약용액을 조심스럽게 빼낸다.

a. 팁이 정확히 채워졌는가? 그것이 무엇을 의미하나?

b. 튜브에 소량의 시약용액이 남아 있는가? 그것은 무엇을 의미하나?

c. 모든 시약용액을 빼낸 후 팁의 끝 부분에 공기가 있는가? 그것은 무엇을 의미하는가?(공기층은 제거될 수 있으며, 실제 시약의 볼륨도 알 수 있다: 볼륨조정나사를 돌려서 공기를 팁 끝으로 밀어냈을 때 볼륨을 읽을 수 있다.)

⑨ 측정이 정확하지 않다는 것을 어떻게 알 수 있나? 만약 여러 번의 측정에서 용량이 일정하지 않고 변한다면 완전한 결과를 얻기 위해 반복적인 연습이 필요하다.

2) 큰 용량을 위한 마이크로파이펫팅 연습

이 과정은 100~1000 μL 마이크로파이펫을 이용하여 박테리아 형질전환이나 플라스미드 분리과정을 모의실험한다. 용량이 큰 마이크로파이펫을 사용하면 용량이 부정확하게 측정될 가능성이 커지므로 주의가 필요하다. 플런저를 천천히 올리지 않는다면 공기방울이 생기거나 용액이 샤프트 안으로 튀어 들어올 수 있다.

① 지워지지 않는 마커로 1.5 mL 튜브 두 개에 D와 E를 쓴다.

② 아래 표를 보고 각 튜브에 용매를 넣는다.

Tube	용액 I(Blue)	용액 II(Red)	용액 III(Yellow)	용액 IV(Green)	총 용액양
D	100 μL	200 μL	150 μL	550 μL	1000 μL
E	150 μL	250 μL	350 μL	250 μL	1000 μL

③ 마이크로파이펫으로 용액 I-IV를 D와 E 튜브에 적당량 넣는다. 순서는 작은 용량의 마이크로파이펫 과정과 동일하다.

④ 총 1,000 μL 용액을 각 튜브에 넣었다. 용량이 정확한지 체크하기 위해 마이크로파이펫을 이용하여 각 튜브에서 용매를 조심스럽게 빼낸다.

a. 팁이 채워졌는가?

b. 튜브에 소량의 용매가 남아 있는가?

c. 모든 용매를 추출한 후 팁의 끝 부분에 공기가 있는가?

⑤ 만약 측정 양이 잘못 되었다면 이 과정을 다시 반복한다.

4. 계단 희석법(serial dilution experiment)

1) 목적

파이펫팅의 정확도와 정밀도의 검사

2) 서론

Diluting(희석)은 간단하게 이야기하면 용액이나 용매를 첨가해주는 것이다. 즉, 어떤 물질의 농도를 감소시키기 위해 용매를 넣어주는 것이다. 이 실험에서는 물질은 DNA이고, 용매는 TE Buffer이다. 이 실험이 끝나면 gel

전기영동과 spectrophotometer를 이용할 때 파이펫팅의 정확성을 확인할 수 있고, 희석 요소들을 계산하는 방법을 알 수 있다.

3) 필요한 시약

- DNA stock(known Concentration)
- Diluted 1Kb DNA ladder solution
- TE buffer
- Agarose solution
- 1X TAE buffer
- 10 mg/mL ethidium bromide(EtBr)
- 6X loading dye containing xylene cyanol and bromophenol blue dyes

4) 필요한 기구

- Microcentrifuge tubes
- Nanodrop spectrophotometer
- Kimwipes
- Vortexer
- P10, P20 micropipetters
- Gel casts
- Gel box
- Cables
- Gel combs
- Plastic(Saran) wrap
- Gel document system(Bio-Rad)
- Plastic container for carrying the gel
- Pipet tips(regular = not filtered tips for PCR)

5) DNA stock의 계단 희석법 연습

① 3개의 1.5 mL 원심분리기 튜브에 각각 다음과 같이 쓴다.
- "Dil. #1"
- "Dil. #2"
- "Dil. #3"

② 라벨링한 튜브에 각각 15 μL씩 TE buffer를 넣어준다(P20을 이용하라).

③ Dil. #1 튜브에 5 μL의 DNA stock solution을 넣어준다(P10이나 P20을 이용하라).

④ 5초간 튜브를 vortex한다. 그 다음 용액을 바닥으로 모으기 위해 원심분리기나 스피너로 10초간 돌린다.

⑤ Dil. #1의 DNA solution 5 μL를 Dil. #2에 넣는다.

⑥ 5초간 튜브를 vortex한다. 그 다음 용액을 바닥으로 모으기 위해 원심분리기나 스피너로 10초간 돌린다.

⑦ Dil. #2의 DNA solution 5 μL를 Dil. #3에 넣는다.

⑧ 5초간 튜브를 vortex한다. 그 다음 용액을 바닥으로 모으기 위해 원심분리기나 스피너로 10초간 돌린다.

6) 젤 전기영동(gel electrophoresis)을 통한 정확성의 검정

① 원심분리기 튜브에 A, B, C라고 각각 쓴다.

② 희석액으로부터 DNA solution을 10 μL씩 A, B, C 튜브에 넣는다.

From	Dil. #1	Dil. #2	Dil. #3
To	Tube A	Tube B	Tube C

③ A, B, C 튜브에 loading dye 2 μL를 넣는다. 5번 정도 파이펫으로 up/down하여 섞는다. 각 용액의 총 부피는 12 μL이다.

④ 희석된 1kb DNA ladder solution 10 μL를 agarose gel에 로딩한다.

⑤ A, B, C 튜브의 내용물도 1kb DNA ladder solution 옆에 차례대로 로딩한다.

⑥ 10 mg/mL 농도의 EtBr 10 μL를 gel box의 cathode(양극) 쪽에 완충용액에 넣는다(cathode는 well과는 반대에 위치한다.).

- Note: EtBr은 양전하를 띤다. 그러므로 EtBr은 gel box의 anode(음극) 쪽으로 이동한다(DNA 이동과는 반대방향). DNA는 음전하를 띤다. 따라서 DNA는 gel의 cathode(양극) 쪽으로 이동한다.

⑦ gel box의 뚜껑을 닫고 전기를 연결한다.

⑧ gel에 로딩된 샘플 순서를 실험노트에 기록한다.

⑨ 1~2시간 동안 105V로 전기영동을 하거나 front dye(bromophenol blue)가 gel의 1/2이나 2/3만큼 움직일 때까지 전기영동한다.

- Note: 한 전원공급기로 두 개의 gel을 돌릴 때는 130V로 맞추어 전기영동한다.

⑩ 전기영동을 한 후 전원을 끈다. Gel box의 뚜껑을 열고 작은 플라스틱 용기에 gel을 넣고 실험실로 옮긴다.

- 주의: gel이 gel cast에서 미끄러지지 않도록 반드시 플라스틱 용기에 넣어야 한다. 또한 사진을 찍기 위해 옮길 때도 조심해야 한다.

⑪ BioRad Gel Document system을 이용하여 gel의 사진을 찍는다.

⑫ Gel Document System의 text 프로그램을 이용하여 사진에 라벨을 한다.

⑬ 사진을 프린트한다.

7) Spectrophotometer를 이용한 파이펫팅 정확도의 검정

전기영동을 하는 동안 Nanodrop spectrophotometer를 이용하여 "DNA stock", "Dil. #1", "Dil. #2", 그리고 "Dil. #3" 튜브의 DNA 농도를 결정한다.

① 각 튜브의 DNA 농도는 최소한 두 번 이상 잰다.

② 각 튜브의 DNA 농도를 기록하라.

8) 질문과 요약

① 젤에서 어떤 것을 관찰할 수 있었는가?

② 젤 전기영동의 결과 파이펫팅의 정확도는 얼마나 높은가?

③ 젤에서의 결과는 예상대로인가? 아니라면 어떤 문제가 있었는가?

④ 희석 상수는 얼마인가?

⑤ 스톡 DNA를 희석했을 때 각 "Dil. #1", "Dil. #2", 그리고 "Dil. #3" 튜브의 예상농도는 얼마인가?

⑥ 로그 그래프지에 5번 질문에서 답한 예상 농도를 아래 그림과 같이 그린다(이것이 표준곡선이 됨).

X 축 – "DNA stock", "Dil. #1", "Dil. #2", 그리고 "Dil. #3" 튜브
Y 축– 예상 DNA 농도

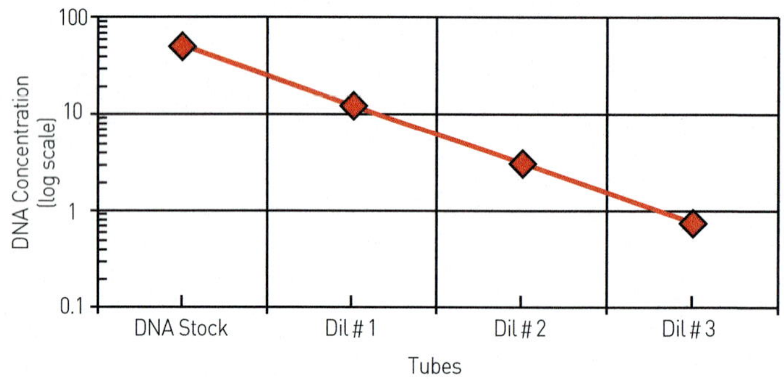

⑦ 그래프에 spectrophotometer에서 얻은 DNA 농도 관측 값을 표시하라.

⑧ 관측농도와 예상농도는 얼마나 다른가?

참고문헌

- Sambrook et al.(1989). Molecular Cloning Manual.
- Pipetman Neo User Guide(http://www.gilson.com/en/Pipette/Products/47.222/Resources.aspx?resourceTypeId=3#.VHvY3T-GUc50)
- U-Tube Video - using a pipetman. Excellent review, worth watching all the way through end. (http://www.youtube.com/watch?v=uEy_NGDfo_8&feature=related)

실습 결과 보고서

학과		반		실험 조	
성명		학번		실습일자	

1. Title(실습 주제):

2. Objectives(실습 목적):

3. Instruments and equipments(기구 및 장비):

4. Materials and reagents(재료 및 시약):

5. Methods(실습 방법):

6. Observation and results(관찰 및 결과): 별지 사용
   단계 희석법의 각 단계에서 제시된 질문에 대한 답을 서술하시오.

7. Discussion(토론): 별지 사용

8. References(참고문헌): 별지 사용

이해도 확인 문제

1. 마이크로파이펫에는 두 개의 정지점이 존재한다. 첫 번째와 두 번째 정지점은 각각 어느 경우에 사용하는지 설명하라.

2. 마이크로튜브에 두 용액을 넣고 잘 섞어주기 위해 사용하는 기구의 이름은 무엇인가? 또한 섞는 과정에서 벽에 붙은 용액들을 바닥으로 끌어 내리기 위해 사용하는 기구의 이름은 무엇인가? 만약에 그런 기구가 없다면 어떻게 해야 할까?

3. 계단 희석법을 이용하여 마이크로파이펫의 정확도를 검정할 수 있다. 희석된 DNA 용액은 전기영동과 spectrophotometer로 정량을 하게 되는데, 각각의 원리를 약술하라. 설명 중에 구체적으로 전기영동에서 EtBr과 loading dye(로딩 다이)를 넣는 이유와 spectrophotometer 분석에서 흡광도의 의미를 설명하고 100 ng의 DNA가 TE 완충용액에 녹아 있을 때 그 흡광도가 얼마인지 기술하라.

제 05 장

검체 준비(핵산의 추출)

1. 핵산의 정제

PCR, DNA 서열분석, 서던블럿 혹은 노던블럿 등 여러 분자생물학적 분석 실험의 성공 여부는 얼마나 순수한 핵산(DNA나 RNA)를 추출할 수 있느냐에 달려 있다. DNA 추출 방법은 다양하며, 조직의 종류에 따라 특정 방법이 선택된다. DNA 추출 방법을 선택하기 위해서는 추출 원리를 이해하는 것이 가장 중요하다. 다양한 추출 방법은 장점과 단점이 있다.

1) 핵산 정제를 위한 프로토콜을 선정할 때 평가기준

(1) 단순성(simplicity)

단계가 많아질수록, 시간도 더 오래 걸리며 실패할 가능성이 커진다. 단계가 많아지면 추출 수율 또한 감소될 가능성이 높아진다.

(2) 효율성(efficiency)

더 적은 양의 샘플과 시약을 사용할 때 핵산 추출 수율은 높아진다. 조직이 달라지면 추출법도 달라져야 하며, 일반적으로 더 순수한 핵산을 얻으려면 그 추출 효율은 낮아진다.

(3) 추출 핵산의 순도(purity of nucleic acids extracted)

몇몇 분자생물학 분석은 매우 높은 순도의 샘플을 요구하지만, 일부 다른 분석은 순도가 낮아도 문제가 없다. 어떤 정제기술은 특정 조직에 존재하는 불순물을 다른 기술보다 더 잘 제거할 수 있다.

(4) 선택성(specificity)

어떤 핵산(RNA 또는 DNA)을 분리할 것인가에 따라 추출법이 달라진다. 또한 감염된 환자 조직의 병원균에서 핵산을 추출하려면 충분한 양의 환자 조직에서 선택적으로 DNA나 RNA를 분리할 수 있는 추출법을 선택해야 한다.

(5) 감수성(sensitivity)

핵산이 쉽게 추출되는 조직도 있지만 상당히 가혹한 처리를 해야 하는 조직도 있다. 이런 가혹한 처리법은 대체로 더 많은 노동력을 필요로 하고 시약이 완전히 제거되지 않거나 핵산이 분해되어서 차후 단계의 분석을 방해할 수 있다.

(6) 핵산의 온전성(integrity of the nucleic acids)

기계적인 가혹한 처리들은 DNA를 잘게 쪼개서 추출되는 게놈 DNA(gDNA)의 평균 크기를 현저하게 줄인다.

(7) 고속대량 분석기술의 적용(adaption to high-throughput techniques)

DNA분석이 필요한 시료의 수요가 많아지고 있기 때문에 자동화를 통한 고속대량 분석기술 도입의 중요성이 점증하고 있다.

(8) 신뢰성(reliability)

생체 조직의 종류나 보관 상태와는 무관하게 핵산정제가 안정적으로 이뤄지는 것이 중요하다. 따라서 추출법의 선택에 있어서 실패율이 적은 방법을 선택하는 것이 검사시간을 줄이고 재검사를 해야 하는 위험을 줄이는 지름길이다.

(9) 비용(expense)

다양한 세포의 구성물 중에서 어떤 불순물이 문제인지를 알면 상당한 시간과 비용을 줄일 수 있다. 예를 들어, 어떤 조직은 세포를 lysis시키는 것만으로도 PCR을 이용한 대부분의 분석을 진행할 수 있다.

2) 핵산 정제시 고려해야 하는 방해되는 요소들

(1) 핵산분해효소(nuclease)

세포 안에는 상당한 양의 핵산분해효소가 존재하며 핵산의 순수분리과정 중에 핵산분해효소의 기능을 최소로 제한해야 한다. 핵산의 순수분리에 사용되는 lysis buffer는 세포를 신속히 lysis시키고 핵산분해효소의 기능을 저해할 수 있다. 대부분 lysis buffer는 단백질 변성제인 계면활성제(detergents)와 효소저해제 성분인 EDTA(ethylenediaminetetraacetic acid)와 같은 성분을 포함하고 있다. 이러한 성분들은 핵산의 순수분리 후 시행할 분석실험에 방해가 되지 않도록 신중하게 선택되어야 한다. 핵산분해효소의 활성을 낮추기 위해 시료는 얼음이나 낮은 온도에 보관하는 것이 좋다. 실험하는 중에 시료가 핵산분해효소에 다시 오염되는 것을 막기 위해 시약이나 기구들은 깨끗하게 유지되어야 한다. 일회용 기구를 이용하거나 열이나 화학물질을 처리하여 핵산분해효소의 오염을 막아야 한다.

(2) 조각화(shearing)

볼텍스(vortex)를 사용하거나, 좁은 tip을 이용하여 반복적으로 pipetting하거나, 시료의 freeze-thawing에 의해 gDNA가 조각으로 잘려질 수 있다. 조각화가 되면 gDNA의 온전성(integrity)과 질(quality)은 나빠진다. 박테리아, 식물, 곰팡이의 세포벽을 제거하기 위해 액화질소와 함께 갈거나, 초음파, 혹은 분쇄기 등 mechanical한 방법들이 사용되지만 이런 방법들 역시 gDNA를 조각화하여 그 질을 낮춘다. 세균의 세포벽을 녹이는 lysozyme 같은 효소의 이용은 gDNA의 평균 크기를 증진시킬 수 있다.

(3) 화학적 오염원들(chemical contaminants)

세포의 일부 구성성분은 핵산의 분리정제나 정제 후 차후 과정을 저해할 수 있다. 세포성분인 다당류나 세포벽의 구성성분들은 핵산과 비가역적으로 결합하여 비정상적인 저해물질을 만들 수 있다. 이런 다당류의 제거를 위해 CTAB(cetyltrimethyl ammonium bromide)이 자주 사용된다. 분리정제에 사용되는 시약 또한 완전히 제거가 안 되면 정제 후 다음 단계에서의 효소처리를 방해한다. 분리정제에 사용되는 Phenol은 단백질 효소 활성을 직접 저해하고, phenol의 산화물은 핵산에 손상을 줄 수 있다. 오래되지 않은 phenol을 사용하여야 하고, 용액에 남은 phenol은 chloroform extraction을 통해 완전히 제거한다. 그 후 핵산은 에탄올을 이용하여 침전시킨다. Guanidinium isothiocyanate와 같은 불순물은 nucleic acid가 에탄올에 침전되면서 제거된다. 그 후에 핵산 침전물은 70% 에탄올로 씻어준다. 남은 에탄올은 건조시켜 제거하지만 과하게 건조했을 경우, 핵산이 다시 용해되기 어려워질 수 있다. Phosphate buffer는 polymerase(*Taq* polymerase 등)를 저해시키므로 피해야 한다. 높은 농도의 EDTA는 핵산과 반응하는 효소들의 활성을 저해시키므로 피해야 하며, heparin은 *Taq* polymerase 활성을 저해하고, DNA에 nick을 형성하므로 피해야 한다.

Nucleic acid isolation 하기 위한 protocol은 다음의 웹사이트에 잘 설명되어 있다.

① Promega's Wizard Genomic DNA Purification Kit(Cat# A1120), salt precipitation step to purify gDNA from fresh tissue. www.promega.com/tbs

② Promega's Wizard Genomic DNA Purification Kit, salt precipitation step to purify gDNA from whole tissue.

③ Quiagen spin Miniprep(Cat# 27104) of plasmid DNA from *E.coli* www.qiagen.com

④ Ambion's RNAqueous kit(Cat# AM1912), a phenol-free kit which uses a silica spin column to purify RNA from fresh tissue. www.ambion.com

⑤ Bioscientific's MaxRecovery Bioopure Kit(Cat# 5301-01), a phenol based kit using 1-bromo-3-chloropropane(BCP) to purify RNA from fresh tissue. www.biooscientific.com

⑥ Bioneer's AccuPrep® Genomic DNA extraction kit(Cat# K-3032), a phenol-free kit uses silica spin column to purify genomic DNA from various animal tissue. www.bioneer.co.kr

2. DNA 정제

Miescher(1869)는 밀도구배에 의한(density gradient) 원심분리법을 사용하여 인간세포에서 처음으로 DNA를 분리하였다. 그 후 DNA 추출은 전통적으로 유기용매인 페놀을 이용하였으며, plasmid를 정제하기 위해서는 alkaline lysis법이 광범위하게 사용되었다. Alkaline lysis법은 알칼리성 완충용액에서 gDNA와 plasmid DNA, 단백질 등의 용해도 차이를 응용한 방법인데, 세균에 높은 pH의 알칼리 용액을 처리한 후 다시 낮은 pH의 acetate를 처리하여 알칼리를 중화시킬 때 커다란 chromosome DNA(>50 Kb)나 단백질들은 다시 원래로 재생되지(renaturation) 못하고 커다란 불용성 덩어리로 변한다. 이런 찌꺼기들은 원심분리를 통해 손쉽게 침전시킬 수 있다. 반면에 작은 사이즈의 plasmid들은 이런 pH의 변화에 무관하게 supercoil 상태로 용액에 남아 있게 된다. Alkaline lysis법은 초기 유전자 재조합기술 역사에서 세균에서 plasmid를 뽑는 데 중요한 역할을 했다. 최근에는 위험한 페놀 대신에 상업적인 키트, 즉 실리카 비드가 들어간 스핀컬럼을 사용하는 것이 보편화되어 있고 순도가 높은 핵산이 대량으로 필요한 경우에는 여전히 염화세슘(CsCl)을 이용한 초원심분리법이 사용된다. 다양한 분리정제법 중에서 적용할 최적 방법의 선발은 다음 사항에 따라 결정된다.

① 어떤 조직에서 DNA를 정제하는가?
② 어떤 세포 lysis 방법이 필요한가?
③ 다음 단계의 분석을 위해 얼마나 높은 순도의 DNA가 필요한가?
④ 분리될 DNA 유형: gDNA는 plasmid와는 다른 물리적 특징을 가진다.

1) 샘플의 준비

DNA는 동물세포 뿐 아니라 식물 곰팡이 세균 혹은 바이러스에서도 쉽게 추출될 수 있다. 다만 샘플에 따라 DNA의 분리정제를 위한 특별한 준비나 전처리가 필요하다.

(1) 동물세포나 조직

가. 유핵세포(nucleated cells in suspension)

혈액이나 골수액 시료에서 핵산을 추출할 경우 핵산이 없는 적혈구나 다른 불순물들은 제거되어야 하며 따라서 적절한 전처리가 필요하다. 백혈구(WBCs)나 골수세포(bone marrow cell)를 남기고 적혈구(RBCs)나 다른 혈액 성분들을 제거하기 위해 차등 밀도구배 원심분리(differential density gradient centrifugation)나 차등 세포용해(differential lysis) 등의 방법이 사용된다.

■ 차등 밀도구배 원심분리

차등 밀도구배 원심분리를 위해서는 등장액에 들어 있는 전혈(whole blood)이나 골수를 Ficoll과 섞는다. Ficoll은 세포막을 통과할 수 없는 많은 가지를 가진 sucrose 중합체이다. 차등 밀도구배 원심분리를 하게 되면 백혈구(핵산을 가진 세포)들은 Ficoll의 밀도구배 중간층, 즉 가벼운 혈장 성분층과 적혈구층 사이에 위치하게 된다. 원하는 백혈구층은 원심분리 튜브에서 꺼낼 수 있으며, 식염수를 이용하여 여러 번 washing하면 핵산의 추출과정에 비로소 사용할 수 있게 된다. 최근 Ficoll 대신에 원심분리층이 더 신속하고 확실하게 형성되는 상품들이 나왔는데 대표적인 것인 것이 'Sigma'에서 상품화한 HISTOPAQUE™이며 광범위하게 사용되고 있다(그림 5-1).

■ 차등 세포용해

다른 방법으로는 세포용해(differential lysis)법이 있는데, 삼투압에 대한 감수성이 적혈구와 백혈구 사이에서 많이 차이가 나는 것을 응용한 삼투압적 방법이다. 적절한 저장액을 사용하면 적혈구가 백혈구보다 빨리 터지게

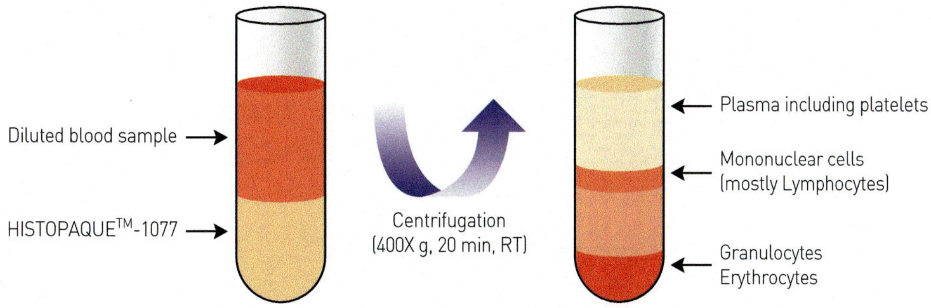

그림 5-1 비중에 의한 mononuclear cell 분리

된다. 이를 이용하여 백혈구는 원심분리로 침전시켜 모으고 깨진 적혈구의 막이나 헤모글로빈 같은 것은 용액에 남아 있게 된다.

나. 조직샘플(tissue sample)

얼렸던 것이나 생조직세포들은 DNA 추출 전에 잘게 부수어야 한다. 얼린 샘플들은 액화질소에서 갈거나 생조직을 homogenizing시키거나 혹은 scalpel을 이용하여 잘게 찢어서 큰 조직을 잘게 쪼갠다. 고정액으로 고정된 조직들은 xylene 등에 담가서 deparaffinization시켜야 한다. Xylene 대신에 독성이 약한 Histosolve, Anatch ProPar, 혹은 ParaClear 등의 제품이 많이 사용된다. Xylene 처리를 후 대개 조직은 에탄올의 농도를 줄여가면서 다시 rehydration시킨다. 어떤 경우에는 고정된 조직(fixed tissue)들을 dewaxing 없이 직접 사용할 때도 있다. 고정액의 종류에 따라 고정된 조직의 DNA는 잘라지거나 다른 성분과 cross-link되는 정도가 다르다. 알려진 바에 의하면 buffered-formalin이 가장 좋으며, 수은이 들어간 Bouins's나 B-5고정액은 DNA 추출을 방해한다. 추출된 DNA의 질은 조직이 어떻게 전처리되었고 얼마나 오래된 샘플인가에 따라서도 영향을 받는다. 대체로 100 bp 이하의 DNA는 언제나 분리정제가 가능하며, proteinase K를 오래 처리하면 좀 더 긴 크기의 DNA 조각을 얻을 수 있다.

(2) 미생물

세균이나 곰팡이들은 두꺼운 세포벽을 가지고 있어서 DNA 추출을 위해서는 그 벽을 제거해야 한다. 세포벽을 분해하는 효소(예, lysozyme 또는 zymolyase) 등은 상업적으로 구입이 가능하다. 대안으로 세포벽은 물리적으로 grinding이나 glass bead와 섞어서 강하게 흔들어 주는 방법으로도 깰 수 있다. 길이가 긴 게놈 DNA(gDNA)를 분리정제하기 위해서는 효소를 사용하는 것이 좋다.

가. 세포의 용해(cell lysis)

세포가 준비되면 핵산을 추출하기 위해서는 일단 세포를 lysis해서 세포의 추출물을 준비해야 한다(그림 5-2A). 세포의 추출물에는 핵산 이외에도 단백질이나 당과 같은 것들이 포함되고 물에 녹지 않는 세포벽이나 세포막들의 찌꺼기들은 원심분리를 이용하여 분리가 가능하다(그림 5-2B). 또한 성공적인 DNA 정제를 위해서는 핵산분해효소의 활성을 저해하는 것이 관건이다. DNA 정제에 사용되는 버퍼용액은 lysis를 촉진하고, 핵산분해효소를 저해하는 성분을 가진다.

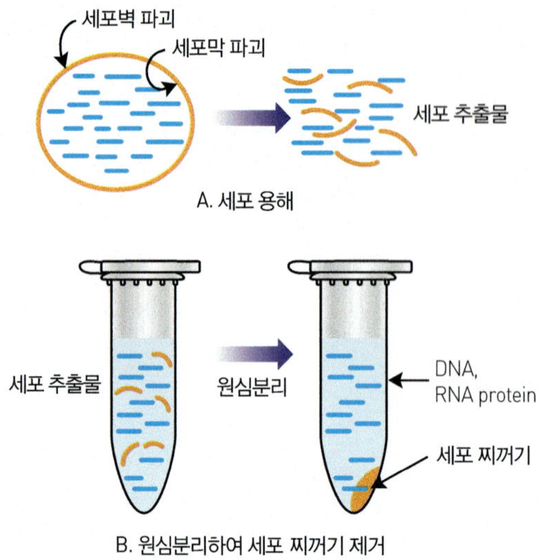

그림 5-2 **세포추출물의 준비**

- Detergents는 세포막의 용해도를 높인다. 일반적으로 SDS(sodium dodecyl sulfate), SLS(sodium lauryl sulfate), Triton X-100, CTAB(cetyltrimethyl ammonium bromide) 등이 선택된다.
- Proteinase K는 당단백질을(glycoprotein) 분해하고 detergent들이 DNase를 불활성화하는 것을 돕는다.
- Urea, guanidinium salts 등의 변성제(denaturant)나 chaotropes 들은 여러 효소들을 불활성화하기 위해 사용되며, 열처리는 세포 lysis를 증가시키고 protein을 변성시킨다.
- 미생물로부터 DNA를 정제할 때는 세포벽을 녹이는 효소를 처리하여 lysis가 쉽게 일어나게 한다.
- RNase는 DNA 분리에 방해가 되는 RNA를 제거하기 위해 lysis buffer에 넣어준다.

세포막과 세포벽을 분해하는 lysis 방법을 선택할 때 시약이나 필요한 단계 수가 적어 실험이 빠르게 진행될 수 있는 방법을 선택해야 한다. DNA를 정제하는 동안 이용되는 모든 시약은 정제 마지막 단계에서 제거되어야 한다. 따라서 lysis buffer에는 꼭 필요한 물질로만 구성되어야 한다. DNA 정제 중에 핵산분해효소가 완전히 제거되기까지 DNA는 언제나 degradation될 소지가 있으므로 최단 시간에 끝내는 것이 좋다.

1) DNA의 분리정제

다양한 샘플에서 DNA 추출물이 만들어지면 두 번째 단계는 세포에서 방출된 DNA를 lipid, proteins, polysaccharide 세포의 찌꺼기 등의 불순물로부터 분리하는 것이다. 전통적으로 이런 불순물들은 high salt, low pH, 그리고 유기용매 혼합액(phenol/chloroform)을 사용하여 제거하였다. Phenol/chloroform 혼합액은 소수성 불순물들(lipid, lipoproteins, cell debris, 그리고 DNA-associated proteins)을 녹게 한다(그림 5-3). Phenol은 독성이 강한 유기용매이고 쉽게 변질이 되는 등 사용하기가 매우 까다로운 면이 있다. 이를 극복하기 위해 silica bead를 이용한 상업적인 키트인 스핀컬럼법과 염화세슘을 매체로한 밀도구배 초원심분리법이 사용된다. 여기서는 실제 많이 사용되는 스핀컬럼법을 소개한다.

(1) 스핀 컬럼법(spin column method, solid phase isolation)

액상의 DNA 추출법에 비해 빠르고 효율적인 대체 방법으로 silica column을 이용하여 DNA를 정제하는 'spin column' 방법이 있다. 높은 농도의 salt 조건에서 silica bead는 DNA와 잘 결합한다는 것이 알려졌고 여러 가지 응용된 상업적인 키트들이 만들어졌다. 이 방법은 phenol extraction, alcohol precipitation보다 비싸지만, 산출량을 향상시키고 안정적이다. Spin column을 이용하여 정제된 DNA는 단백질이나 다른 salt 오염물이 들어 있지 않아서 직접적으로 제한효소, Southern blotting, PCR에 이용될 수 있다.

동물조직에서의 gDNA 정제에도 silica column을 많이 사용한다. 세포를 lysis시키고 불순물을 제거하는 과정은 액상의 DNA정제법과 유사하게 시작한다. 각 세균이나 곰팡이 혹은 동물세포에 맞추어 특화된 lysis buffer들이 상업적인 키트로 공급되고 있다. 각 버퍼에 들어 있는 고농도의 salt와 chaotropes는 silica와 핵산의 결합을 돕는다. Silica와 DNA가 결합된 후에는 wash step이 이어진다. Salt/ethanol solution은 nucleic acid의 결합을 방해하지는 않고, 불순물을 씻어낸다. Silica column에서 DNA elution은 nuclease-free water를 이용하거나 TE와 같은 low ionic strength buffer를 이용한다. 스핀 컬럼법은 시간이 오래 걸리지 않고, 독성이 강한 phenol/chloroform이나 ethanol precipitation이 필요하지 않다. 따라서 고체상 정제법이라고도 한다. 이 방법에 사용되는 모든 시약은 상온에서 일 년 이상 안정적으로 보관이 가능하다. 이런 이유로 많은 분자생물학 실험실에서 스핀 컬럼법이 많이 쓰인다(그림 5-3).

스핀 컬럼법에서 주의할 점은 너무 많은 시료를 한꺼번에 넣으면 bead에 DNA가 다 붙지 못해서 떨어져 나가 결과적으로 DNA 수율이 낮아지거나 silica bead에 붙어 있던 DNA가 녹지 않아 역시 수율이 낮아질 수 있다. DNA의 크기가 작을수록 silica와 더욱 단단히 결합한다. 크기가 문제가 되는 것은 아니지만, 너무 작은 DNA는 silica column에 녹지 않아 산출량을 떨어뜨릴 수 있다.

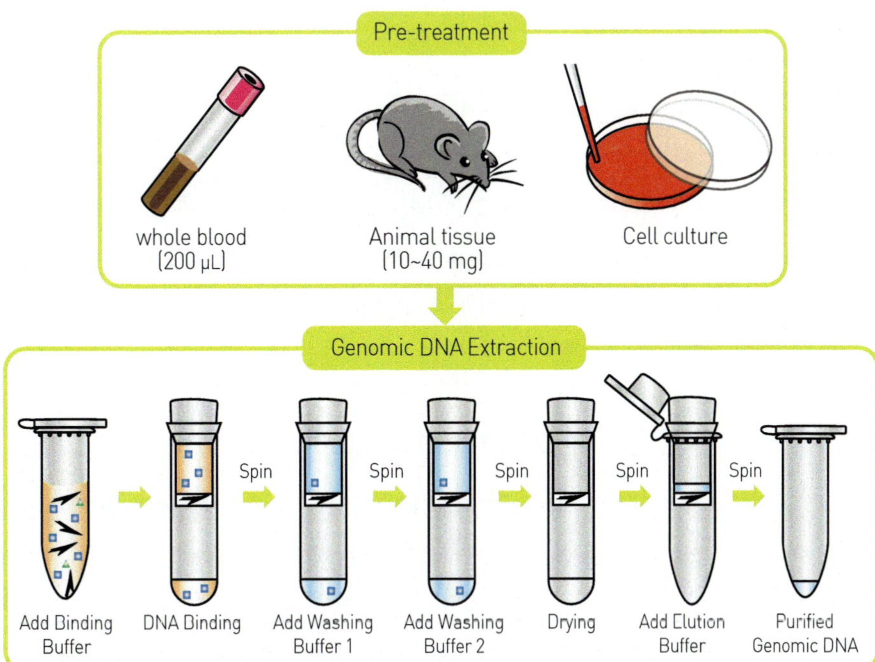

그림 5-3 스핀 컬럼을 이용한 DNA의 분리정제

3. RNA 정제

RNA 분리정제에서 고려할 가장 중요한 점은 RNase의 활성을 억제하는 것이며 따라서 RNA 실험하기 위해선 엄격한 사전준비와 주의가 필요하다. RNA는 어디에서나 광범위하게 존재하는 RNase에 의해 아주 쉽게 분해된다. RNase는 크기가 매우 작고 100℃ 이상에서 끓여도 상온에서 다시 재생(renaturation)되며 기능도 되살아나는 등 매우 안정적이며 제거하기 힘든 효소이다. DNase와 달리 RNase는 RNA 추출 전에 제거되어야 한다.

따라서 RNA 추출을 위한 샘플의 준비는 DNA 추출을 위한 샘플 준비와 좀 다르다. 샘플은 잘게 쪼갤 때 RNase의 활성을 억제하기 위해 신속히 액체질소에서 갈거나 혹은 세포내 RNase를 저해할 수 있는 buffer에 담겨 있어야 한다. RNase 함량이 매우 높은 췌장 등의 샘플에서는 특히 주의해야 한다. 세균이나 곰팡이 RNA도 역시 액체질소에서 갈거나 화학물질을 이용하여 lysis시킨 후 정제한다.

RNA 분리정제에서도 DNA의 분리정제에서와 같이 유기 용매인 phenol을 사용할 수 있다. 다만 RNA 분리정제를 위해 사용하는 phenol의 pH는 DNA 추출 때와 같은 중성(pH 7~8)이 아니라 산성(acidic) phenol(pH 4.8)을 사용한다. RNA는 pH에 상관없이 phenol 유기층에는 녹지 않고 수용층에만 남아 있지만 DNA는 phenol의 pH가 낮아지면 수용층이 아니라 phenol 유기층에 잘 녹는 선택성을 가진다. 따라서 산성 phenol을 쓰면 손쉽게 불순물인 DNA를 대부분 제거할 수 있을 뿐 아니라 산성 pH는 그 자체로 RNase의 활성을 저해한다. 실제로 산성 phenol를 처리하고 원심분리를 하면 불순물인 대부분의 단백질과 작은 DNA 조각들(<10 Kb)은 유기층에 녹아 있고 일부 양매성 단백질과 큰 DNA 조각들을 중간층에 남아 있게 된다.

RNA 실험이 많은 실험실에서는 일정 공간을 RNF(RNase-Free)로 할당을 하고 시약이나 기구 등을 따로 관리하는 것이 좋다. 이 공간에서는 언제나 장갑을 끼고 일회용 튜브나 팁은 패키지에서 직접 꺼내 써야 한다. 유리제품은 RNase를 불활성화 시키기 위해 400℃에서 최소한 4~6시간 이상 구워야 한다. 이런 엄격한 RNA 추출 기준을 유지하는 것이 쉽지 않기 때문에 많은 실험실에서는 이런 기준을 충족하는 재료를 공급하는 상업적인 키트의 도움을 받는다.

1) 세포의 lysis

RNA정제를 위한 세포의 lysis는 언제나 detergent 혹은 높은 salt농도와 phenol 혹은 RNase inhibitors의 존재 하에서 시행한다. Guanidine isothiocyanate(GITC)는 RNase를 강력하게 변형(denaturation) 시킬 수 있어서 high salt 대신에 자주 사용된다. 또한 단백질을 변형시키기 위해 detergent도 필요한 요소이다. 2-mercaptoethanol 같은 강력한 환원제도 lysis buffer에 포함이 된다.

2) RNA 분리정제: 스핀 컬럼법(spin column method, solid phase isolation)

상업적으로 제공되는 스핀 컬럼을 이용한 RNA의 정제에서도 일단 유기용매를 이용한 정제법과 유사하게 세포를 lysis시킨다. 높은 농도의 salt와 chaotropic buffer에 녹아 있는 세포 추출액안의 RNA를 컬럼에 흡수시킨 후 제공된 용액으로 washing을 한다. 이때 DNA오염을 방지하기 위해 DNase를 컬럼에 흡수된 RNA에 처리 할 수도 있다. Washing 후에 최종적으로 RNA를 elute시킨다. 스핀컬럼을 이용한 RNA의 정제 procedure는 lysis buffer 등 몇 가지 다른 부분이 있지만 그림 5-3에 나와 있는 DNA의 정제법과 큰 틀에서 유사하다.

4. Protocols

1) DNA의 정제법

(1) 방법 I: 게놈 DNA 추출법(genomic DNA extraction by salt precipitation)

가. 실험원리 및 배경

Promega Wizard Genomic DNA Purification Kit를 이용하면 백혈구나 동물 혹은 식물 조직, 배양 세포 그리고 세균 등 다양한 세포에서 DNA를 다음 다섯 단계를 이용하여 분리정제할 수 있다.

① Nuclei Lysis Solution을 이용하여 세포를 lysis시킨다. 동식물 조직들은 물리적으로 homogenization 시키고 혈액의 경우 제공되는 Cell Lysis Solution을 이용한다.

② (옵션) RNA를 제거해야 할 경우 RNase를 처리한다.

③ 세포 단백질은 salt precipitation을 이용하여 제거한다. 이때 분자량이 높은 게놈 DNA는 용액에 그대로 녹아 있는다.

④ Isopropanol을 이용하여 게놈 DNA를 농축하고 salt를 제거한다.

⑤ 이 정제 과정을 통해 최고 50 Kb 크기의 DNA을 정제할 수 있고 평균 사이즈는 20~30 Kb 정도이다. 이 사이즈는 차후 PCR과정 중에 denaturation이 충분히 되기에 적당한 사이즈이다.

이 정제법은 차후 PCR이나 제한효소의 처리 혹은 membrane을 이용한 혼성화(sourthern, dot/slot blots) 과정 등 대부분의 분자생물학적 처리에 광범위하게 적용할 수 있다.

나. 실험 전에 준비할 것

① 37℃ 항온기 준비

② 정제된 DNA의 resuspension을 위한 65℃ 항온기 준비

◆ Note: 모든 원심분리 과정은 상온에서 시행한다.

다. Protocol: 샘플 조직에서 게놈 DNA 추출법

① Nuclei Lysis Solution 300 μL을 1.5 mL 에펜돌프 튜브에 넣고 얼음에서 식힌다.

② 10~20 mg의 냉동에서 녹인 조직이나 생조직을 튜브에 넣고 homogenizer로 약 60초간 처리하여 잘게 간다. 이때 충분히 가는 것이 중요하며 충분하지 않으면 수율이 떨어진다.

③ Nuclei Lysis Solution 300 μL을 더 집어넣고 vortex로 섞어 준다.

④ 65℃에서 lysate를 15~30분간 배양한다.

⑤ (옵션) RNase solution(1.5 μL)를 nuclease lysate에 넣고 2~5번 정도의 inverting으로 용액을 섞는다. 섞여진 혼합액을 37℃에서 15분간 배양한 후 상온에서 식힌다.

⑥ 샘플 용액을 상온에서 약5분간 식혀준다.

⑦ Protein Precipitation Solution 200 μL을 샘플용액에 넣고 20초간 vortex로 강하게 섞는다. 튜브를 얼음에 넣어 5분간 식힌다.

⑧ 상온에서 튜브를 원심분리한다(16,000X g, 3 min). 단백질이 하얀색 pellet으로 침전된다.

◆ Note: pellet이 형성되지 않는다? Protein Precipitation Solution을 넣을 때 상온으로 식혀주지 않았을 가능성이 있다. 이

경우 샘플 용액을 상온이나 얼음에서 5분 이상 식혀주고 다시 한 번 원심분리한다(16,000X g, 3 min). 다른 가능성으로는 Protein Precipitation Solution이 충분히 섞이지 않았을 수 있다. 이 프로토콜에 사용되는 용액들은 언제나 충분히 섞여야 한다.

⑨ DNA가 들어 있는 상층액을(pellet 분순물을 건드리지 않게 조심해서) 떠서 700 μL의 isopropanol이 들어 있는 새로운 튜브로 옮긴다.

- Note: 상층액 중 일부 용액은 단백질 pellet이 있는 원래 튜브에 남겨둔다. 이는 DNA solution이 pellet을 건드려서 단백질에 오염이 되는 것을 방지한다.

⑩ 가볍게 튜브를 inverting시킨다. 이때 실 같은 DNA 가닥이 보인다.

⑪ 상온에서 튜브를 원심분리한다(16,000X g, 3 min). 이때 DNA는 하얀 pellet으로 보인다.

⑫ DNA pellet을 남기고 용액을 제거한다(pippeting이나 펌프로 aspiration 시킨다).

⑬ 70% 에탄올 600 μL를 pellet에 넣는다. 여러 번 튜브를 inverting 하면서 DNA와 DNA가 붙어 있을 수 있는 튜브의 벽을 washing 한다.

⑭ 튜브를 원심분리한다(16,000X g, 1 min).

⑮ 조심스럽게 pippeting이나 펌프 aspiration을 이용하여 상층액을 제거한다. 이때 pellet이 같이 빨려가지 않도록 조심한다.

⑯ 튜브를 깨끗한 종이 위에 뒤집어 놓고 상온에서 약 5분간 말린다. 너무 바짝 말리지 않도록 한다. 너무 바짝 마르면 용액에 잘 녹지 않는다.

⑰ TE buffer 100 μL를 튜브에 넣고 65°C에서 약 1시간 rehydration 시킨다. 혹은 상온이나 4°C에서 overnight 하기도 한다.

⑱ 안정성 테스트를 위해 약 4개의 튜브에서 각각 25 μL의 DNA를 넣은 후 차후에 아가로스 젤 전기영동으로 분석 한다. 튜브에 이름과 날짜, DNA source, 추출법, 보관 온도 등을 기재한다. 튜브 중 하나는 4°C에, 하나는 25°C에, 나머지는 −20°C에 보관한다.

(2) 방법 II: 전혈 게놈 DNA 추출법(Extraction from Whole Blood)

- (2018 개량제품, Bioneer Accuprep Gen Ext Kit, K-3032)

① 20μl Proteinase K 액 (미리 준비해 둠) 20μl을 1.5 ml tube(회사 비제공)에 가한다.

② 200 μl 의 전혈을 상기 tube에 가한다.

③ 200 μl 의 GB buffer울 상기 튜브에 가한 후 vortex mixer를 사용하여 즉시 강하게 섞어준다.

④ 60℃ 에서 10분간 incubation 한다.

⑤ 400 μl 의 absolute ethanol(99% 에타놀)을 가한 후 피펫팅으로 섞어준다. 두껑에 붙은 액량을 모으기 위해 간단하게 pulse 원심분리한다.

⑥ 이렇게 만들어진 lysate를 바인딩칼럼 튜브의 상부공간(the upper reservoir of the binding column tube)에 넣어준다. (이때 바인딩칼럼은 컬렉션 튜브와 결합한 상태로 한다.)

⑦ 두껑을 닫고 8,000 rpm에서 1 분간 원심분리한다.

⑧ 컬렉션튜브의 액체를 버리고 이 컬렉션튜브를 다시 바인딩칼럼튜브에 결합한다.

⑨ 500 μl 의 WA1 Buffer를 가한 후 8,000 rpm에서 원심분리한다.

⑩ 컬렉션튜브의 액체를 버리고 이 컬렉션튜브를 다시 바인딩칼럼튜브에 결합한다.

⑪ 500 μl 의 W2 Buffer를 가한 후 8,000 rpm에서 원심분리한다.

⑫ 컬렉션튜브의 액체를 버리고 이 컬렉션튜브를 다시 바인딩칼럼튜브에 결합한다.

⑬ 13,000 rpm에서 1분간 원심분리하여 바인딩칼럼에 남아있는 에타놀을 완전히 제거한다.

⑭ 바인딩칼럼을 새로운 1.5 ml 튜브에 결합시킨 후, 50 - 200 μl 의 EA Buffer (혹은 증류수)를 바인딩칼럼의 바닥에 가한 다음, 상온에서 최소한 1분간 방치하여 EA Buffer가 바인딩칼럼 바닥의 유리섬유에 완전히 스며들게 한다.

⑮ 8,000 rpm에서 1분간 원심분리한다. DNA 추출액은 아래의 1.5 ml 튜브에 모이게 된므로 이를 보관한다. 바인딩 칼럼은 버린다.

(3) 방법 III: Silica spin column을 이용한 plasmid DNA의 추출

■ 대장균(*Escherichia coli*)에서 plasmid DNA 분리

가. 실험원리와 배경

세균세포의 효율적인 lysis와 높은 수율의 DNA를 뽑기 위해서는 세균의 성장주기 중에서 초기 log phase의 세포들을 수확하는 것이 중요하다. Plasmid DNA 분리를 위해서는 alkaline lysis법이 사용되는데, 강한 염기성 용액에서 세포벽과 막은 파괴가 되고 단백질은 첨가된 SDS에 의해 변성된다. 낮은 pH의 potassium acetate를 세포의 lysate에 넣으면 pH가 중화되면서 SDS-단백질-세포막 복합체가 형성된다. 이때 gDNA는 막에 붙어 있으므로 같이 제거할 수 있다. 원심분리로 불순물 복합체를 세서한 후 RNA를 세서하기 위해 RNase를 처리한다. 이 세포 추출물에 phenol/chloroform을 처리하면 DNA를 정제할 수 있다. 하지만 이번 실험에서는 그 대신에 'spin column 법'을 이용한 plasmid DNA 정제법을 실험해 본다.

Qiagen Spin MiniPrep plasmid DNA Kit를 사용하며, 다음의 4단계를 거친다.

① P2 buffer를 사용하여 세포를 lysis한다. P2 buffer는 NaOH가 첨가되어 강한 염기성을 나타낸다. N3 buffer를 lysate에 첨가하면 plasmid만 남아 있고 게놈 DNA(gDNA)나 세포막 등 세포 찌꺼기들은 침전된다.

② 상층액을 silica gel spin column에 넣어서 DNA를 흡착시킨다. N3 buffer(and PB)에는 nuclease를 불활성화 시키기 위해 chaotropic salt인 guanidine hydrochloride가 들어 있다. 이것은 위해한 염증반응을 일으킬 수 있으므로 조심해야 한다.

③ PB나 PE buffer를 이용하여 약하게 붙어 있는 오염물을 washing 한다.

④ EB(TE) buffer나 순수한 물을 이용하여 핵산을 elution 한다.

나. 실험 전에 준비할 것

- 모든 용액을 냉장고에서 꺼내 상온에 맞춘다.
- Ethanol을 PE buffer에 넣고 마크를 한다. PE buffer는 상온에서 일 년간 안정하다.
- RNase를 P1 buffer에 넣고 마크를 한다. P1 buffer는 냉장보관한다.
- P2과 P3 buffer에 침전물이 있는지 확인한다. 침전물은 37℃에 배양하면 녹아서 사라진다. P2 buffer에는 SDS가 들어 있어서 심하게 흔들지 않는다(거품 형성).

◆ Note: 모든 원심분리 과정은 상온에서 시행한다.

다. Protocol: spin column법을 이용한 plasmid DNA의 추출

① 1 mL의 세균배양액을 1.5 mL 에펜돌프 튜브에 넣고 원심분리로(16,000X g, 3 min) 수확한다.

② 상층액은 biohazard 폐기물 용기에 버린다. 남아 있는 상층액은 pippetting이나 aspiration으로 제거한다.

③ Buffer P1(250 μL)로 pellet을 재현탁한다(pellet을 완전하게 녹여야 한다).

④ Buffer P2(250 μL)을 넣고 4~6번 정도 가볍게 inverting한다(이 과정에서 vortexing 등으로 심하게 흔들면 안된다. 강한 vortexing은 게놈 DNA를 잘게 쪼개서 작은 조각으로 만들고 결국 plasmid에 섞여서 불순물이 된다).

⑤ Buffer N3(350 μL)를 넣고 바로 4~6번 정도 inverting한다. 시료가 탁해지는 것을 확인(이 과정에서 vortexing하면 과한 거품을 만든다. 따라서 vortexing을 하면 안됨).

⑥ 세포 찌꺼기를 제거하기 위해 원심분리를 한다(16,000X g, 10 min). 단백질이나 세포 찌꺼기가 하얗게 침전한다.

⑦ 상층액을 QIAprep spin column에 넣는다.

⑧ 컬럼을 collection 튜브에 꼽고 원심분리한다(16,000X g, 1 min).

⑨ Collection 튜브에 모여진 용액을 sink에 버리고 컬럼에 PB buffer(500 μL)를 넣고 5분간 기다린다.

⑩ 컬럼을 튜브에 다시 넣고 원심분리(16,000X g, 1 min)를 수행하여 컬럼을 washing한다.

⑪ Collection 튜브에 모여진 용액을 sink에 버리고 이번에는 컬럼에 PE buffer(750 μL)를 넣는다.

⑫ 컬럼을 튜브에 다시 넣고 원심분리(16,000X g, 1 min)를 수행하여 컬럼을 washing한다.

⑬ Collection 튜브에 모여진 용액을 sink에 버린다.

⑭ 컬럼을 collection 튜브에 넣고 원심분리(16,000X g, 1 min)를 수행한다. 이 과정을 통해 스핀 컬럼에 남아 있는 미량의 수분을 제거해서 silica를 충분히 말린다.

⑮ 컬럼을 깨끗한 새 1.5 mL 튜브에 옮긴다.

⑯ EB buffer나 순수한 물(70 μL)을 컬럼 중앙에 떨어뜨려 DNA를 elute한다. 이때 용액들은 silica membrane에 흡수된 것을 확인하고 1분 정도 기다린다.

⑰ 원심분리(16,000X g, 1 min)를 수행한다.

⑱ 컬럼은 버리고 정제된 plasmid DNA가 들어 있는 통과액을 보관한다.

⑲ 안정성 테스트를 위해 약 4개의 튜브에서 각각 15 μL의 DNA를 넣은 후 차후에 아가로스 젤 전기영동으로 분석 한다. 튜브에 이름과 날짜, DNA source, 추출법, 보관 온도 등을 기재한다. 튜브들 중 하나는 4°C 하나는 25°C에, 나머지는 −20°C에 보관한다.

2) RNA의 정제법

(1) 실험원리와 배경

Ambion's RNAqueous Kit는 다양한 조직에서 순도가 높은 소량의 RNA를 간단한 3단계 과정을 통해서 분리할 수 있게 한다.

RNase-free 환경만들기

1. RNase는 실험자의 손이나 오염된 미생물에 의해 오는 경우가 가장 많다. 따라서 장갑을 꼭 착용하고 사용되는 기구나 시약은 멸균처리 한다.
2. RNA가 닿는 플라스틱 등 모든 용기와 용액은 diethylpyrocarbonate(DEPC)로 처리한 후 사용한다. DEPC는 RNase의 histidine과 반응하여 그 기능을 불활성화 시킨다. DEPC를 물에 처리하기 위해서는;
   - DEPC를 전체 용량의 0.1% 처리하고(0.1 mL of DEPC/100 mL of water)
   - 강하게 섞는다.
   - 오토클레이브로 습열 살균을(15 min at 121℃) 하거나 37℃에서 12시간 이상 방치한 후 100℃에서 15분 이상 가열해서 DEPC를 제거한다.
3. 일회용 파이펫 팁이나 에펜돌프 튜브들은 일반적으로 RNase-free 상태로 생산이 된다. 따라서 오염을 방지하기 위해 뚜껑을 닫고 장갑을 끼고 다룬다.
4. 일회용이 아닌 플라스틱들은 사용하기 전에 0.1 M NaOH/1mM EDTA 용액으로 닦아낸 후 DEPC 처리수로 린스한다.
5. RNA 분리정제에 사용되는 기구나 시약들은 따로 관리하는 것이 좋다.
6. 온도를 맞추기 위해 더러운 물방울이 튈 수 있는 water-bath 대신에 heat-block을 이용한다.

① Guanidium-based lysis 용액을 이용하여 세포를 용해한다.

② 세포추출액의 핵산을 스핀 컬럼에 흡수시키고 washing 후 elution한다.

③ 선택사항으로 민감한 RT-PCR등에 사용될 때는 DNase를 처리한다.

이 과정을 통해 정제된 RNA는 mRNA, rRNA, tRNA, ncRNA 모두를 포함하고 있으며, 각각의 특이적 primer를 이용하면 특별한 RNA transcript 들을 각각 증폭할 수 있다.

■ 실험 전에 준비할 것

RNA를 추출할 때는 RNase에 의한 분해를 막기 위해 가능하면 신속하고 효과적으로 수행해야 한다. 질 높은 RNA의 추출을 위해서는 세심한 준비가 필요하다.

- 생조직으로부터 당장 RNA 추출이 힘들 경우에는 조직을 40~50 mg 단위로 자른 후 600 μL의 RNAlater 용액과 함께 1.5 mL 튜브에 넣어서 다음 실험 시까지 −10℃에 보관한다.
- RNA를 elute하기 위해서 약 75℃의 Elution solution(100 μL)을 각 튜브에 넣는다. 증발량을 고려하여 용량을 약간 늘릴 수 있다.
- 실험을 시작하기 전에 사용되는 모든 용액의 온도를 상온에 맞춘다.
- 64% ethanol의 준비. 38.4 mL의 ACS급 ethanol과 21.6 mL의 DEPC 처리된 물을 잘 섞고 ethanol이 첨가된 것을 병에 표시한다.
- Wash solution #2/3의 준비. Ethanol을 Wash Solution #2/3에 표시된 대로 집어넣는다. 잘 섞은 후 병에 표시한다. 한 달 안에 Wash Solution을 사용할 계획이면 상온에 보관한다. 더 오랜 기간의 보관이 필요하면 4℃에 보관을 하며 사용하기 전에 warm up 할 필요가 있다.

(2) Protocol

가. 샘플의 준비

이 과정은 실험 조교가 미리 수행할 수 있다.

① 조직을 40~50 mg 단위로 자른 후 600 μL의 RNAlater 용액과 함께 1.5 mL 튜브에 넣어서 다음 실험 시까지 −10℃에 보관한다.

② 조직이 RNAlater 용액에 얼려져 있다면 충분히 녹인 후 보관된 조직을 꺼낸다. 샘플로부터 흘러나온 RNAlater 용액은 제거한다.

나. 세포의 lysis

① 40~50 mg 샘플에 Lysis/Binding Solution(300 μL)을 집어넣는다. 에펜돌프 튜브에 들어가는 작은 막자(pestle)로 조직을 homogenize한다. 완전히 조직을 간 후 Lysis/Binding Solution 300 μL을 더 집어넣는다.

② 강하게 vortexing해서 세포를 lysis시킨다. Inverting을 통해 용액을 균질화시킨다. RNAlater로 안정화된 샘플을 녹이거나 lysis시키기 위해 더 강한 vortexing이 필요하다.

③ 원심분리(16,000X g, 3 min) 후 세포의 찌꺼기를 침전시킨다.

다. RNA 정제

① Elution Solution을 ~75℃로 가열한다. 일반적으로 각 샘플은 약 100 μL로 elution시키지만 증발량을 고려하여 용량을 약간 늘릴 수 있다,

② Collection 튜브에 Filter cartridge를 넣는다. 필터 카트리지 뚜껑에 라벨링을 한다. 같은 라벨을 두 번째 collection tube에 한다.

③ 상층액을 새로운 튜브에 넣고 같은 볼륨의 64% ethanol을 lysate에 넣고 vortex으로 간략히 섞는다.

④ 700 μL 이하의 윗 단계 샘플 혼합액을 collection 튜브 안의 필터 카트리지에 넣는다.

⑤ 4단계의 샘플 혼합액을 원심분리한다(12,000 rpm, 15~60 sec). 이때 속도는 15,000X g(~13,000 rpm)을 넘지 않는다. 필터 통과액은 버리고 collection 튜브는 washing 용으로 재사용한다.

⑥ 나머지 샘플 혼합액을 넣고 원심분리한다.

⑦ Washing Solution #1(700 μL)을 filter cartridge에 넣고 15~60초 동안 원심분리한다. 통과액을 버리고 collection 튜브는 다음 washing 과정을 위해 재사용한다.

⑧ Washing solution #2/3(500 μL)를 넣고 15~60초 동안 원심분리한다. 통과액을 버리고 collection 튜브는 다음 washing 과정을 위해 재사용한다.

⑨ 통과액을 버리고 남아 있는 수분을 제거하기 위해 약 1분간 원심분리한다.

⑩ 필터 카트리지를 labelling한 새로운 튜브에 넣는다. 미리 약 75℃로 온도를 높인 elution solution의 반을(65 μL) 카트리지 필터의 중앙에 분주하고 뚜껑을 닫는다. 샘플을 상온에서 약 30초간 두었다가 원심분리(30~60초)로 RNA를 필터로부터 회수한다.

⑪ 추가적으로 ~75℃로 온도를 높인 elution solution의 반(65 μL)을 넣어서 두 번째 elution해서 RNA를 같은 collection 튜브에 모은다.

(3) 옵션(시간이 될 때)

DNase I 처리: 오염된 gDNA를 elute된 RNA로부터 제거

① 1/20에 해당하는 DNase(20X) buffer와 1 μL의 DNase(8 unit/μL)를 elute된 RNA와 잘 섞는다.

② 37℃에서 30분간 인큐베이션한다.

③ 1/5에 해당하는 DNase Inactivation Reagent를 집어넣고 잘 섞는다. 상온에서 약 2분간 처리한다.

- ◆ NOTE: DNase Inactivation Reagent은 걸쭉한 slurry 상태로 제공이 된다. 사용하기 전에 강하게 vortexing해서 잘 섞어주어야 한다.

④ 약 1분간 원심분리로 DNase Inactivation Reagent를 침전시킨다. 위쪽의 RNA 용액을 새로운 튜브로 옮긴다.

(4) 안전성 테스트

안정성 테스트를 위해 약 4개의 튜브에서 각각 25 μL의 RNA를 넣은 후 차후에 아가로스 젤 전기영동으로 분석 한다. 튜브에 이름과 날짜, DNA source, 추출법, 보관 온도 등을 기재한다. 튜브 중 하나는 4℃에, 하나는 25°C에, 나머지는 −20℃에 보관한다.

참고문헌

- Molecular Cloning Manual. Green, M and Sambrook, J. Chapter 1. Isolation and quantification of DNA, 2012. Cold Spring Harbor, NY, Cold Spring Harbor Laboratory Press.
- Molecular Cloning Manual. Green, M and Sambrook, J. Chapter 6: Extraction, purification, and analysis of RNA from eukaryotic cells, 2012. Cold Spring Harbor, NY, Cold Spring Harbor Laboratory Press.
- 최신진단분자생물학실습. 한국임상병리학과 분자생물학 교수회 편. 제6장 검체처리. 2005. 청구문화사.
- Molecular diagnostics. Lela Buckingham. chapter 4, Nucleic acid extraction methods, 2012. Philadelphia, PA, F.A. Davis Company.
- Promega's Wizard Genomic DNA Purification Kit(Cat# A1120), salt precipitation step to purify gDNA from fresh tissue. www.promega.com/tbs.
- Quiagen spin Miniprep(Cat# 27104) of plasmid DNA from E.coli. www.qiagen.com.
- Ambion's RNAqueous kit(Cat# AM1912), a phenol-free kit which uses a silica spin column to purify RNA from fresh tissue. www.ambion.com.

실습 결과 보고서

학과		반		실험 조	
성명		학번		실습일자	

1. Title(실습 주제):

2. Objectives(실습 목적):

3. Instruments and equipments(기구 및 장비):

4. Materials and reagents(재료 및 시약):

5. Methods(실습 방법):

6. Observation and results(관찰 및 결과): 별지 사용

7. Discussion(토론): 별지 사용

8. References(참고문헌): 별지 사용

이해도 확인 문제

1. 핵산을 spin column법을 분리정제할 때 washing buffer에 ethanol을 집어넣는 이유는? 미생물이나 식물의 세포에서 핵산분리를 시도할 때 어떤 종류의 불순물들이 스핀 컬럼의 카트리지를 막히게 하는가? 스핀 컬럼에서 DNA를 elute할 때 elutioin solution의 온도를 높이는 이유는 무엇인가?

2. DNA를 추출하기 위해서는 세포를 lysis시켜야 한다. 이 lysis buffer에는 여러 가지 성분이 들어가는데 게놈 DNA를 추출할 때 lysis buffer에 들어가는 성분을 3~4가지 예를 들고 그 기능을 설명하라. 또한 alkaline lysis 방법은 plasmid DNA를 추출힐 때 사용하는 데 어떤 시약이 들어가고 그 원리는 무잇인가?

3. RNA는 쉽게 분해가 되는 성질이 있어서 실험 시 분해가 되지 않도록 매우 주의해야 한다. RNase 활성을 막기 위해 lysis buffer에 어떤 시약이나 처리들이 사용되는가? 또한, 실험 중에 RNase-free 환경을 만들기 위해 어떤 주의를 기울여야 하는가?

제 06 장

핵산의 증폭

1. PCR 원리

PCR(Polymerase Chain Reaction)은 내열성을 가진 DNA polymerase를 사용하여 DNA의 특정영역을 시험관 내에서 반복적으로 복제하여 대량으로 생산하는 기술이다. 이 기술은 1985년 Kary B. Mullis에 의해 발명되었고, 그는 1993년 화학분야에서 노벨상을 수상하였다. PCR은 생명공학 분야에서 DNA를 클로닝하기 위해 DNA를 준비할 때 많이 사용되었으나, 활용성이 확장되어 분자생물학, 의학, 농학, 수의학, 식품과학, 환경과학 뿐만 아니라 고고학이나 인류학에 이르는 여러 분야에 사용된다.

PCR은 DNA 중합효소(polymerase)의 연쇄반응(chain reaction)으로 반복적으로 DNA 복제반응이 일어나는 것이다. PCR은 3단계로 구성되는데, 먼저 DNA 복제를 위해 DNA 이중가닥을 열을 가하여 단일 가닥으로 분리한다(denaturation 단계). 온도를 낮추어 분리된 단일 가닥에 primer(시발체)를 결합시키고(annealing 단계), 결합된 시발체에서부터 중합효소가 새로운 단일가닥을 주형에 상보적으로 합성하게 된다(extention 단계). 이 세 단계가 한 번 이루어지면 하나의 주형 DNA가 복제하여 하나가 더 생산되어 두 개가 되며, 연속하여 세 단계가 한 번 더 이루어지면 두 개의 주형 DNA으로부터 복제가 이루어져 네 개의 DNA 가닥이 생산된다. 다시 연속하여 세 단계가 세 번째 이루어지면 네 개의 주형 DNA으로부터 복제가 이루어져 여덟 개의 DNA 가닥이 생산된다. 따라서, 세 단계로 이루어진 PCR 과정을 일반적으로 cycle이라고 하며, cycle의 횟수가 증가할수록 생산되는 DNA가닥의 수는 2^n cycle로 증가하게 된다. 만약에 20 cycle이 이루어졌다면 1개의 주형 DNA에서 2^{20} =1,048,578개의 DNA 가닥이 만들어지게 된다. 다음은 일반적인 PCR 반응을 위한 설정 조건이다.

1) 반응조성

PCR을 실행하기 위해 필요한 성분으로는 다음과 같은 것들이 있다.

- 주형 DNA
- primer set: forward & reverse primer
- dNTP
- buffer
- *Taq* DNA polymerase

주형 DNA는 일반적으로 DNA 추출 kit를 사용하여 추출한 DNA는 바로 사용 가능한 순도를 가지고 있다. 약 25~100 ng이면 충분하다.

Primer set는 forward primer와 reverse primer로 구성되어 있으며, 50 bp 크기보다 적으며 10 bp보다는 크게 제작한다. Primer끼리 상보성이 있으면 안되고, 각 primer 내에 2차 구조를 형성하지 않도록 하는 것이 좋다. 사용 농도는 보통 1.0 μM이다. Forward primer와 reverse primer의 melting temperature(Tm)는 서로 비슷하게 하는 것이 좋다. Tm값이 서로 비슷한 것이 annealing 되는 동안 주형에 같이 결합하기 때문이다. Tm 값은 다음 공식에 따라 산출한다.

Tm = 4 × (primer에 존재하는 G+C 개수) + 2 × (primer에 존재하는 A+T 개수)

A, T 결합온도 = 2℃, G, C 결합온도 = 4℃

2) DNA polymerase

DNA polymerase는 DNA를 중합하는 효소로서 대부분의 DNA polymerase는 PCR 조건인 95℃에서 불활성화된다. 이것을 극복하기 위해 고온에서도 활성이 유지되는 DNA polymerase가 필요하다. 이런 기능을 가진 DNA polymerase가 미국 Yellowstone 온천에서 분리한 고온균의 효소를 사용할 수 있게 되어 실질적으로 PCR이 가능하게 되었다. 이 고온성 DNA polymerase의 이름은 고온균 *T. aquaticus*의 이름에서 유래하여 일반적으로 '*Taq*'이라고 부른다.

3) PCR의 세 가지 반응 단계

(1) DNA 변성(denaturation) 단계

PCR의 첫 번째 단계로서 두가닥 DNA를 92~95℃에서 15~30초간 처리하여 한 가닥 DNA로 분리하는 단계이다. 한 가닥으로 분리된 DNA가 다음 단계에서 주형으로 사용될 수 있도록 준비하는 단계이다. 이때 처리 온도를 너무 높이거나 반응시간을 지나치게 늘리면 내열성 DNA polymerase라 해도 활성을 잃게 되므로 주의가 필요하다.

(2) 시발체(primer)의 annealing 단계

첫 단계에서 분리된 DNA와 forward, reverse primer를 온도를 낮추면서 각 primer가 상보적인 한 가닥 주형 DNA에 결합(annealing)되는 단계이다. Primer의 길이는 목적에 따라 차이가 있으나 15~30개의 염기로 제작을 한다. 이때 forward와 reverse primer의 Tm값이 비슷하게 제작을 하는 것이 중요하다. Annealing에 가장 적합한 온도와 시간은 primer의 염기배열과 그 길이에 따라 결정되지만 일반적으로 55℃에서 30초~1분간 annealing한다. Annealing 온도를 높이면 primer-주형 DNA의 mismatch가 감소되어 반응 특이성이 높아진다.

(3) 신장반응(extension) 단계

PCR의 세 번째 단계로서 내열성 DNA polymerase가 작용하여 새로운 DNA 가닥을 합성하는 단계이다. 전 단계인 annealing 단계에서 주형에 결합된 primer를 인식한 DNA polymerase가 primer에서부터 주형에 상보적인 새로운 DNA를 신장시킨다. 신장반응에 필요한 시간은 주형 DNA의 농도, 증폭단편의 크기, 반응온도에 따라 좌우되지만 일반적으로는 *Thermus aquaticus*(*Taq*) polymerase를 사용할 경우 72℃에서 1분간 약 1 kb를 합성한다. 따라서 PCR 산물(amplicon)의 길이에 따라 신장반응 시간을 설정한다.

(4) Cycle 수

PCR의 경우 n회의 cycle로 생산되는 표적 DNA 수는 2^n배가 된다. 그러나 n수를 많이 늘린다고 하여도 실제로는 어느 cycle 수가 넘어가면 더 이상 생산이 되지 않는다. 그 이유로는 ① DNA polymerase의 실활, ② PCR 산물의 증가로 인한 중합효소분자 : 주형 비의 부족, ③ Pyrophospate 축적으로 인한 효소 반응 저해 등과 같이 초기 반응 조건이 n수의 증가에 따라 바뀌어지기 때문이다. 따라서, 일반적으로 25~35 cycles 전후로 반응이 이루어지게 한다. 반응개시의 경우 주형 DNA량이 미량일 경우에는 cycle 수를 늘리고, 충분한 양일 경우에는 cycle 수를 낮춘다.

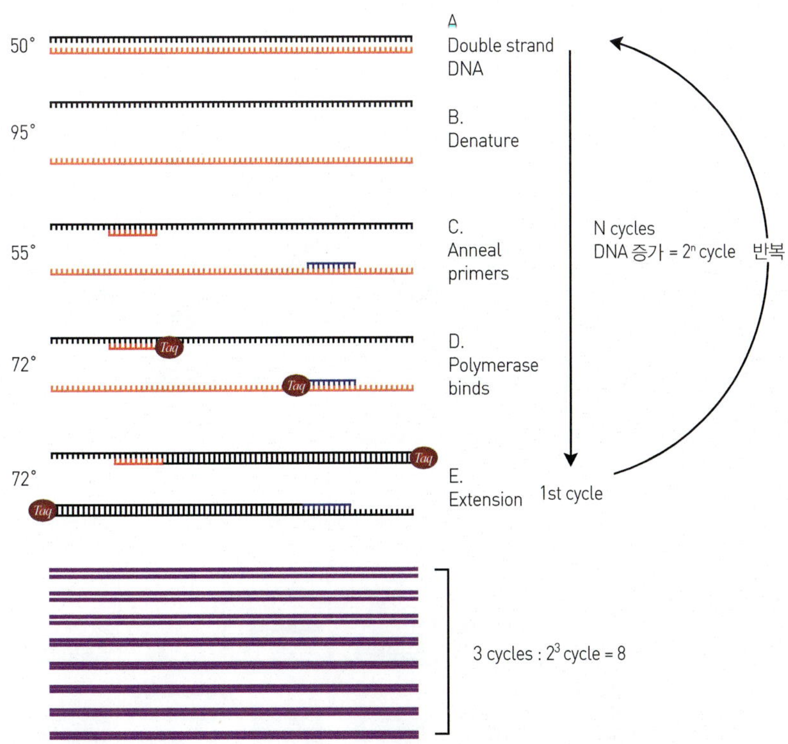

그림 6-1 PCR 반응에 따른 DNA증폭

2. Multiplex PCR

분석하고자 하는 표적 유전자 또는 DNA 부분이 두 종류 이상일 경우 표적 DNA를 다수의 primer set를 이용해 동시에 1개의 반응 tube 내에서 PCR을 하여 각 표적 DNA를 동시에 분석하는 것을 multiplex PCR(다중 PCR)이라고 한다. 또한, 한 표적 DNA 내에 여러 종류의 변이가 존재할 때 이를 분석하는 데도 사용될 수 있다. Multiplex PCR은 특히 검사 시료의 양이 매우 적을 때 효율적으로 검사를 할 수 있는 장점이 있다. 이 방법은 감염원에 대한 종 감별, 예를 들면 nasal swab에서 호흡기 질환 유발 세균 동정을 하거나 자궁경부 검체로부터 HPV type 분석 등, 같은 종에서의 항생제 내성 분석, 질병 유발 유전자의 특이적인 변이의 검출 등에 주로 이용되고 있다.

분석 방법으로는 일반 PCR을 한 후 DNA 전기영동을 하여 PCR 산물의 크기 차이로서 분별하는 방법이 있으며, real time-PCR을 통해 분별할 수도 있으나 기본적인 원리는 동일하다. 주의해야 할 점은 사용되는 primer가 1세트 이상 다수의 primer를 사용해야 함으로 다음과 같은 primer 특성을 고려하여 각 primer를 제작하여야 한다.

① 각 primer는 표적 DNA 서열에 특이적이어야 한다.

② Primer 상호간에 dimer 또는 self complementary가 있어서는 안된다.

③ 모든 primer 간의 Tm값이 동일하여야 한다.

따라서, 이러한 조건을 충족시키는 primer set를 제작하여야 함으로 primer를 디자인 하는 것이 매우 까다로우며, PCR 조건을 설정하는 것 역시 어려운 과정을 거친 후에 결정이 된다. 그러나, 이러한 조건을 이루어 내었을 경우 한 번의 PCR 시행으로 다수의 DNA를 동시에 분석할 수 있는 큰 장점이 있다.

Lane	L2		L3		L4		L5		L6		L7		L8		L9	
Sample ID	1		2		3		4		5		6		7		N	
Internal Control	+	97	+	98	+	96	+	97	+	90	+	94	+	68	+	99
M. pneumoniae	+	48	-		-		-		-		-		-		-	
L. pneumophila	-		-		-		-		-		-		+	100	-	
S. pneumoniae	+	26	-		+	18	-		+	11	-		-		-	
H. influenzae	-		-		+	96	-		+	87	-		-		-	
B. pertussis	-		-		-		+	95	-		-		+	94	-	
C. pneumoniae	-		+	90	-		-		-		+	76	-		-	
Unidentified	-		-		-		-		-		-		-		-	

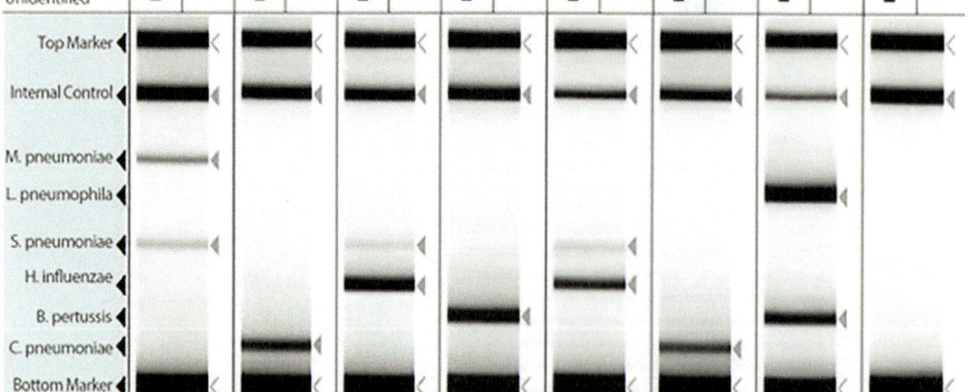

그림 6-2 씨젠회사의 Seeplex® PneumoBacter ACE Detection(V3.0)

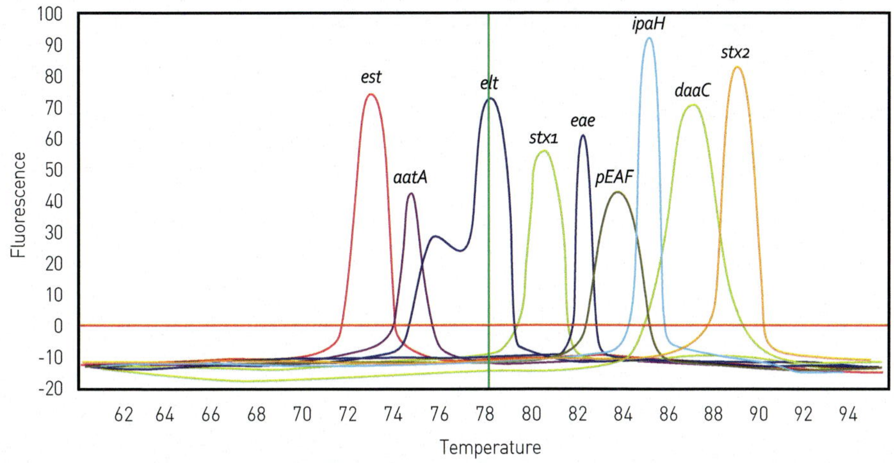

그림 6-3 **Multiplex Real-time PCR을 이용한 Diarrheagenic *E.coli* 감별. 9종의 diarrheagenic *E.coli*를 동시에 동정하기 위해 각 균종에 특이적인 probe를 사용하여 real-time PCR을 실시한 후 melting curve analysis 결과를 나타낸 것. 각 균종별 melting point를 확인함**

3. Allele specific PCR(AS-PCR)

Allele specific polymerase chain reaction(AS-PCR)은 다른 용어로는 'amplification refractory mutation system(ARMS)' 또는 'PCR amplification of specific alleles(PASA)'라고도 하며 PCR 기술을 기본으로 하여 대립유

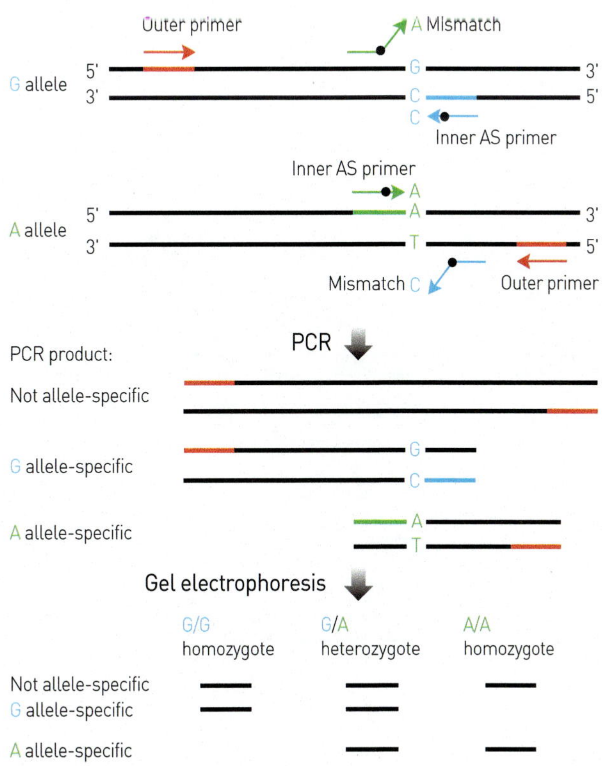

그림 6-4 **Allele specific primer가 작용하는 원리**

전자(allele) 간에 상동성(homozygous)과 이형성(heterozygous)을 보는 것이다. PCR이 진행될 때 primer 전체의 sequence 자체가 template에 상보적이여야 하지만 특히 3′ 말단부분의 상보여부는 extension이 되느냐 아니냐에 큰 영향을 미친다. 왜냐하면 primer의 3′ 말단에서부터 DNA polymerase가 DNA를 합성하기 시작되기 때문이다. 예를 들어, 특정 유전자 내에서 염기 A가 G로 변이가 되어 이형성 대립 유전자로 존재할 경우 3′ 말단이 A로 끝나는 primer와 G로 끝나는 primer를 제작하여 증폭하게 되면 각각의 primer와 상보적인 DNA만 증폭되므로 allele의 유전자형을 알 수 있다. 즉, 각각의 대립유전자(allele)에만 선택적으로 증폭이 일어나도록 primer를 제작하고 PCR을 하여 allele의 유전자형을 감별하는 것을 Allele specific PCR이라 한다. 이 방법은 single nucleotide polymorphism(SNP)를 감별하는데 유용하게 사용된다.

4. PCR-SSCP(PCR-single-stranded conformation polymorphism) analysis

PCR-SSCP 방법은 손쉽게 유전자의 변이를 검출하는 방법으로 가장 많이 이용되고 있는 방법 중 하나이다. 대략적인 방법은 변이를 찾고자 하는 유전자를 PCR로 증폭하여 이 PCR 산물을 알칼리나 열로 denature시킴으로써 double stranded DNA를 single stranded DNA로 만든 후 급속히 냉각시켜 이 산물을 전기영동하는 방법이다. 알칼리나 열로 denature된 PCR 산물은 얼음 속에서 급속히 냉각시키면 single-stranded DNA분자 내에서 염기쌍이 형성되면서 각각의 염기서열 차이에 따라 고유한 conformation으로 바뀌게 된다. 따라서 돌연변이에 의해 하나의

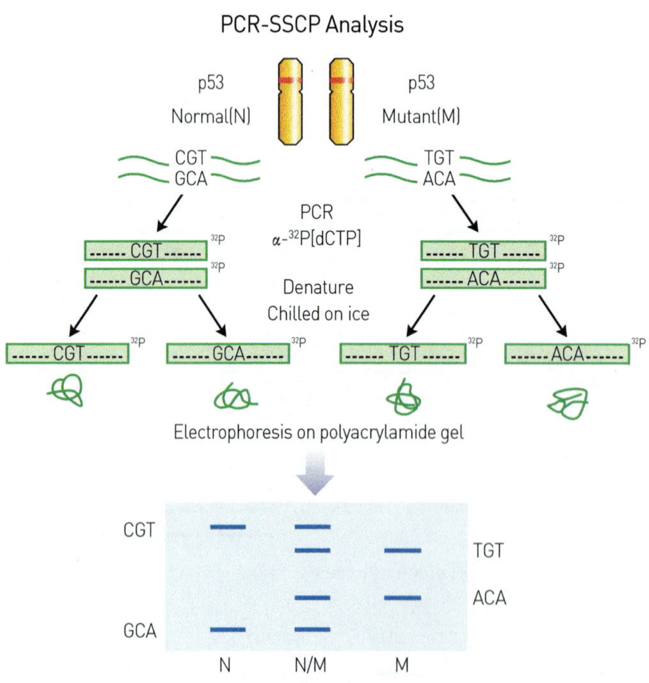

그림 6-5 PCR-SSCP 분석 원리

염기가 변해도 전체적인 구조가 변하므로 이 산물을 non-denaturing polyacrylamide gel 상에서 전기영동시키면 정상의 DNA와는 다른 이동 속도를 보이게 되므로 정상의 DNA와 다른 위치의 band를 나타내게 된다. 이 SSCP 분석법은 실험절차가 간단하고 한 번에 많은 양의 표본을 한꺼번에 처리할 수 있는 장점이 있으며, PCR 산물의 크기가 200 bp나 그 이하일 경우에는 70~95% 이상의 변이를 검출할 수 있다. 따라서 PCR primer를 합성할 때 PCR 산물의 크기가 200 bp 전후가 되게 하는 것이 중요하다. 반면에, 이보다 크기가 클 경우에는 SSCP방법으로 감지할 수 있는 변이에 대한 민감도가 크게 떨어진다. 이럴 경우 적당한 부위를 제한효소(restriction enzyme)로 절단하여 PCR 산물의 크기를 200 bp 전후로 만들어 전기영동하면 민감도는 크게 올라가며 젤에 glycerol을 첨가하면 민감도가 증가한다. 전기영동과정 중 높은 전압에 의한 열이 발생하면 열에 의해 single stranded DNA분자의 conformation이 불안정해져 SSCP를 관찰하지 못할 수 있기 때문에 cold room이나 실내온도에서 낮은 전압으로 천천히 전기영동하는 것이 중요하며 실험조건에 따라 결과가 다를 수 있으므로 두 번 정도 실험을 반복하는 것이 좋다.

5. Nested PCR

Nested PCR은 두 세트의 primer를 사용하며, 연속적으로 두 번의 PCR과정을 수행하는 기법으로 첫 번째 PCR을 수행하여 얻어진 fragment를 이용하여 두 번째 PCR을 수행하여 원하는 target을 특이적으로 증폭한다. 즉, 오염을 줄여 필요로 하는 target을 특이적으로 증폭하는 PCR기법이다. 따라서 이 기법은 증폭 대상이 되는 DNA의 양이 적거나, 증폭되는 fragment가 실험자가 사용하고자 하는 부분이 확실한지 확인할 때 사용된다.

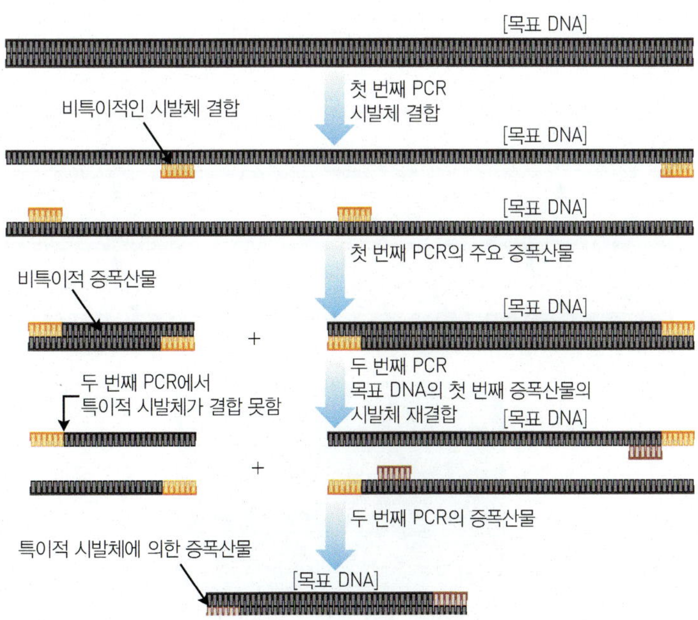

그림 6-6 Nested-PCR

■ 방법

① Target DNA를 녹색의 primer(첫 번째 세트)를 사용하여 PCR 과정을 수행한다.

② 첫 번째 반응에서 생산된 fragment를 이용하여 적색의 primer(두 번째 세트)와 PCR 과정을 수행한다.

③ 원하지 않는 fragment들은 두 번째 세트 primer와 일치하는 서열을 가지고 있지 않으므로 원하는 target sequence가 더욱 증폭되어 나타난다(하지만 원하지 않는 fragment에서 primer dimers, hairpins 등의 약간의 오염이 나타날 수 있다).

6. PCR-RFLP

제한효소(restriction enzyme)는 특정 염기서열을 인식하여 DNA를 절단하는 효소이다. 이 효소는 원핵생물의 방어인자로서 아주 중요한 역할을 하며, 특정 위치를 절단하는 특성을 이용하여 생명공학이라는 새로운 영역이 가능하였다. 지금까지 1,000여종이 넘는 제한효소들이 알려져 있다.

따라서, 염기서열에 따라 특정 제한효소로 절단하였을 경우 절단되어 형성되는 DNA 조각의 수, 길이가 다르게 나타난다. 다음은 한 제한효소(*Eco*RI)의 절단염기서열과 절단되는 형태를 나타낸다.

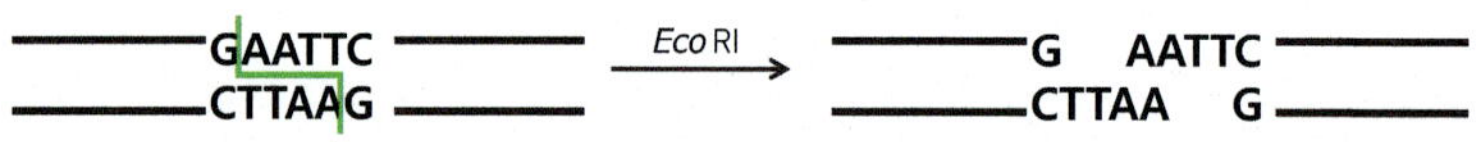

그림 6–7 제한효소 *Eco*RI의 염기절단

두 개의 제한효소를 사용하여 동일한 크기의 서로 3개의 다른 DNA 조각을 절단하면 절단된 DNA 조각이 전기영동에서 분리되어 각각 특이한 band 패턴을 나타낸다. 이것을 RFLP(restriction fragment length polymorphism, 제한효소 절편길이 다형성)라고 하며, 가상의 한 예가 다음 그림이다.

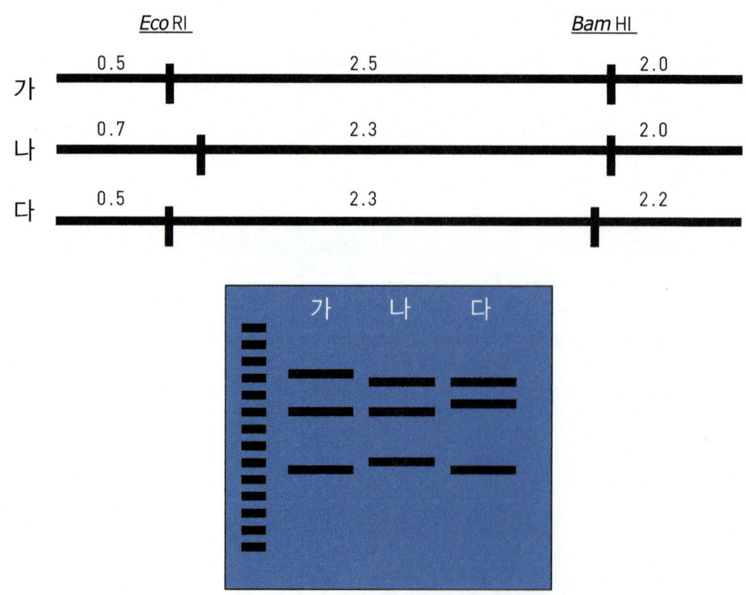

그림 6–8 세 개의 DNA 사슬 두 개의 제한효소가 절단하는위치와 전기영동하였을 때 나타나는 band 패턴

위와 같이 제한효소로 절단한 후 전기영동의 패턴을 분석하여 검체 간의 연관성을 판독할 수 있다. 일반적으로 검체에서 분리하는 핵산은 genomic DNA로서 크기가 너무 커서 그대로 사용할 경우 패턴이 너무 복잡하고 해상도가 낮기 때문에 목표 유전자 또는 특정 영역을 PCR로 우선 증폭을 한 후 증폭된 PCR 산물을 몇 종의 제한효소로 절단한 후 전기영동 상의 패턴을 분석한다. 이를 PCR-RFLP라고 한다. 만약에 '가' 검체의 DNA에 *Eco*RI의 한 염기가 돌연변이가 일어나 *Eco*RI이 절단할 수가 없게 되면 3.0과 2.0 두 개의 절단된 조각만이 형성되어 전기영동 패턴을 통하여 *Eco*RI 자리에 돌연변이가 존재한다는 것을 유추할 수 있다. 이 방법은 DNA 염기서열 분석 비용이 높은 과거에 저비용으로, 세균의 동정, 개인식별, 돌연변이 검출 등 여러 목적으로 사용되었으며, 현재에도 연골무형성증과 같은 유전질병의 진단에 사용되고 있다.

7. 실시간 중합효소연쇄반응(real time-PCR)

Real-time PCR은 증폭되는 PCR 산물을 실시간으로 검출하는 방법이다. PCR 반응마다 방출되는 형광신호를 검출한다. 일반 PCR은 모든 반응이 종료된 후에 전기영동을 통해 PCR 생성물을 확인하는 것과 달리 real-time PCR은 매 cycle마다 증폭되고 있는 PCR 생성물을 실시간은 검출할 수 있는 장점이 있다. 이런 장점을 이용하여 real time-PCR은 여러 분야에 사용이 가능하다. 임상적으로는 세균과 바이러스 검출뿐만 아니라 이들 병원체가 검체 내에 얼마만큼 존재하는지에 대한 정량적 측정도 가능하다. 또한, 약물의 효능 평가와 치료의 효률, 질병의 진행 정도 등을 확인할 수 있다. 그리고, 전통적인 PCR로서는 할 수 없는 single nucleotide polymorphism(SNP)와 같이 염기변화에 대해서도 간편하게 검출하여 DNA sequencing을 하지 않고서도 DNA 변이(돌연변이)를 확인할 수 있다. 이를 통하여 신속한 병원체의 동정 및 유전질환 분석, 더 나아가 개인 맞춤형 치료와 진단이 가능하다. 이 외에도 식품의 병원균 검색, 법의학에도 응용이 되고 있다.

Real time-PCR은 2가지 중요한 장치와 한 가지 중요한 시약으로 구성되어 있다.

① PCR: 중합효소연쇄반응을 수행하는 PCR 장치
② 광학장치: 매 cycle마다 증폭되는 PCR 산물의 신호를 감지할 수 있는 장치
③ 형광 탐치자(fluorescent probe): 매 cycle마다 증폭되는 PCR 산물과 특이적으로 결합하고 형광을 발산하여 증폭되고 있는 PCR 산물의 양을 나타내는 시약

즉, real time-PCR은 일반 PCR의 시약 외에 형광 탐치자를 추가적으로 첨가하여 반응시킨다. 따라서, DNA를 증폭시키는데 사용되는 시발체(primer)와 혼동하여서는 안 된다. 형광 탐치자는 DNA와 결합하는 방식에 따라 크게 비특이적 결합 형광 탐치자와 특이적 결합 형광 탐치자 두 그룹으로 나누어진다.

1) 비특이적 결합 형광 탐치자

증폭되는 PCR 산물의 DNA에 비특이적으로 결합하는 형광 탐치자로서 SYBR Green 1, EtBr 등이 있으나 주로 SYBR Green 1을 사용한다.

장점으로는 dsDNA에 결합하는 특징이 있어 특별한 target sequence가 없어도 결합하므로 특정 target sample이 아닌 폭넓은 범위의 sample에 적용할 수 있는 특징이 있다. 또한 형광이 200배 이상 증폭되기 때문에 새로 합성

되는 DNA 양에 비례하여 형광의 양이 증폭하며 가격이 저렴하다는 장점이 있다. 그러나, primer dimer나 primer의 비특이적인 결합에 의한 PCR 산물에도 결합할 수 있으므로 아주 정확한 결과를 얻기가 어렵다.

2) 특이적 결합 형광 탐지자

증폭되는 PCR 산물의 DNA에 특이적으로 결합하는 형광 탐지자로서 TaqMan probe, Molecular Beacon, Dual Oligo Fret Probes 등이 있으며, 사용 목적에 따라 선택하여 사용된다. 이들의 특징은 특정 산물의 증폭이 있는 경우에만 정확하게 형광신호가 증가하기 때문에 PCR 산물의 증폭을 정확하게 측정할 수 있다.

(1) TaqMan probe

Probe는 PCR 산물과 특이적으로 결합하는 상보적인 핵산의 5′ 말단에 형광 reporter 형광염료를 붙이고, 3′ 말단에 quencher dye를 붙여 화학적으로 구성한다. Probe 자체는 광원으로부터 빛을 받아 excite된 reporter dye로부터 발산된 형광을 quencher가 흡수하여 형광신호(형광 색깔)가 방출되지 않아 측정되지 않는다. 그러나, PCR 산물과 특이적으로 결합한 후에는 exonuclease 기능을 가지고 있는 *Taq* polymerase가 DNA가닥을 합성하면서 진행하다 미리 결합되어 있던 probe를 만나면 probe를 분해하여 reporter가 quencher로부터 분리되므로 reporter로부터의 형광이 방출된다. 방출되는 형광신호가 측정되어 나타난다.

TaqMan probe는 특이성이 높으며, multipex 분석이 가능하다. 그러나, 제작하는 데 추가적인 비용이 소요되며, 제작을 위해 전문적인 지식이 요구된다.

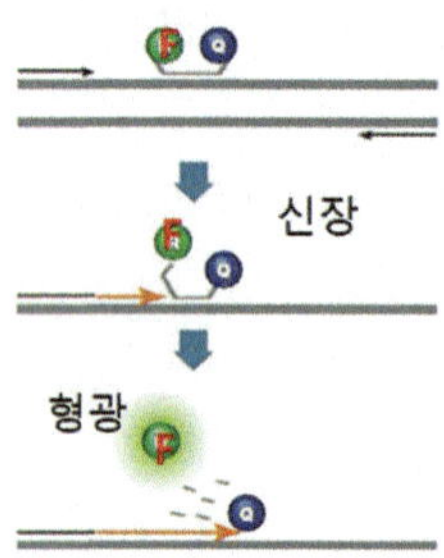

(2) Molecular Beacon

Molecular Beacon은 hairpin 구조를 가지도록 고안된 probe로써 완벽하게 일치하는 target이 있는 경우 hairpin이 풀리면서 target에 결합하게 되도록 디자인 되어 있다. Haipin의 loop부분에는 target과 상보적인 염기서열을 가지게 되며 hairpin 양 끝부분 5′에는 reporter dye, 3′에는 quencher가 결합되어 있다. 구조상 reporter는 인접한 quencher에 의해 발산된 빛을 빼앗기므로 형광 signal이 나오지 않다가 target sequence에 결합하여 hairpin 구조가 풀리게 되면 reporter가 quencher로부터 멀어지게 되므로 형광을 띠게 된다.

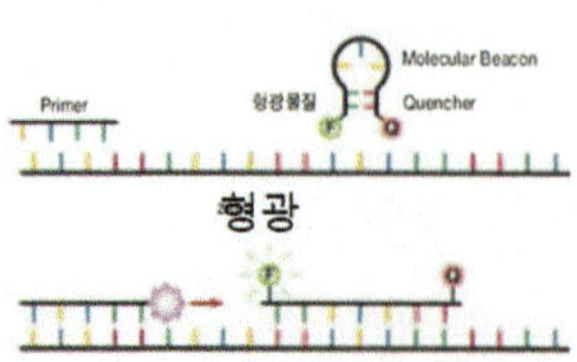

(3) Dual Oligo FRET(Fluorescence Resonance Energy Transfer) Probes

Target DNA에 상보적인 두 개의 probe로 구성되어 있다. 1번 probe는 3′에 형광염료가 부착되어 있고, 2번 probe에는 5′에 형광염료가 부착되어 있다. 이 두 개의 probe는 target DNA에 결합하였을 때 1번과 2번 probe가 아주 가깝게 차례로 결합되어 소위 tail-to-head 형태로 위치하게 된다. 이때 광원으로부터 빛을 받게 되면 1번 probe의 3′ 형광염료가 에너지를 방출하게 되고, 인접한 2번 probe의 5에 형광염료에 방출된 에너지가 전달되어 5′ 형광염료 활성화되어 형광신호를 나타내게 된다. 이때 1번과 2번 probe의 형광염료는 서로 방출되는 형광신호가 달라 구분이 가능하다. 즉, 2번 probe의 형광신호를 기록하게 되면 증폭되고 있는 PCR 산물을 실시간으로 모니터링 할 수 있다. 이 방식은 mRNA splice에 의한 변이체 연구 등 인접한 염기서열 분석에 많이 사용된다.

상기에 설명한 probe를 사용하여 실시간으로 DNA 증폭이 되는 것을 확인할 수 있으므로 일반적인 PCR에 비해 빨리 결과를 판독할 수 있는 장점도 Real-time PCR은 가지고 있다.

이와 함께, 검체에 존재하는 DNA의 양을 정량할 수가 있다.

Real-time PCR이 진행되는 동안 형광신호에 따라 다음과 같은 그래프가 만들어진다. X축을 PCR이 진행된 cycle 수로 표시하고, Y축을 측정된 형광의 세기로 하였을 때 일정한 수의 cycle이 진행되고 나면 형광이 측정되어 나타나기 시작하여 2^n만큼 증가되고 있는 DNA 양에 형광값도 지수함수적으로 증가한다. 따라서 시험관 내에 존재하는 DNA의 양이 많으면 적은 수의 cycle이 진행되어도 형광신호가 측정이 되며, 존재하는 DNA의 양이 적으면 많은 수의 cycle이 진행되어야 형광신호가 측정이 된다. 이때 측정되는 형광신호값이 background와 비교하여 현저히 구분되는 값을 역치(threshold)라고 하며, threshold와 마주치게 되는 형광신호를 생산한 cycle 수를 cycle threshold(C_T)라고 한다. Threshold 만큼의 신호가 나오기 전의 초기 cycle을 baseline이라고 한다. 이렇게 하여 얻어진 그래프를 apmlification plot이라고 한다.

위의 그림에서 나타난 각각의 그래프에 대한 시료의 DNA 농도를 아래 그림으로 표시할 수 있다.

이 그래프를 어떤 검체(unknown) 내에 존재하는 DNA 정량을 위한 검량곡선(표준곡선)으로 사용하여 다음 그림과 같이 정량을 할 수가 있다. 이러한 정량방법을 절대정량법이라고 한다.

이에 비해 상대적 정량법은 두 검체(시료) 간에 동시에 존재하는 목적 RNA에 대해 상대적으로 어느 검체에 목적 RNA가 더 많이 존재하는가를 측정하는 방법이다. 이를 위해서는 각 검체에 존재하는 GAPDH, β-Actin, 18s ribosomal subunit 등을 내부 control로 설정하고 측정한 후 목적 RNA에 대한 값을 비교 계산하게 된다(normalization).

Real time-PCR은 현재 임상에서 대표적인 분자진단방법으로 다양한 진단 목적으로 널리 사용되고 매우 중요한 진단기법이다.

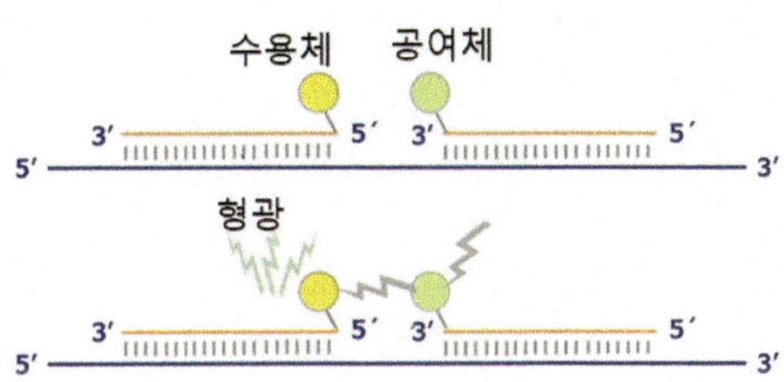

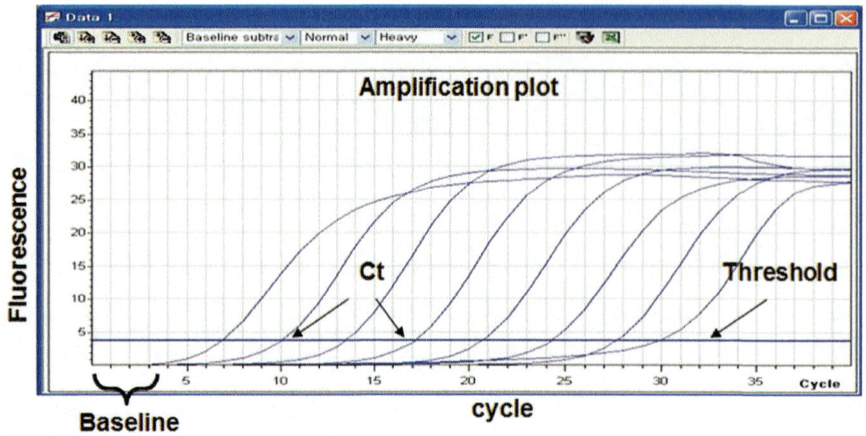

그림 6-9 Amplification Plot 사진

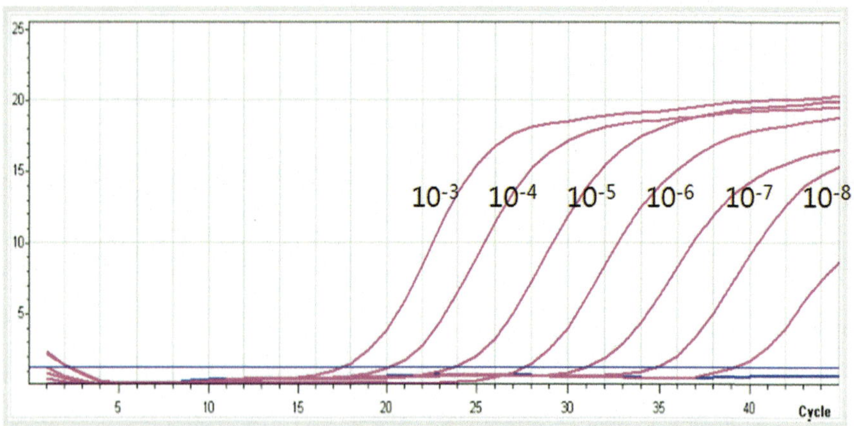

그림 6-10 DNA 농도에 따른 그래프 패턴

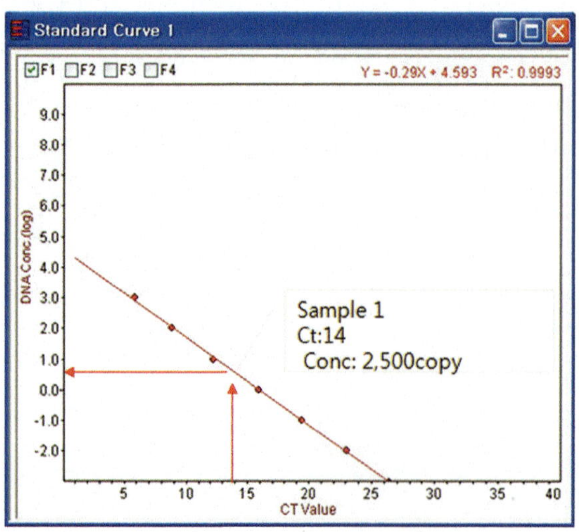

그림 6-11 표준곡선을 사용한 정량 예시

3) Real time PCR 추가 자료 – Cyber Green dye를 이용한 간단한 real time PCR

① kit name: Promega GoTaq-qPCR master mix

[색소: CXR(cyber Green과 파장 동일)]

* 원리: intercalator 형광색소 사용법

② 주형: human genomic DNA

③ primers: STR 중 TPOX(TPOX-F, TPOX-R)

④ 반응용액 mixture(단위: μL)

구성물	무주형(NTC)	고농도주형(test)	저농도주형(test)
$MgCl_2$	2	2	2
2X master mix	25	25	25
primers up(TPOX-F)	1	1	1
primer down(TPOX-R)	1	1	1
H_2O(nuclease-free)	21	16	20
genomic DNA	0	5	1
총액량	50	50	50

⑤ PCR heat cycle

사이클수	시간	온도	목적
1 cycle	95℃	2분	hot start
40 cycles	95℃	15초	증폭
	60℃	60초	
1 cycle	65℃에서 95℃로 0.5℃씩 증가		melting curve

⑥ cell 위치

NTC	5 μL	10 μL

⑦ 결과 fluorescence graph

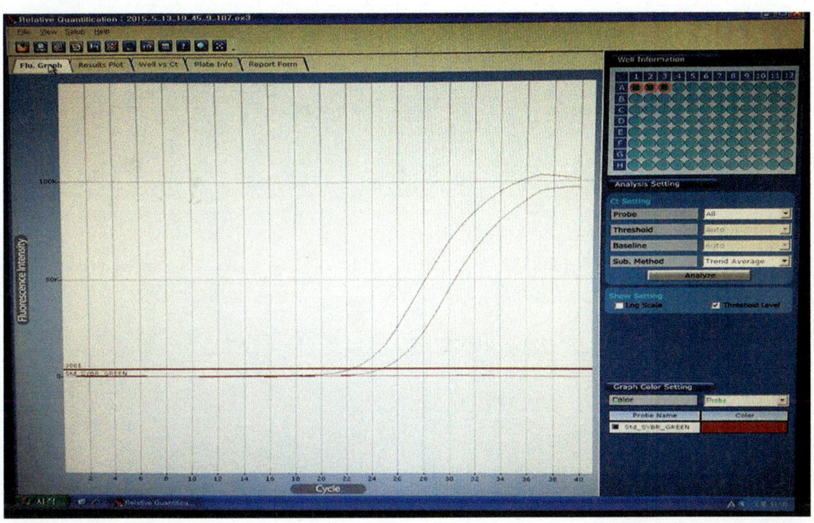

⑧ 결과 : melting curve

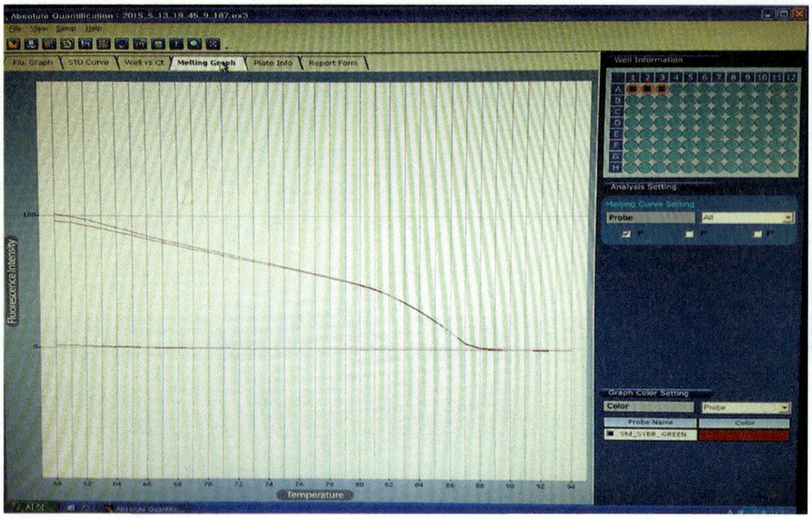

참고문헌

- PCR Primer: A Laboratory Manual, 1995, C.W. Dieffenbach and G.S. Dveksler, CSHL Press, New York, USA
- BMC Medical Genetics 2013, 14, 27.
- Laboratory Investigation, 2000, 80, 493.
- Molecular Diagnostics: Fundmentals, Methods and Clinical Applications, 2ed, 2012, L. Buckingham, F.A. Davis Company, PA, USA.
- 진단검사의학, 제4판. 2011. 대한진단검사의학회 편, 이퍼블릭출판사.

실습 결과 보고서

학과		반		실험 조	
성명		학번		실습일자	

1. Title(실습 주제):

2. Objectives(실습 목적):

3. Instruments and equipments(기구 및 장비):

4. Materials and reagents(재료 및 시약):

5. Methods(실습 방법):

6. Observation and results(관찰 및 결과): 별지 사용

7. Discussion(토론): 별지 사용

8. References(참고문헌): 별지 사용

이해도 확인 문제

1. Multiplex PCR의 장점은 무엇인가?

2. PCR-SSCP와 PCR-RFLP의 공통적인 용도는 무엇인가? 또 이 목적을 달성하기 위한 더욱 정확하고 간편한 방법은 무엇인가?

3. Real time PCR로 정량적 분석을 하는 과정을 설명하라.

제 07 장

고분자의 분석 - 전기영동(Electrophoresis)

단백질이나 핵산 등 전하를 갖는 고분자 물질을 전기장을 띤 매질에서 그 물질의 전하, 크기 및 모양 등에 따라 이동 · 분리시키는 것을 전기영동이라 하고, 이동정도의 차이에 따라 그 물질을 분리하거나 순도 및 성질을 분석하는 방법을 전기영동법이라 한다.

핵산, 아미노산, 단백질 또는 당을 전기영동하기 위해 사용되는 지지체로는 agarose gel, polyacrylamide gel, SDS-polyacrylamide gel, 전분 블록, 전분 gel, ampholine(등전점 전기영동용), cellulose acetate 막 및 여지(고압용 또는 저압용) 등이 있다. 전기장 안에서 하전된 입자가 양극 또는 음극 쪽으로 이동할 때 나타나는 이동속도의 차이는 입자의 전하량, 크기, 모양, pH, 점성도 등에 의해 결정되므로 지지체를 선택할 때에는 지지체의 성질이 시료에 어떤 영향을 미칠 것인지를 고려하여야 한다.

본 장에서는 분자생물학 분야에서 일반적으로 사용하는 DNA, RNA 및 단백질 전기영동 방법들을 중심으로 설명하고, 분자생물학의 기본 요소인 제한효소 처리법에 대해서도 설명하고자 한다.

1. DNA 전기영동

5장 또는 6장의 실험방법을 통해 추출한 DNA 또는 PCR 산물을 전기영동할 때는 일반적으로 agarose gel을 사용한다. Agarose gel은 농도에 따라 DNA 단편을 200 bp에서 50 kb까지 분리할 수 있고(표 7-1), 사용이 간편하다. DNA는 인산기 때문에 음전하(−)를 띄게 되므로 양극(+)쪽으로 이동하게 된다. 이때 DNA가 통과하는 agarose gel은 다공성 물질로 분자체 역할을 하기 때문에, 작은 DNA 절편이 더 빨리 이동한다. 따라서 일정시간 동

표 7-1 Agarose gel의 농도에 따라 분리할 수 있는 DNA의 크기

Agarose 농도(%)	분리할 DNA의 크기(kb)
0.3	5~50
0.5	1~30
0.7	0.7~10
1	0.5~7
1.2	0.4~6
1.5	0.2~3
2.0	0.1~2

※ TBE buffer는 1 kb 이하의 DNA 전기영동에 더 좋은 해상도를 보인다.

안 전류를 흘려보내면 DNA 절편들을 크기에 따라 분리할 수 있고, gel 상에 나타난 띠의 상대적인 위치를 비교함으로써 그 크기를 측정할 수 있다.

1) 준비물

DNA, size marker, loading dye, agarose gel, EtBr, 전기영동장치, 전기영동 완충액(1X TAE buffer), UV 조사 및 촬영장치

2) 방법

(1) 1% agarose gel 만들기

agarose ······························ 1 g
1X TAE ······························ 총 100 mL이 되도록 채운다.

① 뭉친 분말이 없도록 잘 섞어준 후 랩으로 덮고, 전자레인지를 사용해 agarose 입자를 완전히 녹인다(1~2분 정도).

② 상온에서 50~60°C까지 식힌 다음 1~5 μL의 EtBr을 첨가한다.

※ EtBr(Ethidium Bromide)은 DNA의 검출에 사용하는 염료이다.
2중 가닥 DNA 사이에 정량적으로 들어가 자외선에 의해 주황색 형광을 보인다.

③ Gel tray에 녹인 agarose 용액을 붓고 comb을 꽂은 후 실온에서 20~30분간 굳힌다.

가. 10X TAE buffer 제조(사용할 때는 1X로 희석해서 사용)

- Tris ······························ 48.4 g
- Glacial acetic acid ········· 11.4 mL
- 0.5M EDTA(pH 8.0) ······ 20 mL
- D.W. ························· 총 1L가 되도록 채운다.

나. 10X TBE buffer 제조(사용할 때는 1X로 희석해서 사용)

- Tris ······························ 108 g
- Boric acid ····················· 55 g
- 0.5M EDTA(pH 8.0) ······ 40 mL
- D.W. ···························· 총 1L가 되도록 채운다.

(2) Agarose gel에 DNA 전기영동

Gel이 굳으면 comb을 빼내고, 1X TAE buffer가 채워진 전기영동장치에 넣는다.

① DNA 시료와 loading dye를 섞어 gel의 홈에 넣는다.
② (−)극에서 (+)극 방향으로 적절한 전압을 걸어준다(50~100V).
③ Bromophenol blue가 gel의 2/3정도에 오면 멈춘다(100V 시에 약 20분 정도).

가. Gel loading buffer

Loading buffer는 DNA 시료를 gel에 loading할 때 사용한다. Loading buffer에는 sucrose 같은 분자량이 큰 물질이 포함되어 있어 DNA가 뜨지 않고 gel well 속에 잘 가라앉도록 하며, xylene cyanol과 bromophenol blue가 들어 있어 buffer가 파란색을 띠게 되어 전기영동의 진행 정도를 눈으로 확인할 수 있다. Loading buffer는 6X 또는 10X buffer를 주로 사용한다.

3) 결과판독

전기영동이 종료되면, UV 조사 및 촬영 장치를 사용하여 분리된 DNA를 확인한 후 사진 찍는다. Size marker에 나타난 DNA 띠와 비교하여 DNA 시료 절편의 크기 및 농도를 분석한다(그림 7-1).

※ Size Marker(판매회사의 안내서에 준해서 참고한다)

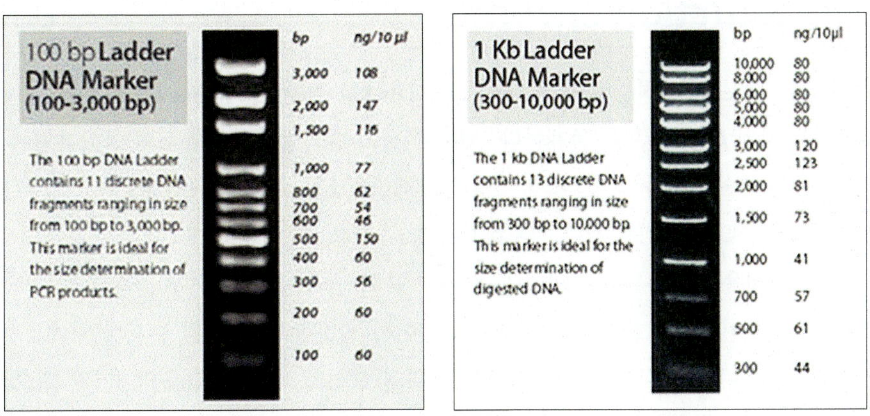

그림 7-1　100 bp ladder 및 1 kb ladder DNA size marker(출처: Phenix Research사)

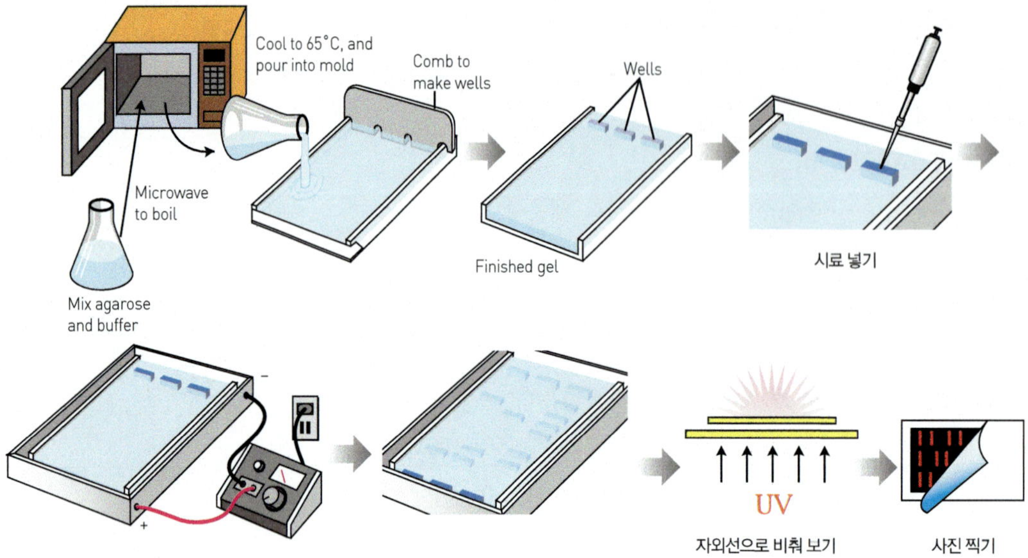

그림 7-2 **DNA 전기영동 개요**

4) 유의사항

① EtBr은 발암성 물질이기 때문에 사용할 때 반드시 장갑을 사용해야 하고, EtBr에 사용했던 팁은 따로 수거해서 폐기한다.

※ 인체에 유해한 EtBr을 대신하여 최근에는 GelRed 또는 GelGreen을 사용한다.
GelRed 및 GelGreen은 독성이 없어 안전하고, 민감도가 향상되어 핵산을 염색하는 데 좋은 형광 염색시약이다.

② Gel이 굳은 후 바로 사용하지 않을 때는 TAE buffer에 담구어 냉장보관한다.

2. 제한효소(Restriction enzyme)

세균에서 제한효소는 세포 내로 침입해 오는 virus 또는 DNA를 절단하고 제거하여 외부의 침입으로부터 자신의 유전자를 보호하는 자기방어기작으로 존재한다. 세균 자신의 염색체는 제한효소의 인식부위에 메틸화라는 변형에 의해 제한효소로부터 보호된다. 본 장에서 설명하는 제한효소는 이중나선을 형성하고 있는 DNA 분자내의 특정 염기서열을 인식하여 특정 부위를 절단하는 효소(endonuclease)를 통칭한다.

제한효소의 명명은 그것을 생산하는 균주의 이름을 따서 붙이게 되는데, 속명 첫 글자를 이탤릭체 대문자로 표기하고 종명의 두 글자를 이탤릭체 소문자로 표기하며 이어서 혈청형 및 발견된 순서를 차례로 표기한다. 현재까지 발견된 제한효소는 반응에 필수적인 인자와 절단부위의 특성 등에 따라 다음의 3가지 형으로 구분하며(표 7-2), 이 중 일반적으로 실험에 이용되고 있는 것은 II형 효소이다.

유전자 재조합 실험에는 DNA를 자르거나 붙여 새로운 재조합 DNA를 합성하기 위해 다양한 효소를 사용하게 되는데, DNA 제한효소 중에는 이중나선 DNA를 5′ 말단 및 3′ 말단에 단일사슬이 돌출된 형태로 절단(cohesive end or sticky end)하는 종류도 있고, 각 말단이 평활하게 절단(blunt end or flush end)하는 종류도 있다(표 7-3).

표 7-2 제한효소의 분류

분류	반응필수인자	절단부위	효소 예
I형	ATP, Mg^{2+}, S-adenosyl methionine	인식부위와 절단부위가 다르고 절단부위도 일정치 않음	*Eco*B, *Eco*K
II형	Mg^{2+}	인식부위 내 또는 그 주위의 특정부위를 절단	*Eco*RI, *Bam*HI
III형	ATP, Mg^{2+}	인식부위와 절단부위는 다르나 특정부위를 절단	*Eco*PI, *Hin*fIII

※ 제한효소 명명의 예

*Eco*RI: *Escherichia coli* Type RY13, 첫 번째(I) 효소

*Hin*dIII: *Haemophilus influenzae* Type Rd, 세 번째(III) 효소

표 7-3 제한효소의 종류 및 절단부위

제한효소명	인식부위	절단부위
*Eco*RI	5'-GAATTC-3' 3'-CTTAAG-5'	5'-G AATTC-3' 3'-CTTAA G-5'
*Bam*HI	5'-GGATCC-3' 3'-CCTAGG-5'	5'-G GATCC-3' 3'-CCTAG G-5'
*Hin*dIII	5'-AAGCTT-3' 3'-TTCGAA-5'	5'-A AGCTT-3' 3'-TTCGA A-5'
*Spe*I	5'-ACTAGT-3' 3'-TGATCA-5'	5'-A CTAGT-3' 3'-TGATC A-5'
*Taq*I	5'-TCGA-3' 3'-AGCT-5'	5'-T CGA-3' 3'-AGC T-5'
*Sph*I	5'-GCATGC-3' 3'-CGTACG-5'	5'-GCATG C-3' 3'-C GTACG-5'
*Smi*I	5'-ATTTAAAT-3' 3'-TAAATTTA-5'	5'-ATTT AAAT-3' 3'-TAAA TTTA-5'
*Stu*I	5'-AGGCCT-3' 3'-TCCGGA-5'	5'-AGG CCT-3' 3'-TCC GGA-5'

1) 준비물

DNA(gDNA, cDNA, plasmid DNA 또는 PCR 산물), 완충액(10X reaction buffer), 제한효소(restriction enzyme), D.W., 37°C incubator(제한효소의 종류에 따라 활성 온도는 다를 수 있다).

2) 방법

① 시험관에 다음의 물질들을 넣는다.

- DNA ·························· 적당량
- 10X reaction buffer ········ 2 μL
- Restriction enzyme ········ 1~2 U
- D.W. ·························· 총 반응액이 20 μL가 되도록 채운다.

② 위 혼합액을 37℃ incubator에서 2~3 시간 반응시킨다.

(1) 제한효소의 단위(U: Unit)

제한효소 활성 1U는 각 효소 반응액 50 μL 중 원칙적으로 37℃에서 1시간에 1 μg의 λ DNA를 완전 분해하는 양으로 한다.

① 총 반응액의 양에 따라 10X reaction buffer의 양은 조정된다.

② DNA의 양에 따라 restriction enzyme의 양은 조정된다.

3) 결과 판독

전기영동 후 사진을 찍고, 제한효소로 잘 잘려졌는지 확인한다.

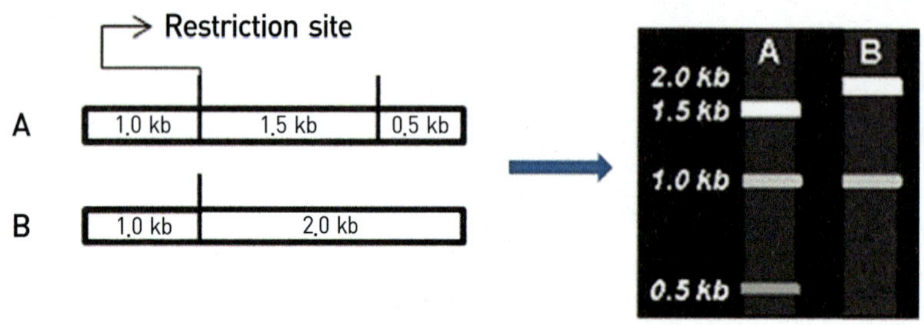

그림 7-3 제한효소 처리 후의 DNA

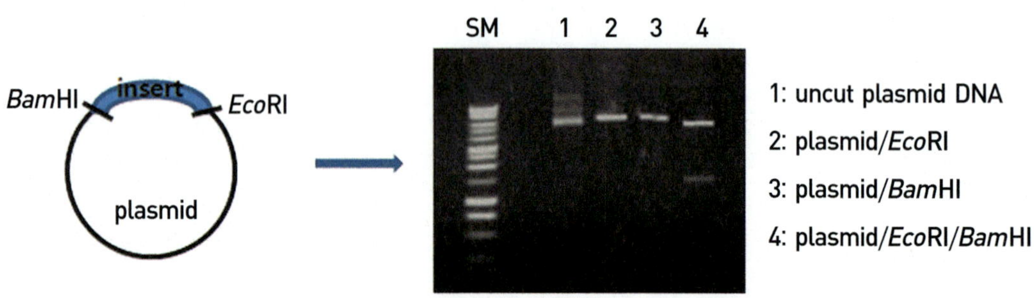

그림 7-4 제한효소를 통해 plasmid에 삽입된 DNA의 확인

실제 plasmid DNA를 전기영동한 결과를 보면 band가 3종류로 나누어진 것을 볼 수 있다(그림 7-4의 lane 1). 각각의 band는 DNA 크기 차이에 의한 것이 아니라, 구조적 형태의 차이에 따라 표면적 크기에 따라 나눠지는 것이다(그림 7-5).

4) 유의사항

① 제한효소는 반드시 -20℃에 보관하여야 활성도를 유지할 수 있다. 장시간 상온에 노출되지 않도록 한다.

② 제한효소 보관 용기에는 50% glycerol이 포함되어 있으므로, 극소량을 취할 때 필요 이상의 양이 묻어오지 않도록 주의해야 하고, 제한효소의 양은 최종 반응혼합액의 1/10을 넘지 않도록 한다.

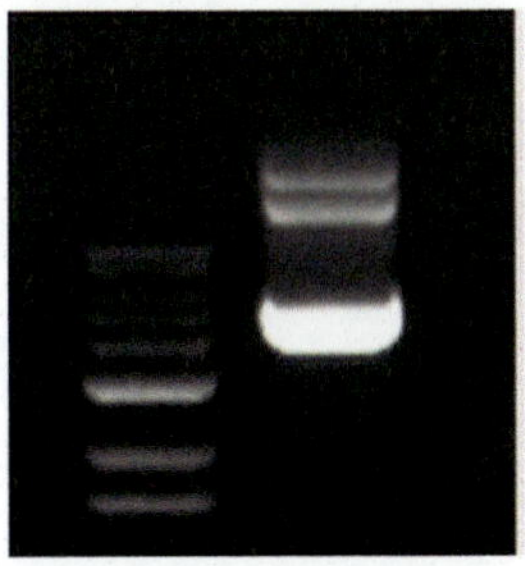

그림 7-5 제한효소를 처리하지 않은 plasmid DNA의 전기영동 사진

③ 반응의 종료는 65℃에서 10분 정도 반응시키거나, 최종농도가 10mM이 되도록 EDTA를 첨가해주면 된다.

④ 제한효소를 주문하면 그 효소의 활성측정에 이용되는 적절한 10X buffer도 함께 온다. 만약 여러 가지 제한효소를 보유하게 되더라도, 각각의 효소와 그에 맞는 buffer의 용기 색깔이 같기 때문에 혼란을 피할 수 있다.

3. RNA 전기영동

RNA를 전기영동할 때 전체적으로 DNA 전기영동법에 준하여 수행하면 되지만, RNA는 DNA와 달리 단일가닥이면서 부분적으로 이차구조를 갖는 경우가 많으므로 변성 gel을 이용하여 전기영동하여야 한다. Agarose gel을 만들 때 변성제인 포름알데히드(formaldehyde)를 넣어 변성 gel을 만든다. RNA는 불안정하여 손상받기 쉬우므로, RNA를 추출할 때 및 전기영동을 할 때 피부, 실험 기기 및 주위 환경에 존재하는 RNase로부터 보호하여야 한다.

1) 준비물

RNA, size marker, 변성 gel, EtBr, 전기영동장치, 전기영동 완충액(1X MOPs buffer), UV 조사 및 촬영장치

2) 방법

(1) 1% RNA용 gel 만들기

- agarose ························ 0.4 g
- DEPC treated ddH_2O ······ 23.8 mL을 넣고

전자렌지를 이용해 agarose 입자를 다 녹인 후 천천히 식히면서

- 10X MOPs ·················· 8 mL
- formaldehyde ·············· 14.4 mL을 넣고 섞은 후
- gel tray에 부어서 굳힌다.

(2) 10X MOPs buffer 제조

- MOPS ························ 41.86 g
- sodium acetate ··············· 6.56 g
- EDTA ························ 3.72 g
- D.W. ························· 총 1 L가 되도록 채운다.

(총 1 L가 되기 전에 10N NaOH로 pH 7.0을 맞춘다.)

DEPC(diethyl pyrocarbonate)는 단백질의 histidine, tyrosine residue에 modification을 일으키는 물질이다. RNase를 불활성화시키는 것으로 알려져 있으며, 대개 0.1%(v/v) 농도로 사용한다.

(3) RNA 전기영동

Gel이 굳으면 comb을 빼고, 1X MOPs buffer가 채워진 전기영동장치에 넣는다.

① RNA 시료에 EtBr을 넣고 loading dye를 섞어 gel의 홈에 넣는다.

② (−)극에서(+)극 방향으로 적절한 전압을 걸어준다(50~100V).

③ Bromophenol blue가 gel의 2/3정도에 오면 멈춘다.

3) 결과판독

전기영동이 끝나면 UV 조사 및 촬영 장치를 사용하여 RNA band를 확인한다. RNA를 추출하여 전기영동할 경우 보통 18s 및 28s 크기의 band가 보인다(그림 7-6).

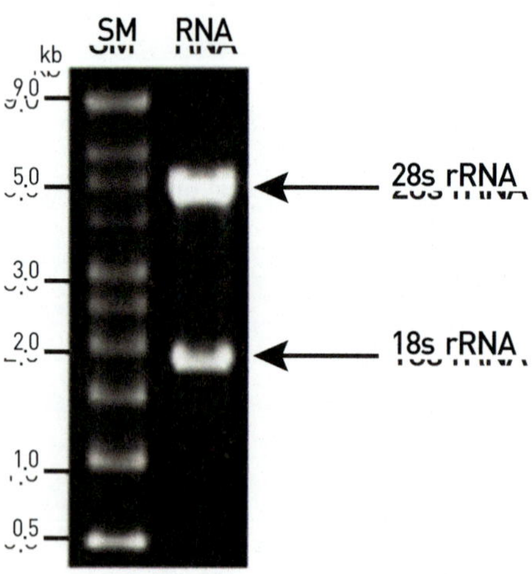

그림 7-6 RNA 전기영동

4) 유의사항

① RNA 분리 및 관련 실험에는 반드시 DEPC가 처리된 시약을 사용하도록 되어 있으며, 이것은 발암물질로 추정되므로 다루는 과정에서 항상 조심하여야 한다.

② 증류수를 DEPC로 처리할 경우에는 DEPC를 0.1%가 되도록 증류수에 첨가한 후 하룻밤동안 stirring bar를 이용하여 계속 섞는다. 다음날 아침 증류수에서 DEPC 냄새가 나지 않으면 auto clave하여 사용한다.

③ RNA 관련 실험에는 항상 장갑을 착용하도록 한다.

4. 단백질 전기영동

단백질의 전기영동에는 일반적으로 SDS-PAGE(SDS-polyacrylamide gel)법이 사용된다. 단백질은 DNA처럼 특정한 전하를 띄지 않고, 결합하고 있는 아미노산의 종류에 따라 양전하 또는 음전하를 띄고 있기 때문에, 단백질에 계면활성제인 SDS를 첨가하여 모두 음전하를 띄게 하면 단백질도 DNA처럼 분자량에 따라 분리할 수 있다. Polyacrylamide gel은 bis-acrylamide를 첨가해 줌으로써 훨씬 촘촘한 분자체의 역할을 하게 되므로 핵산에 비해 크기가 작은 단백질을 분리하기가 용이하다. 또한 단백질 분자의 다양한 형태들은 단백질의 이동속도에도 영향을 미치기 때문에 mercaptoethanol을 첨가하여 단백질의 이황화 결합을 파괴하여 입체 구조를 선형상태로 변성시켜야 한다. 일반적으로 SDS-PAGE는 두 가지 다른 gel - 농축 gel(stacking gel)과 분리 gel(separating gel) - 을 사용한다(그림 7-7). 단백질 시료는 농축 gel에서는 일렬로 정렬하게 되고, 분리 gel에서는 크기에 따라 빠른 속도로 분리된다.

1) 준비물

단백질 시료, SDS-polyacrylamide gel, 6X SDS gel loading buffer, 전기영동 완충액(1X running buffer), Coomassie brilliant blue 염색액

표 7-4 SDS-PAGE에서 분리할 수 있는 단백질의 크기

아크릴아마이드 농도(%)	단백질의 크기(KDa)
15	12~43
10	16~68
7.5	36~94
5.0	57~210

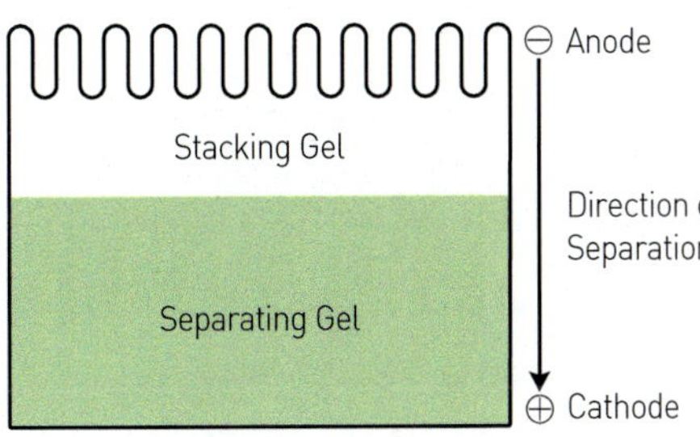

그림 7-7 Polyacrylamide gel

2) 방법

(1) SDS-polyacrylamide gel 만들기

제조사의 안내에 따라 유리판을 unit에 장착한다.

① 10% separating gel을 붓고, D.W. 또는 ethanol을 1 mL 정도 섞이지 않게 중층하여 부어주어 gel이 평평하게 해준다.

② 실온에서 20~30분 정도 굳힌다.

③ D.W. 또는 ethanol을 3mm paper로 제거한 후 5% stacking gel을 붓는다.

④ 기포가 생기지 않게 조심스럽게 comb을 꽂은 후 실온에서 10~20분 정도 굳힌다.

가. 10% separating gel(10 mL)

- D.W. ··4.0 mL
- 30% acrylamide mix ·····················3.3 mL
- 1.5 M Tris(pH 8.8) ······················2.5 mL
- 10% SDS ··································100 µL
- 10% APS(ammonium persulfate) ······100 µL
- TEMED·······································4 µL

나. 5% stacking gel(3 mL)

- D.W. ··2.1 mL
- 30% acrylamide mix ·····················0.5 mL
- 1.0 M Tris(pH 6.8) ······················0.38 mL
- 10% SDS ··································30 µL
- 10% APS(ammonium persulfate) ······30 µL
- TEMED·······································3 µL

다. 30% acrylamide mix

- acrylamide·································29 g
- bis-acrylamide ···························1 g
- D.W. ··총 100 mL이 되도록 채운다.

(2) 단백질 전기영동

단백질 시료와 6X SDS gel loading buffer를 잘 섞은 후 5분정도 끓여서 변성시킨다.

① 끓인 시료는 얼음에 꽂아 놓고, 굳힌 gel을 단백질 전기영동 장치에 장착한다.

② 1X running buffer를 붓고 comb을 제거한 후 well의 찌꺼기는 주사기를 이용하여 제거한다.

③ 단백질 시료를 well에 loading하고, 80~100V로 전기영동한다.

④ Bromophenol blue가 gel의 끝까지 오면 전압을 끈다.

가. 6X SDS gel loading buffer

- 1M Tris-Cl(pH 6.8)……………………3.75 mL
- glycerol ……………………………………6 mL
- SDS ……………………………………1.2 g
- DTT ……………………………………0. 93 g
- bromophenol blue ……………………6 mg
- D.W. ……………………………………총 10 mL이 되도록 채운다.

→ 0.5 mL씩 분주하여 -20℃에 보관한다.

나. 5X running buffer(사용할 때는 1X로 희석해서 쓴다)

- tris base ……………………………………15.15 g
- glycine ……………………………………72.05 g
- SDS ……………………………………5 g
- D.W. ……………………………………총 1L가 되도록 채운다.

3) 결과판독

Gel을 유리판에서 분리한 후 Coomassie brilliant blue로 충분히(1시간 정도) 염색한다.

① 탈색용액에 담궈서 하룻밤 동안 탈색시킨다(탈색용액은 여러 번 갈아준다).

② Gel은 사진 찍은 후 물에 담궈 보관하거나 말려서 보관한다.

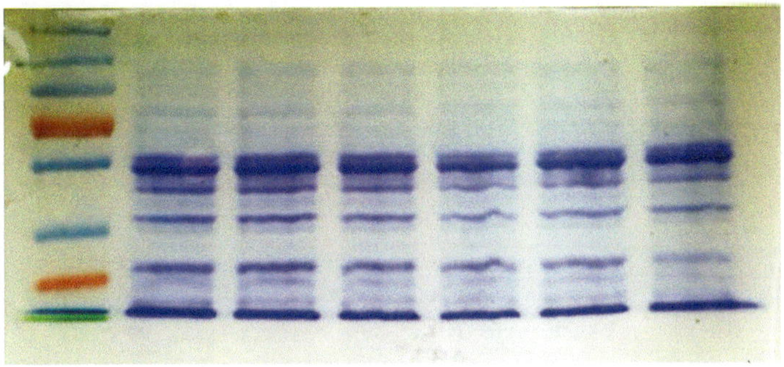

그림 7-8 SDS-PAGE

가. Coomassie brilliant blue 염색액

- Coomassie brilliant blue ………………0.25 g
- acetic acid ………………………………10 mL
- methanol ………………………………45 mL
- D.W. ……………………………………총 100이 되도록 채운다.

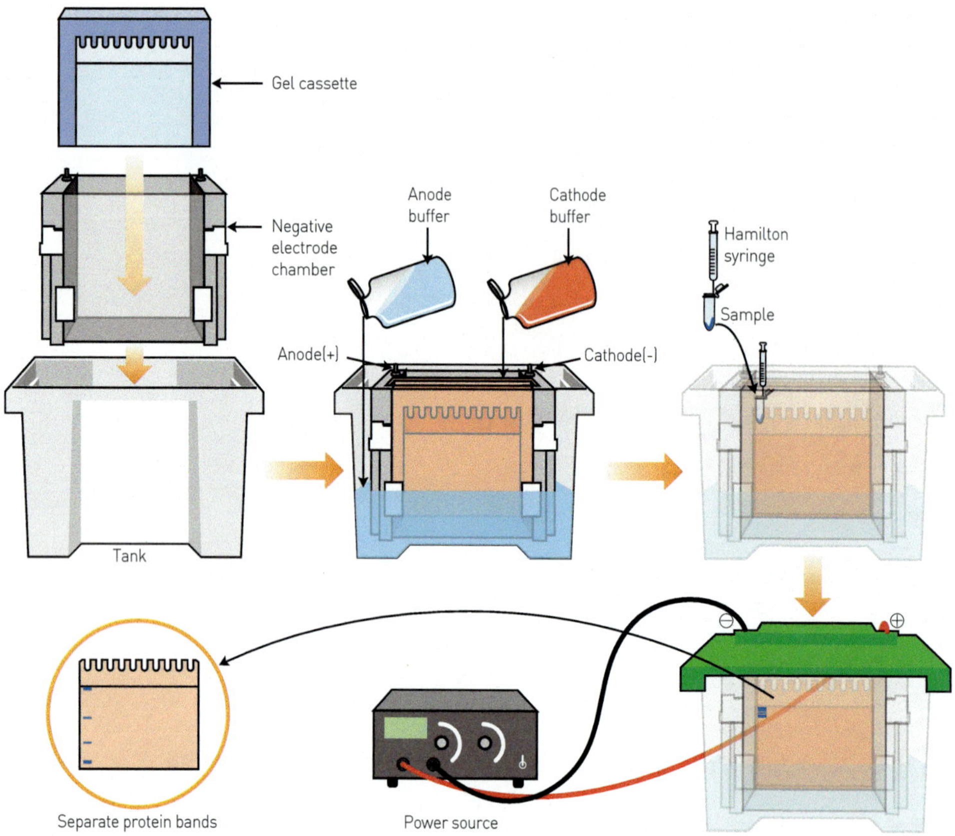

그림 7-9 단백질 전기영동 개요

나. 탈색액

- methanol ································100 mL
- acetic acid ································100 mL
- D.W. ·······································800 mL

4) 유의사항

① Acrylamide와 bis-acrylamide는 강한 신경독성을 나타내므로 이 시약의 무게를 잴 때는 반드시 장갑과 마스크를 사용해야 한다.

② APS는 제조 후 시간이 지남에 따라 서서히 분해되므로 냉장보관 하더라도 1주일을 넘기지 않도록 한다. 가능하면 사용할 때 제조해 쓰는 것이 좋다.

5. 모세관 전기영동(Capillary electrophoresis)

모세관 전기영동은 모세관을 사용하여 극소량의 시료분석이 가능한 방법으로, DNA, RNA, 단백질 분석이 모두 가능하고 유동세포분석 또한 가능하다. 기존의 전기영동시스템보다 소형화되어, 샘플 양이 pico 단위로 측정

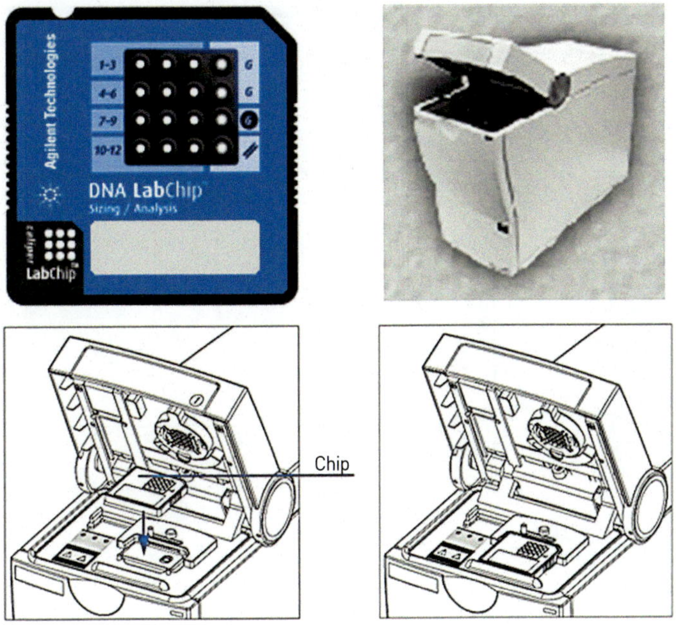

그림 7-10 Chip, 모세관 전기영동장치 및 chip 장착 과정(출처: Agilent Technology 회사 카탈로그 발췌)

이 가능하며, 실험시간도 40분(12샘플 기준)으로 단축되었으며, 칩 또는 기기 안에서 염색과 분리 및 검출이 모두 이뤄지므로 매우 간편하다. 실험 과정 중에 있는 샘플의 결과가 실시간으로 보여지며, Peak 형태와 Gel type 그림의 데이터가 동시에 보여진다. 운영 프로그램과 기기사용법 및 시료 준비과정은 판매회사가 제공하는 안내서에 따라 진행하면 된다. 본 장에서는 Agilent 2100 Bioanalyzer을 사용하여 DNA 전기영동 과정을 간략하게 소개하고자 한다(그림 7-10).

1) 준비물

DNA, 모세관 전기영동 장치(Agilent 2100 Bioanalyzer), software.

2) 방법

① DNA의 농도는 0.1~50 ng/μL로 맞춘다. DNA의 농도는 spectrophotometer를 사용하여 정확하게 측정하는 것이 좋다.

② 제한효소를 처리한 DNA 시료는 반드시 열처리하여 불활성화시켜야 한다(효소에 따라 조금씩 차이는 있으나, 보통 65℃에서 10분 정도 처리한다.).

③ Chip의 well에 전기영동할 시료를 넣는다.

④ Chip을 모세관 전기영동 장치에 장착시킨다.

⑤ 컴퓨터 상의 software를 작동시키고 전기영동을 시작한다.

⑥ Software 상에서 전기영동 종료를 알려주면 결과를 분석한다.

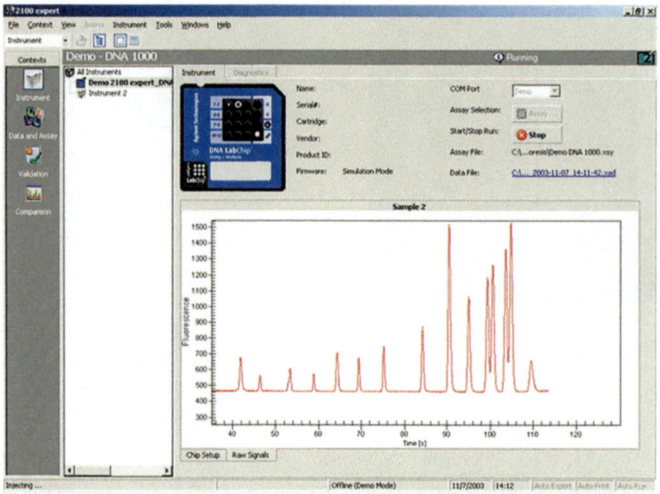

그림 7-11 DNA 전기영동 중의 실시간 사진

3) 결과판독

① 모세관 전기영동 장치에서는 전기영동되는 과정을 실시간으로 볼 수 있다(그림 7-11).

② 전기영동 종료 후 DNA 농도 및 순도를 peak 형태, gel상에서의 띠 모양 및 정량화된 수치로 그 결과를 분석할 수 있다. Software 상에서 원하는 형태를 크게 볼 수 있도록 조작이 가능하다(그림 7-12).

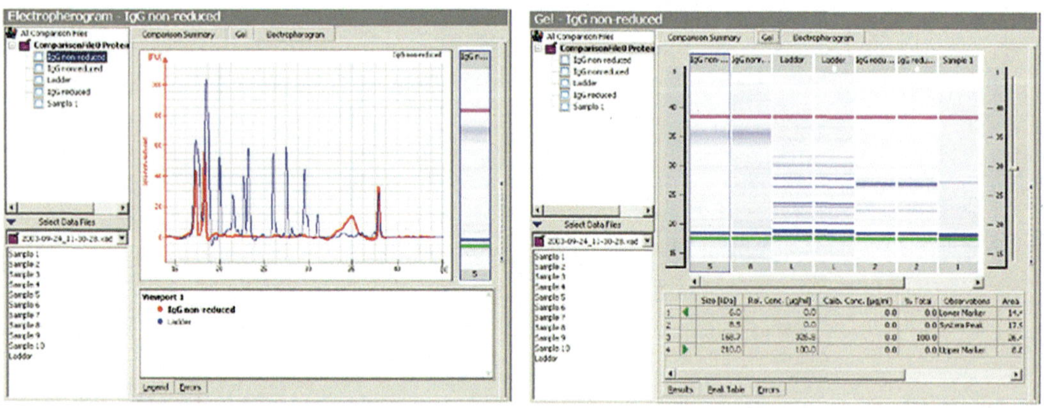

그림 7-12 모세관 전기영동 장치의 분석 결과 예

4) 유의사항

① 독성있는 염료나 DMSO가 섞인 시료를 사용할 때는 반드시 보호장갑 및 보호안경을 착용하도록 한다.

② 모든 시약들은 4℃에 보관해야 한다. 4℃에 보관되어 있던 시약을 사용할 때는 미리 꺼내어 상온에서 30분간 방치한 후 사용한다.

③ 시료의 양은 극소량이므로, chip well의 벽쪽으로 시료를 흘려 넣으면 안되고, well 중앙 바닥에 직접 넣도록 한다(그림 7-13).

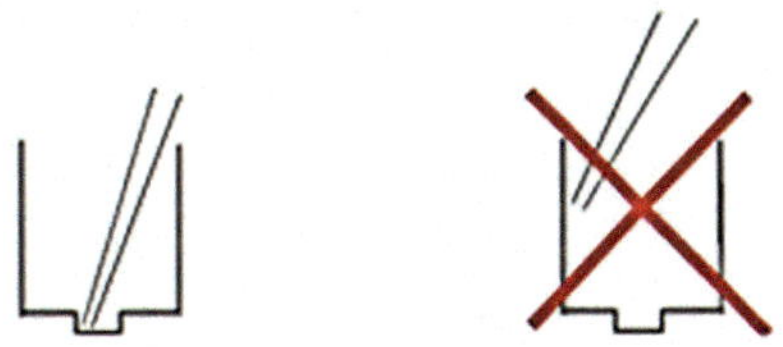

그림 7-13 Well에 올바른 시료 주입 방법

④ Software 사용법을 잘 숙지한다면, DNA, RNA, 단백질 및 세포의 분석 과정에서 다양한 결과들을 얻을 수 있다.

⑤ www.youtube.com에서 'bioanalyzer priming station'을 검색하면 시료 준비 방법 및 모세관 전기영동 방법에 대한 동영상을 청취할 수 있다.

참고문헌

- 박기호 외. 임상 분자생물학. 3장 중합효소연쇄반응법 - DNA 젤 전기영동. 4장 제한효소. 2010. 고려의학.
- T. A. Brown. Gene cloning and DNA analysis. Fifth Edition. Chapter 4. Manipulation of purified DNA. 2006. Blackwell Science
- Joseph Sambrook and David W. Russell. Molecular cloning. Third Edition. Chapter 5. Gel electrophoresis of DNA and pulsed-field agarose gel electrophoresis. Chapter 7. Extraction, purification, and analysis of mRNA from eukaryotic cells. Appendix 8. SDS-polyacrylamide gel electrophoresis of proteins. 2001. CSHL Press.
- 각종 제한효소. Promega.
- Capillary electrophoresis. Agilent 2100 Bioanalyzer. Agilent Technologies

실습 결과 보고서

학과		반		실험 조	
성명		학번		실습일자	

1. Title(실습 주제):

2. Objectives(실습 목적):

3. Instruments and equipments(기구 및 장비):

4. Materials and reagents(재료 및 시약):

5. Methods(실습 방법):

6. Observation and results(관찰 및 결과): 별지 사용

7. Discussion(토론): 별지 사용

8. References(참고문헌): 별지 사용

이해도 확인 문제

1. 전기영동에 영향을 미치는 요인들은 무엇이 있는가?

2. 1% agarose gel에서 DNA를 전기영동하였을 때 비슷한 크기의 DNA가 2개 확인되었다면, 이들을 구별하기 위해 젤의 %를 어떻게 조절해야 하는가?

3. DNA 제한효소를 사용하여 재조합 plasmid를 제작하는 방법에 대해 간략하게 설명하라.

4. 모세관 전기영동의 장점은 무엇인가?

제 08 장

혼성화(Hybridization)

혼성화 실험이란 핵산(DNA 또는 RNA)이 상보적인 염기서열과 특이적으로 결합하는 성질 또는 단백질-단백질의 특이적 결합(주로 항원 항체 반응)을 이용하여 샘플 내에 목적으로 하는 염기서열을 가진 핵산이나 특정 단백질의 존재 여부 확인 및 그 양을 측정하는 방법이다.

1. 서던 블롯(Southern blot)

서던 블롯은 DNA 시료에서 특정 DNA를 찾는 실험 방법으로, 이 방법을 처음 개발한 영국의 생물학자 에드윈 서던(Edwin Southern)의 이름을 따서 붙여졌다. 이후에 이를 응용한 다양한 방법들이 개발되었는데 RNA를 측정하는 방법은 노던 블롯(northern blot), 단백질을 측정하는 방법은 웨스턴 블롯(western blot)으로 이름지어졌다.

서던 블롯은 DNA 샘플 속에 우리가 보고자 하는 특정 DNA 염기서열이 존재하는지, 있다면 어느 정도의 양이 있는지를 측정하는 방법이다. 서던 블롯의 과정은 제한효소를 이용한 게놈 DNA의 절단, 절단된 DNA의 전기영동, 전기영동한 DNA를 막으로 이동 및 탐침을 이용한 확인과정 등으로 설명할 수 있다.

1) 준비물

제한효소로 처리한 gDNA, 탐침(probe)용 DNA, 0.2 N HCl, 0.4 N NaOH/0.6 M NaCl, prehybridization/hybridization solution, 20X SSC

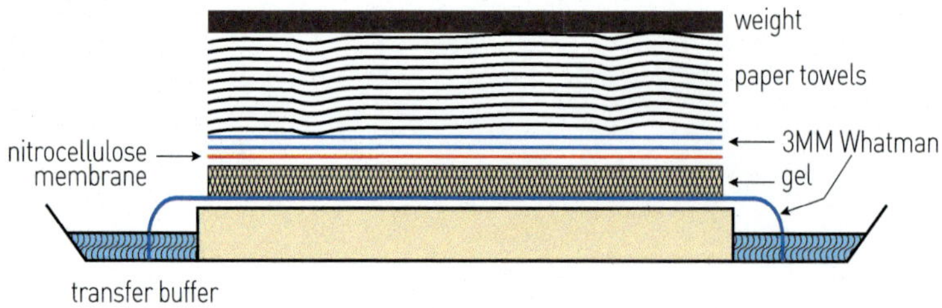

그림 8-1 Gel 상의 DNA를 막으로 이동

2) 방법

(1) Blotting

제한효소로 절단한 DNA를 아가로스 젤에 전기영동한다(7장 참조).

① 전기영동한 젤에 UV를 조사하여 사이즈 마커 위치를 표시한다.
② 0.2 N HCl 용액에 10분 정도 반응시킨다(Loading dye에 포함된 BPB의 색깔이 없어질 때까지 반응시킨다.).
③ 젤을 증류수로 한 번 헹군다.
④ DNA를 단일 가닥으로 만들기 위해 헹군 젤을 0.4 N NaOH/0.6 M NaCl 용액에 30분간 반응시킨다.
⑤ 모세관 현상을 이용하여 젤 상의 DNA를 막으로 이동시킨다(그림 8-1).
⑥ 최소 8시간(보통 overnight) 동안 10X SSC를 이용하여 젤 속의 DNA를 막으로 이동시킨다.
⑦ 막을 회수하여 2X SSC로 한 번 헹군다.

■ 20X SSC(saline-sodium citrate) solution
- NaCl ··175.3g
- sodium citrate ····························88.2g
- D.W. ··총 1 L가 되도록 채운다.

(2) Prehybridization

DNA가 옮겨진 막을 반응 용기에 넣고 남은 2X SSC는 제거한다(용기와 막사이에 공기방울이 들어가지 않게 주의한다).

- Hybridization 용액 10 mL을 넣고 42°C에서 최소 1.5시간 이상 반응시킨다.

■ Hybridization solution(제조하기 보다는 구입해서 사용하는 것이 좋다)
50% - formamide, 0.125 M - NaH_2PO_4, 1.25 M - NaCl, 7% - SDS

(3) Hybridization

가. 탐침(probe) 합성

Roche 회사의 'DIG DNA labeling and detection kit'의 사용법에 준하여 설명한다.

① E-tube에 16 μL(20~1000 ng) DNA를 10분간 끓인 후 얼음에 1분간 보관한다.

② 위의 tube에 DIG-High Prime 용액 4 μL를 넣는다(DIG-High Prime 용액은 5X reaction buffer, Klenow enzyme, 5X random primer mix, dNTP mix 및 DIG(digoxigenin)-labeled dUTP로 구성되어 있다).

③ 잘 섞은 후 37℃에서 1시간 반응시킨다.

④ 0.2M EDTA(pH 8.0) 용액을 2 μL 넣고 65℃에서 10분간 반응시킴으로써 위 반응을 종료시킨다.

나. 탐침 반응

① 10 mL의 hybridization 용액에 표지된 탐침을 넣는다.

② 반응 용기 안의 prehybridization 용액을 버리고 탐침이 첨가된 hybridization 용액을 반응 용기에 첨가한다.

③ 반응 용기를 돌려가며 42℃에서 최소 8시간 반응시킨다.

(4) Washing and development

반응이 끝난 반응 용기에 2X SSC를 3/4정도 채워 부드럽게 돌려 막을 씻은 후 용액을 제거한다.

① 반응 용기에서 조심스럽게 막을 꺼낸 후 2X SSC/0.1% SDS 용액으로 옮겨 여러 번 헹구어 낸다.

② 마지막으로 막을 2X SSC로 가볍게 헹구고 PBS에 담근다(막이 마르지 않도록 주의한다).

③ 5 μL의 anti-DIG antibody가 포함된 용액(1:10으로 희석되도록)에 막을 담궈서 37℃에서 1시간 반응시킨다.

④ PBS로 5분간 3번 헹구어낸다.

⑤ 씻은 막을 랩으로 싼 후 필름 카세트에 놓고 X-ray 필름을 덮는다.

⑥ -80℃에 넣고 하루 정도 둔 후 X-ray 필름을 현상한다.

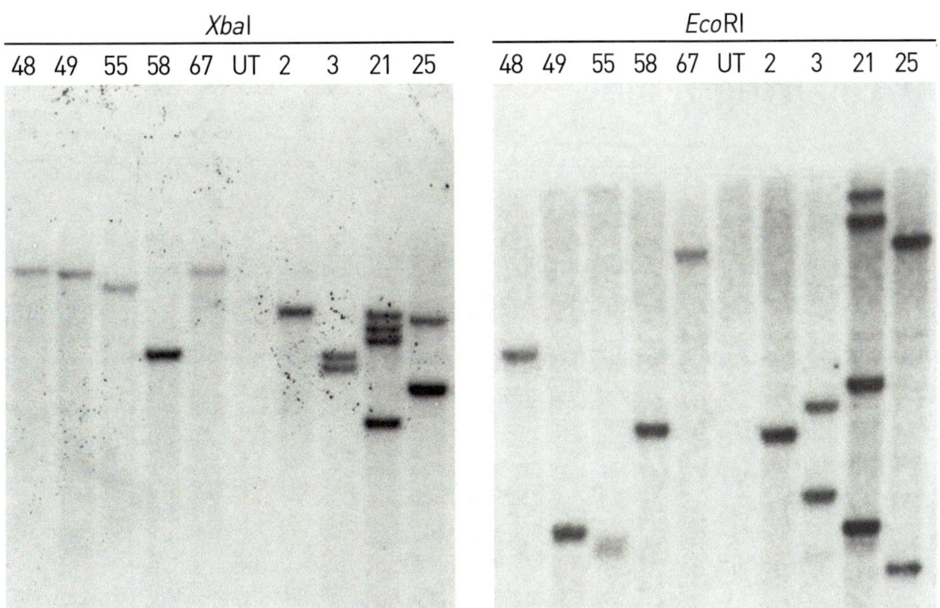

그림 8-2 X-ray 필름에 현상된 Southern blot 결과

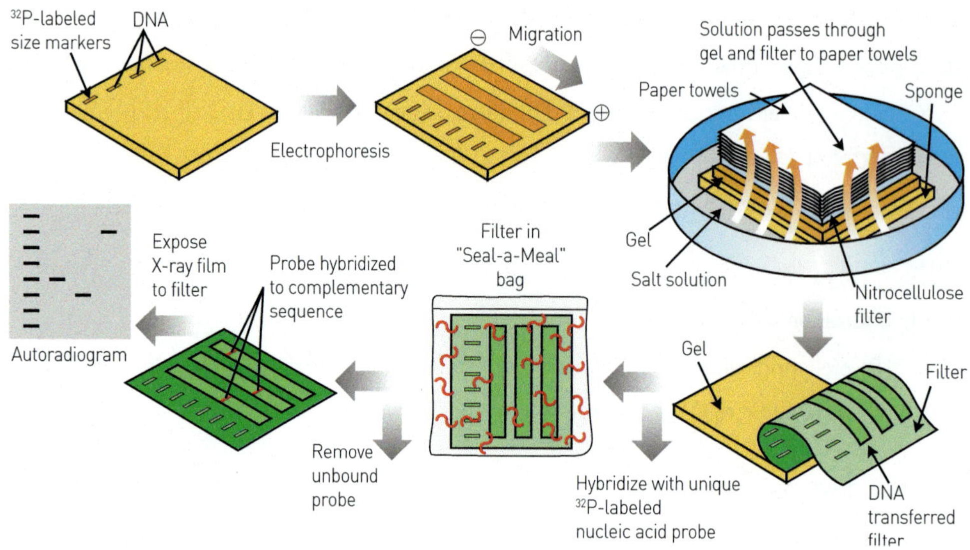

그림 8-3 Southern blot 과정의 개요

3) 결과판독

X-ray 필름에 현상된 band를 보고 샘플 내의 목적 DNA의 존재 및 그 양을 측정한다.

4) 유의사항

① DNA를 막으로 옮긴 후에는 실험과정 중 막이 마르지 않도록 주의한다.

② 탐침 DNA의 크기는 500 bp 이하가 좋다.

2. 노던 블롯(Northern blot)

노던 블롯은 1977년 스탠포드 대학의 제임스 알윈(James Alwine), 데이빗 켐프(David Kemp), 조지 스타크(George Stark)가 공동 개발한 방법으로 샘플 속에 관심 있는 유전자의 mRNA량을 측정하는 분자생물학적 기법이다. 이 기법을 이용하여 세포의 분화(differentiation), 형태 형성(morphogenesis), 또는 비정상적이거나 질병상태의 세포에서 관심 있는 유전자의 발현 양상을 측정할 수 있다. 노던 블롯은 크게 RNA 전기영동(7장 참조), 크기별로 분리된 RNA를 막으로 이동, 탐침을 이용하여 목적 유전자의 발현을 탐색하는 과정으로 구성되며, RNA 전기영동 이외의 다른 과정은 서던 블롯과 유사하다.

1) 준비물

Total RNA, 탐침용 DNA, 20X SSC, 10X MOPS, Prehybridization/hybridization solution

2) 방법

(1) Blotting

RNA를 전기영동한다(7장 참조).

① 전기영동한 젤을 UV 아래에 놓고 사진을 찍어둔다(이때 28S, 18S RNA가 선명하게 보이고 이 밴드들은 loading control로 사용할 수 있다).

② 젤을 증류수로 15분씩 두 번 헹군다.

③ 젤을 10X SSC에 30분간 담궈 둔다.

④ NC 막(nitrocellulose membrane)을 젤 크기로 자르고 물에 적신 후 10X SSC에 10분간 담궈둔다.

⑤ 이동 장치에 장착하고 RNA를 막으로 6~18시간 정도 이동시킨다(서던 블롯 참조).

⑥ 막을 회수하여 6X SSC로 씻어준다.

⑦ UV를 이용하여 막으로 이동한 RNA를 막에 단단히 결합시킨다.

(2) Prehybridization

Hybridization 용액을 68℃에서 침전물이 없을 때까지 완전히 녹인다.

① 막을 6X SSC로 적신 후 반응 용기에 넣는다.

② Hybridization 용액을 넣고 68℃에서 30분간 반응시킨다.

(3) Hybridization

가. 탐침 합성

- 서던 블롯의 탐침합성과 동일하다.

나. 탐침 반응

표지된 탐침을 2~5분간 끓인 후 즉시 얼음에 꽂아 둔다.

- Hybridization 용액에 표지된 탐침을 첨가한 후 68℃에서 최소 2시간 이상 반응시킨다(보통 overnight).

(4) Washing and development

2X SSC/0.5% SDS 용액으로 상온에서 10분간 씻어준다.

① 1X SSC/0.5% SDS 용액으로 상온에서 10분간 씻어준다.

② 0.1X SSC/0.5% SDS 용액으로 상온에서 2분간 씻어준다.

③ 씻은 막을 Whatman 종이에 놓고 랩으로 싼 후 X-ray 필름을 덮는다.

④ -80℃에 2시간 이상 보관한 후 X-ray 필름을 현상한다.

■ 관련 시약

- 20X SSC(서던 블롯 참조)
- 10X MOPS(7장 RNA 전기영동 참조)

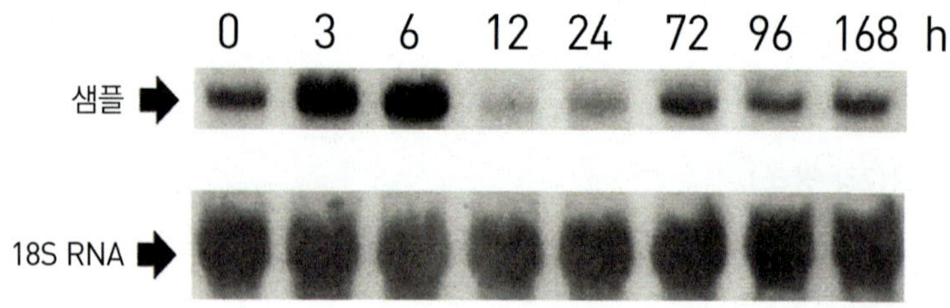

그림 8-4 Northern blot의 결과

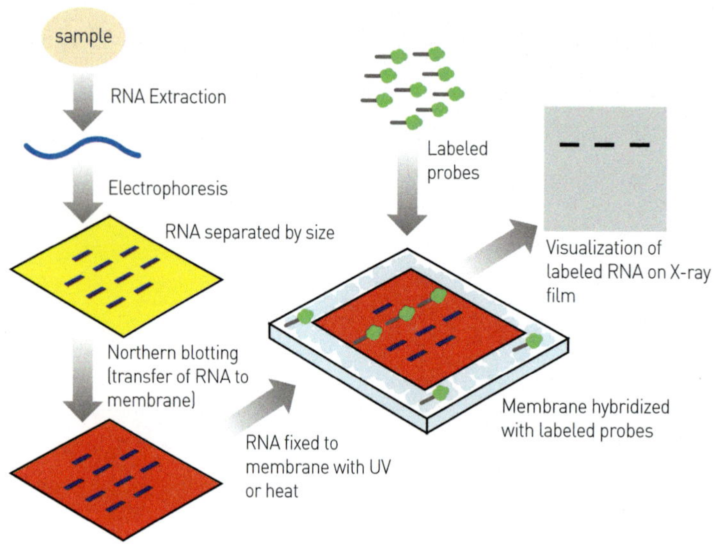

그림 8-5 Northern blot의 개요

3) 결과 판독

X-ray에 현상된 band를 보고 목적 RNA의 발현 양상을 확인한다. 그림 8-4의 18s RNA band는 각 well 마다(각 샘플 마다) 같은 양을 전기영동했다는 증거로 사용한 것인데(loading control로 사용), GAPDH도 많이 사용한다.

4) 유의사항

① RNA 추출, 전기영동 및 막으로의 이동까지는 항상 장갑을 착용하고, RNA가 손상되지 않도록 주의한다.

② RNA를 막으로 옮긴 후에는 실험과정 중 막이 마르지 않도록 주의한다.

③ 탐침 DNA의 크기는 500 bp 이하가 좋다.

3. 웨스턴 블롯(Western blot)

웨스턴 블롯은 Harry Towbin(Friedrich Miescher 연구소)에서 개발되었고 닐 버넷(Neal Burnette)이 이름 붙인 실험 기법으로 세포나 조직으로부터 얻은 단백질 샘플 속에 관심 있는 단백질의 유무 혹은 양을 측정하는 기법이

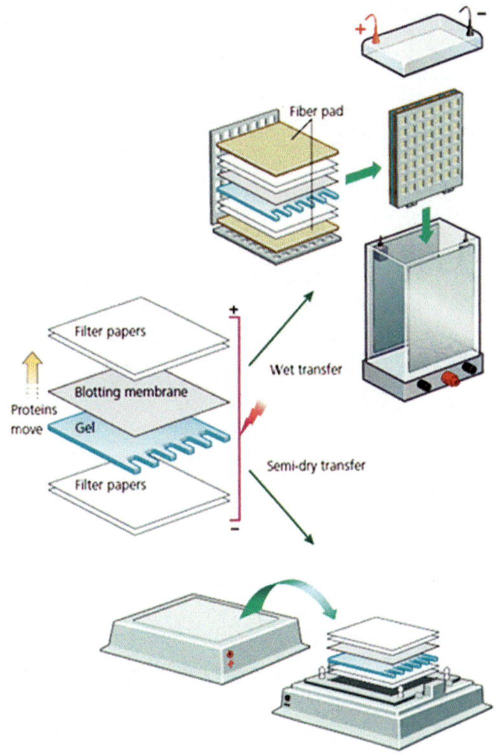

그림 8-6 Western blot 과정 중 단백질의 이동

다. 단백질을 전기영동한 후 NC(nicrocellulose) 혹은 PVDF(polyvinylidene difluoride) 막으로 옮긴 후 관심 있는 단백질에 특이적인 항체를 이용하여 양을 측정한다. 관심 있는 단백질이 친수성이거나 시토졸 또는 핵단백질일 경우 주로 NC 막을 이용하고 소수성이거나 막단백질일 경우 PVDF 막을 이용한다. 관심 단백질의 양이 많을 경우 1개의 항체를 이용한 직접측정법이 가능하지만 보통의 경우 2개의 항체(관심단백질에 결합하는 일차 항체와 일차 항체에 결합하는 이차 항체)를 이용하는 간접법이 많이 이용되고 있다.

1) 준비물

단백질 시료, 항체(일차 항체와 이차 항체), TBS 혹은 PBS 용액, transfer 용액, blocking 용액, Ponceau S 용액, enhanced chemoluminecent(ECL) 용액.

2) 방법

(1) Polyacrylamide gel electrophoresis(PAGE)

7장의 단백질 전기영동을 참조한다.

(2) Transfer

전기영동한 PAGE 젤의 stacking 젤 부분을 절단하여 버리고 separating gel을 transfer 장치에 장착한다(그림 8-6). 이때 막의 종류는 관심 단백질의 특성에 따라 선택한다.

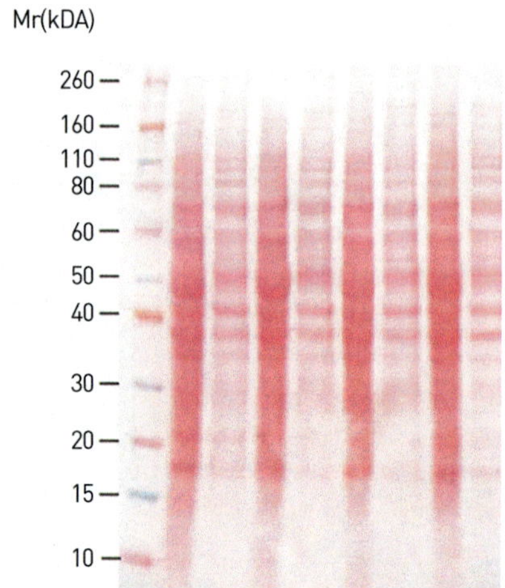

그림 8-7 Ponceau S로 염색한 membrane(출처: Bio-Rad사)

① Transfer buffer를 탱크에 채우고 90 V에서 1시간 반응시킨다.

② Transfer 동안 열이 많이 발생하므로 transfer는 4℃ 냉장실에서 하는 것이 좋다.

③ Transfer가 끝난 후 막은 Ponceau S 용액에 1분간 반응시키고 물로 씻어낸다.

④ 이 과정을 통해 단백질이 막으로 이동했는지 일정한 양의 단백질이 사용되었는지 확인할 수 있다(그림 8-7).

⑤ TBST 용액으로 헹구면서 염색을 제거한다.

(3) Blocking

TBST에 skim milk(5%)를 첨가하여 blocking solution을 만든다(항체의 종류에 따라 bovine serum albumin등 적절한 blocking reagent를 결정한다).

- 막을 blocking solution에 넣고 상온에서 1시간 반응시킨다.

(4) 일차 및 이차 항체반응

Blocking이 끝나면 skim milk를 제거한다.

① 항체의 종류에 따라 적절하게 희석한 일차 항체(보통 1:1,000배 희석)를 넣고 상온에서 2시간 혹은 4℃에서 overnight 반응시킨다.

② 희석한 일차 항체는 반복 사용이 가능하므로 적정한 용기에 모아 보관하고 TBST 용액으로 10분씩 3번 씻어낸다.

③ 적절하게 희석한 이차 항체(보통 1:3,000~10,000배 희석)를 넣고 상온에서 1시간 반응시킨다.

④ TBST 용액으로 10분간 세 번 씻어낸다.

⑤ 막을 Casette에 얹고 막이 완전히 마르기 전에 ECL용액을 막에 골고루 뿌린다.

⑥ 막 위의 ECL 용액을 가볍게 제거하고 랩으로 씌운 후 암실에서 X-ray 필름을 감광시킨다.

⑦ X-ray 필름을 현상하여 결과를 판독한다.

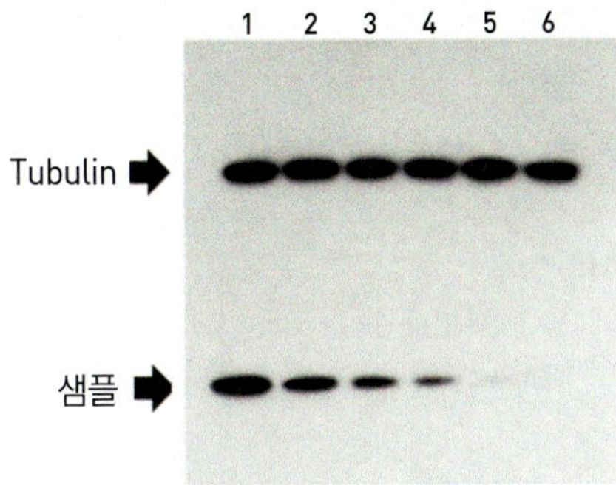

그림 8-8 Western blot의 결과

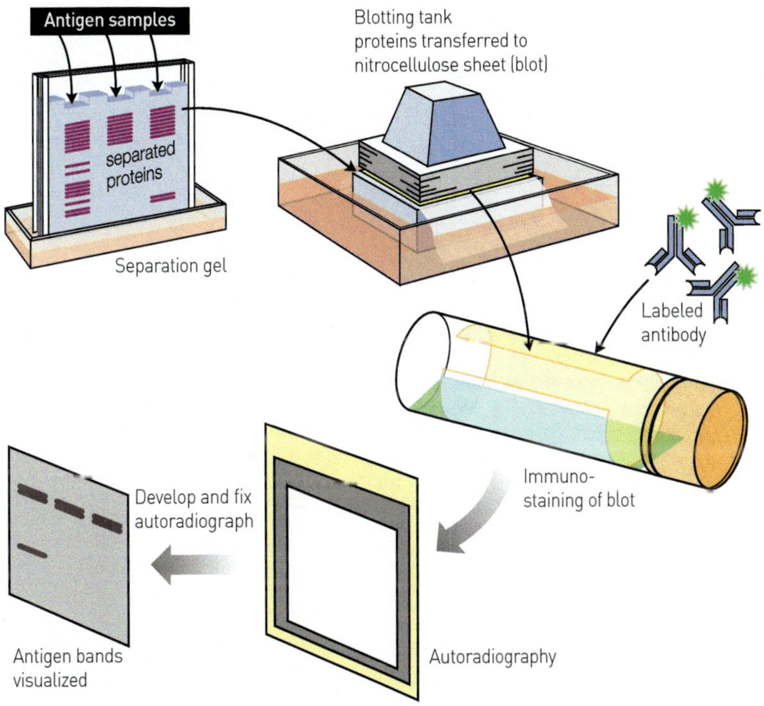

그림 8-9 Western blot의 개요

3) 결과판독

X-ray 필름에 나타난 band를 보고 목적 단백질의 존재 및 발현양상을 확인한다. 그림 8-8의 tubulin은 양 보정용(loading control 또는 expression control)으로 사용한 것이다. GAPDH 또는 β-actin도 많이 사용한다.

4) 유의사항

① X-ray 필름에 현상하였을 때, band가 보이지 않거나, 배경이 어둡고 지저분하게 보이면 항체의 농도를 조절하거나, 현상시 노출시간을 조절하면 결과를 향상시킬 수 있나.

참고문헌

- 박기호 외. 임상 분자생물학. 7장 웨스턴 블럿법 2010. 고려의학.
- J. Sambrook, E.F. Fritsch, and T. Maniatis. Molecular cloning. Second Edition. Chapter 18. Detection and analysis of proteins expressed from cloned genes. 1989. CSHL Press.
- Joseph Sambrook and David W. Russell. Molecular cloning. Third Edition. Chapter 6. Preparation and analysis of eukaryotic genomic DNA - Southern hybridization. Chapter 7. Extraction, purification, and analysis of mRNA from eukaryotic cells - Northern hybridization. 2001. CSHL Press.
- DIG DNA labeling and detection kit. Roche home page.

실습 결과 보고서

학과		반		실험 조	
성명		학번		실습일자	

1. Title(실습 주제):

2. Objectives(실습 목적):

3. Instruments and equipments(기구 및 장비):

4. Materials and reagents(재료 및 시약):

5. Methods(실습 방법):

6. Observation and results(관찰 및 결과): 별지 사용

7. Discussion(토론): 별지 사용

8. References(참고문헌): 별지 사용

이해도 확인 문제

1. Southern blot, Northern blot 및 Western blot의 검출대상은 각각 무엇인가?

2. DNA, RNA 또는 단백질을 전기영동한 후 젤에서 막(membrane)으로 옮겨 실험하는 이유는 무엇인가?

3. Southern blot, Northern blot 또는 Western blot의 결과 판독시에 비특이적 밴드가 많이 보였다면, 이러한 back ground를 줄일 수 있는 방법은 무엇이 있는가?

제 09 장

생물정보학(Bioinformatics)

현재의 분자유전검사는 염색체 분석뿐만 아니라 유전자의 DNA 서열을 근거로 하여 질병연관 유전자의 DNA 분석을 포함하고 있다. 또한, 분자진단의 표준측정법으로는 DNA서열순서 분석이 최적으로 간주되고 있다. PCR의 보급과 DNA 서열분석이 용이하게 되어 DNA 서열 정보량이 엄청나게 증대되어 대량의 DNA 정보를 축적하고 검색을 용이하게 하는 도구가 필요하게 되었다. 생물정보학은 생물학, 컴퓨터과학, 정보기술이 융합되어 이루어진 새로운 영역의 학문이다. 따라서, 생물정보학은 새로운 알고리즘과 통계 방법의 개발로 거의 매일 새롭게 생성되는 정보를 정리하고 접근 가능하게 하고, DNA 서열 뿐만 아니라 유전자의 발현량, 유전자의 기능과 특징, 생명체의 분화와 진화적 연계성 등의 서로 다른 정보를 분석하게 해준다. 생물정보를 데이터베이스화 하여 관리하고, 전 세계 모든 사람들이 공유할 수 있게 하고 있는 대표적인 곳은 미국 국립보건원에서 1988년부터 운용하는 NCBI(National Center for Biotechnology Information) 홈페이지(http://www.ncbi.nlm.nih.gov/)이다. 아래의 홈페이지 화면에서 나타나 있듯이 유전, 핵산에 관한 모든 정보를 제공할 뿐만 아니라 생물학 관련 거의 모든 논문 정보도 함께 제공하고 있어 매우 중요한 포털 사이트이다.

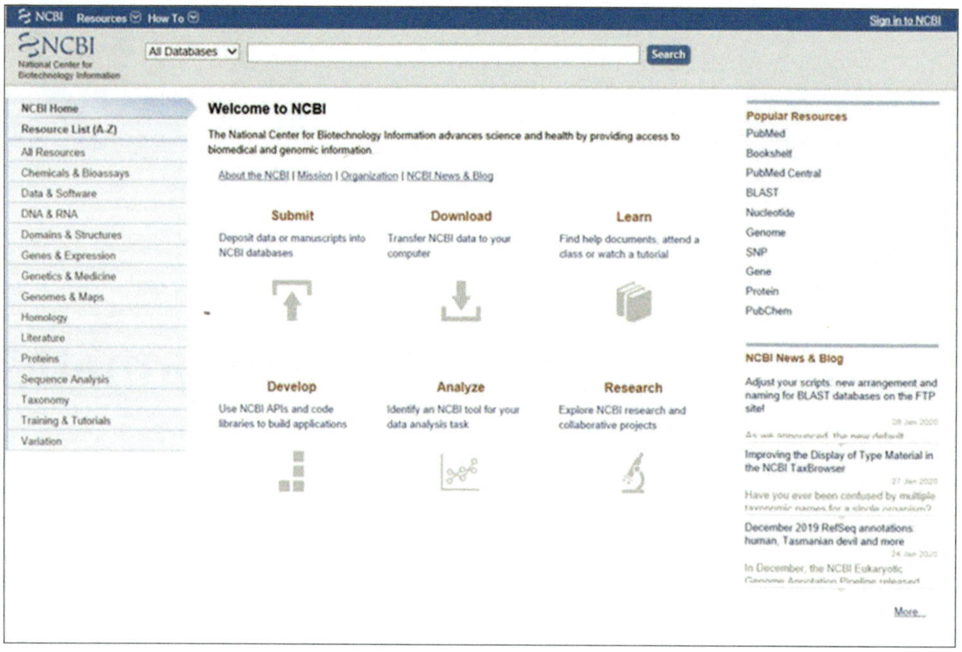

기초적인 생물정보학을 이용하는 방법을 앞서 공부하였던 16S rRNA를 이용하여 알아보자.

여러 가지 방법이 있으나, 그 중의 하나를 선택하여 장내세균인 *E. coli*의 16S rRNA의 DNA 서열을 찾아보자. NCBI 홈페이지는 계속하여 업데이트 되기 때문에 아래의 예시와 다를 수도 있으나 기본적인 검색 방법은 거의 동일할 것으로 예상되기 때문에 변경이 되었다 하더라도 어렵지 않게 진행할 수 있을 것이다. 단, 여기서의 예시에는 database를 사용하는 일반적인 방법에만 초점을 두었으므로 substrain은 고려하지 않고 진행한다.

먼저, NCBI의 홈페이지로 이동하여 'All Databases'가 선택되어져 있는 메뉴선택 박스에서 'Nucleotide'를 선택한다.

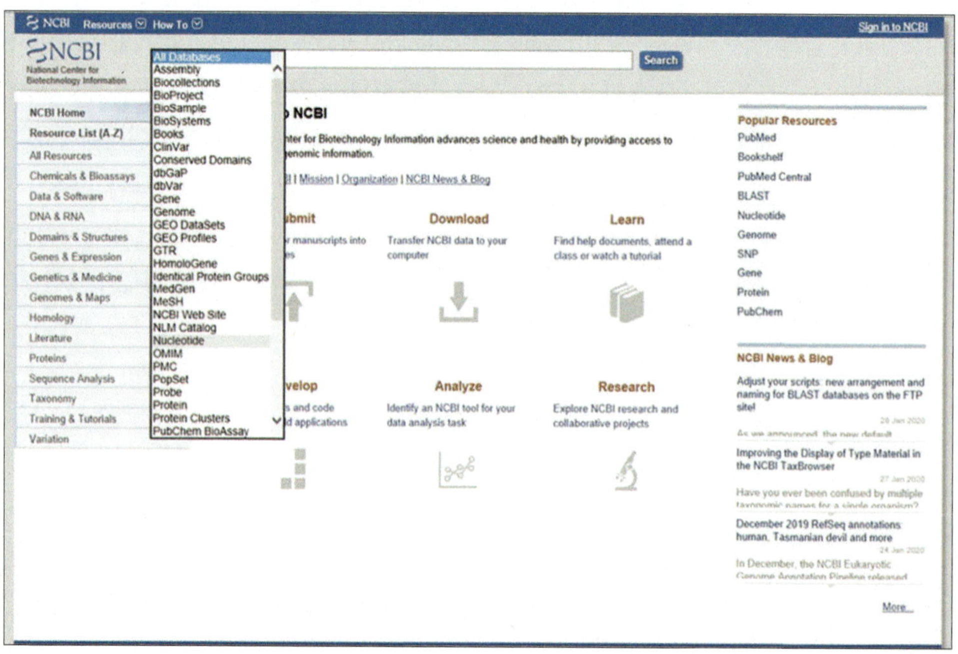

목적으로 하는 유전자 이름인 16S rRNA를 *E. coli*와 함께 Search 박스에 기입하고 Search를 클릭한다.

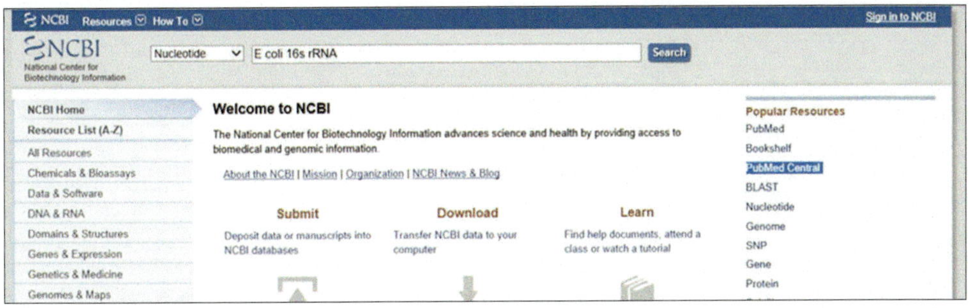

검색된 내용이 아래와 같이 제시된다. *E. coli* 16S rRNA를 검색함에도 불구하고 *E. coli* 외에 다른 세균의 대한 것도 함께 검색되어 제시되는데, 이는 E + coli + 16S + rRNA의 검색어에 대한 모든 것을 발굴하여 제시하였기 때문이다. 우선 일곱번째에 있는 *Escherichia coli* O157:H7 str. EDL933 genome을 선택하자.

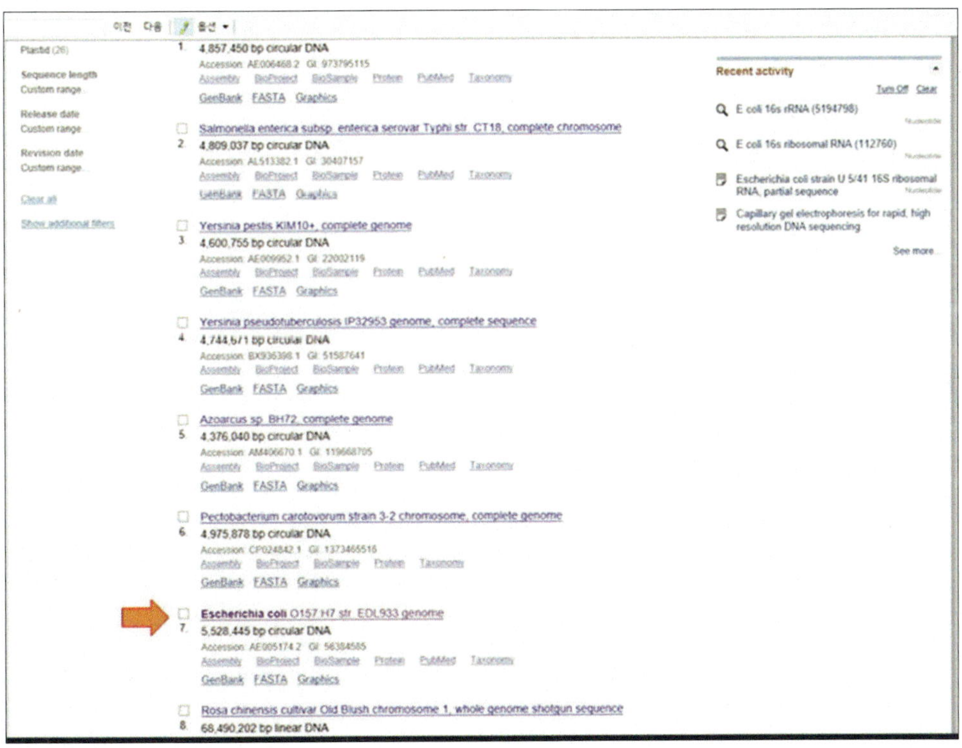

Escherichia coli O157:H7 str. EDL933 genome에 대한 모든 정보가 제시된다. 여기서 16S rRNA를 다시 검색해 들어가야 한다. 인터넷 메뉴 '편집'을 선택하고 '이 페이지에서 찾기(F)'를 선택하여 '16S' 기입하고 검색하면 아래와 같이 '16S'가 하이라이트 되어 나타난다.

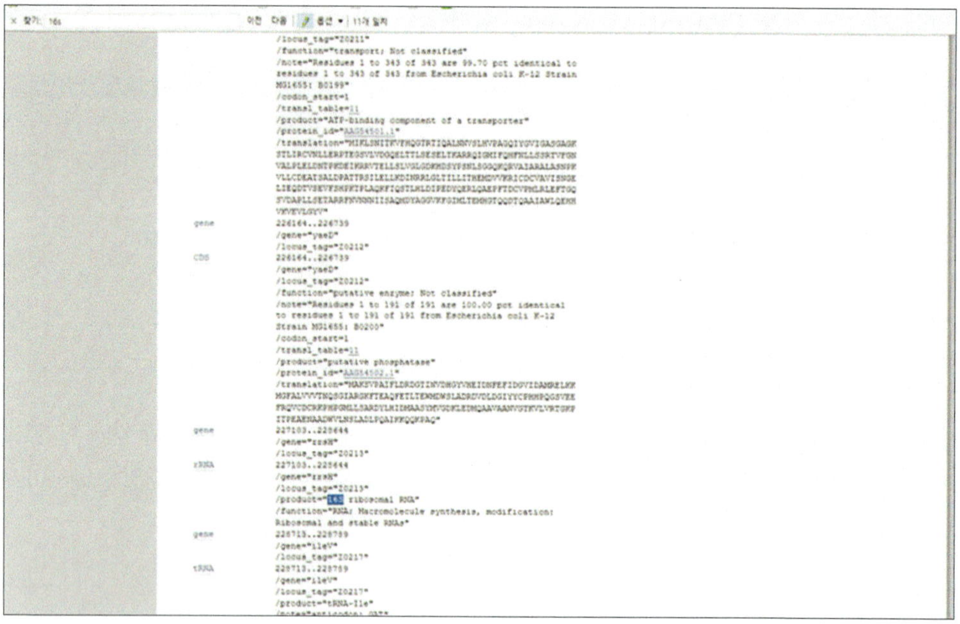

여기서 다시 왼쪽 편에 있는 'rRNA'을 클릭하게 되면 새로운 페이지로 이동하게 되는데, 그곳이 바로 *E. coli* 오른쪽 아래 'Detail'에 16S rRNA 유전자에 대한 요약정보 창이 나타난다.

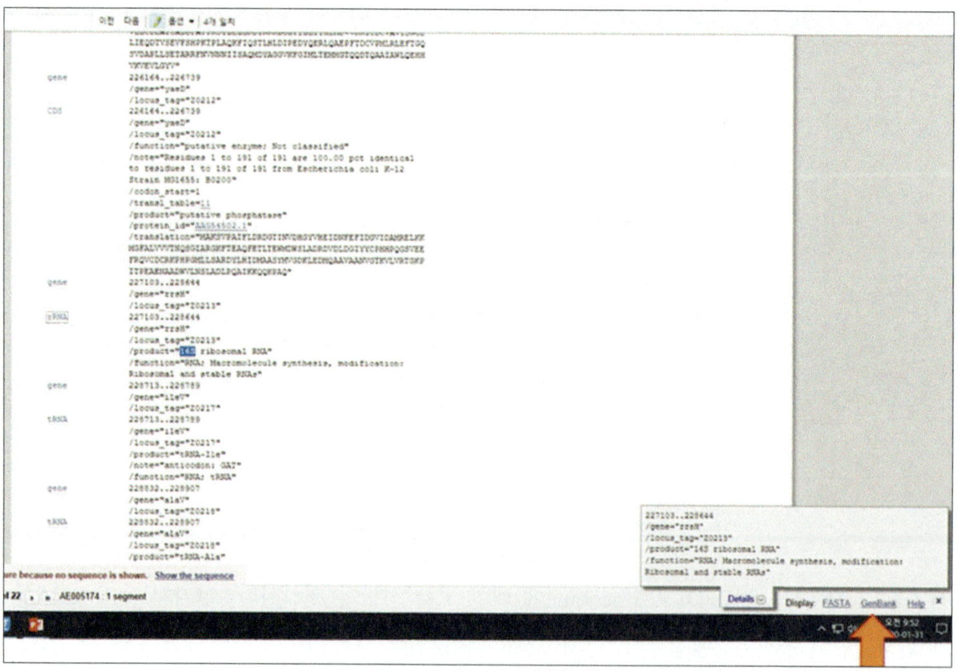

요약창 오른쪽에 'GenBank'를 클릭하면 16S rRNA 정보를 담고 있는 페이지이다.

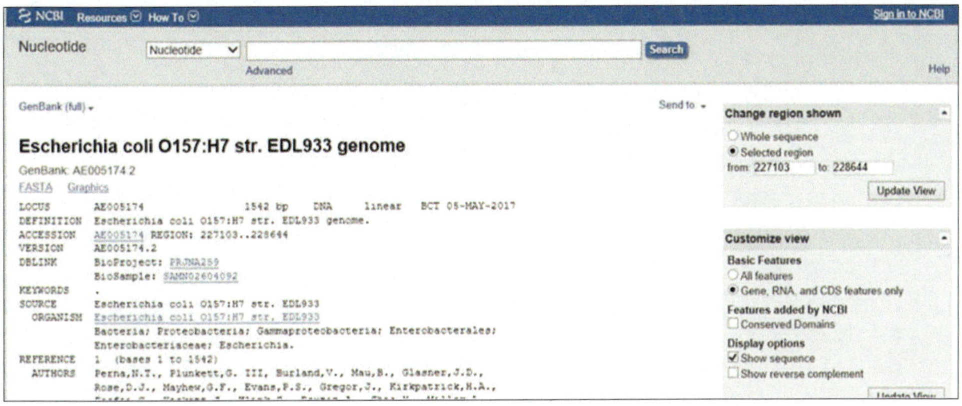

그 페이지의 아래쪽으로 이동하면

rRNA 1..1542

/gene="rrsH"

/locus_tag "20213"

/product="16S ribosomal RNA"

/function="RNA; Macromolecule synthesis, modification: Ribosomal and stable RNAs"

이라고 표시 되어 있으며, 염기서열 정보가 나타나 있다.

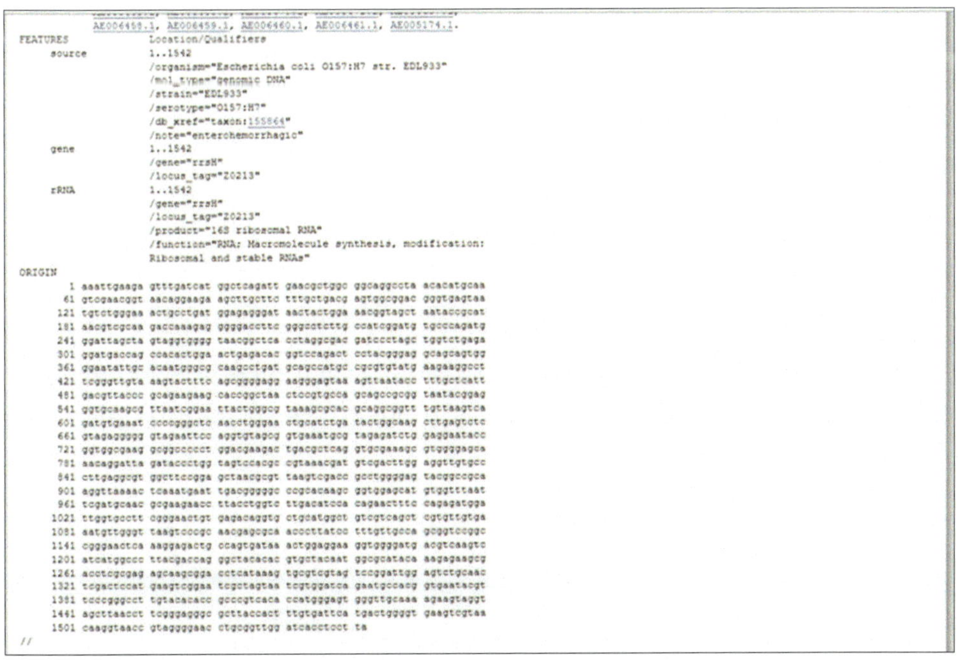

이 염기서열을 복사하여 문서작성 파일에 옮겨보자.

E. coli 16S rRNA

```
   1 AAATTGAAGA GTTTGATCAT GGCTCAGATT GAACGCTGGC GGCAGGCCTA ACACATGCAA
  61 GTCGAACGGT AACAGGAAGA AGCTTGCTTC TTTGCTGACG AGTGGCGGAC GGGTGAGTAA
 121 TGTCTGGGAA ACTGCCTGAT GGAGAGGGAT AACTACTGGA AACGGTAGCT AATACCGCAT
 181 AACGTCGCAA GACCAAAGAG GGGGACCTTC GGGCCTCTTG CCATCGGATG TGCCCAGATG
 241 GGATTAGCTA GTAGGTGGGG TAACGGCTCA CCTAGGCGAC GATCCCTAGC TGGTCTGAGA
 301 GGATGACCAG CCACACTGGA ACTGAGACAC GGTCCAGACT CCTACGGGAG GCAGCAGTGG
 361 GGAATATTGC ACAATGGGCG CAAGCCTGAT GCAGCCATGC CGCGTGTATG AAGAAGGCCT
 421 TCGGGTTGTA AAGTACTTTC AGCGGGGAGG AAGGGAGTAA AGTTAATACC TTTGCTCATT
 481 GACGTTACCC GCAGAAGAAG CACCGGCTAA CTCCGTGCCA GCAGCCGCGG TAATACGGAG
 541 GGTGCAAGCG TTAATCGGAA TTACTGGGCG TAAAGCGCAC GCAGGCGGTT TGTTAAGTCA
 601 GATGTGAAAT CCCCGGGCTC AACCTGGGAA CTGCATCTGA TACTGGCAAG CTTGAGTCTC
 661 GTAGAGGGGG GTAGAATTCC AGGTGTAGCG GTGAAATGCG TAGAGATCTG GAGGAATACC
 721 GGTGGCGAAG GCGGCCCCCT GGACGAAGAC TGACGCTCAG GTGCGAAAGC GTGGGGAGCA
 781 AACAGGATTA GATACCCTGG TAGTCCACGC CGTAAACGAT GTCGACTTGG AGGTTGTGCC
 841 CTTGAGGCGT GGCTTCCGGA GCTAACGCGT TAAGTCGACC GCCTGGGGAG TACGGCCGCA
 901 AGGTTAAAAC TCAAATGAAT TGACGGGGGC CCGCACAAGC GGTGGAGCAT GTGGTTTAAT
 961 TCGATGCAAC GCGAAGAACC TTACCTGGTC TTGACATCCA CAGAACTTTC CAGAGATGGA
1021 TTGGTGCCTT CGGGAACTGT GAGACAGGTG CTGCATGGCT GTCGTCAGCT CGTGTTGTGA
1081 AATGTTGGGT TAAGTCCCGC AACGAGCGCA ACCCTTATCC TTTGTTGCCA GCGGTCCGGC
1141 CGGGAACTCA AAGGAGACTG CCAGTGATAA ACTGGAGGAA GGTGGGGATG ACGTCAAGTC
1201 ATCATGGCCC TTACGACCAG GGCTACACAC GTGCTACAAT GGCGCATACA AAGAGAAGCG
1261 ACCTCGCGAG AGCAAGCGGA CCTCATAAAG TGCGTCGTAG TCCGGATTGG AGTCTGCAAC
1321 TCGACTCCAT GAAGTCGGAA TCGCTAGTAA TCGTGGATCA GAATGCCACG GTGAATACGT
1381 TCCCGGGCCT TGTACACACC GCCCGTCACA CCATGGGAGT GGGTTGCAAA AGAAGTAGGT
1441 AGCTTAACCT TCGGGAGGGC GCTTACCACT TTGTGATTCA TGACTGGGGT GAAGTCGTAA
1501 CAAGGTAACC GTAGGGGAAC CTGCGGTTGG ATCACCTCCT TA
```

위의 방법과 동일하게 다른 장내 세균의 16S rRNA 염기서열도 검색하여 문서 파일에 옮겨 놓자. 예, *Salmonella typi, Shigella dysenteriae, Klebsiella pneumoniae* 등.

이제부터는 환자의 검체에서 분리한 세균의 동정을 위해서 앞 장에서와 같이 PCR을 통하여 16S rRNA DNA를 증폭하여 염기서열 분석을 통하여 염기서열을 획득하였다고 가정하고, 이 분리 세균이 어떤 세균인지 동정하는 방법을 알아 보자. 여기서는 편의상 앞서 검색하여 문서 파일에 옮겨 둔 *E. coli* 16S rRNA 염기서열을 사용하자.

다시 NCBI 홈페이지로 이동하고, 오른쪽에 있는 'Blast'를 선택한다.

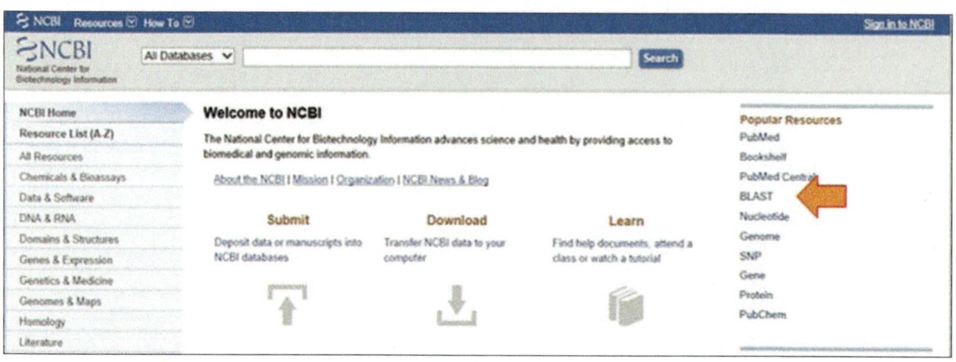

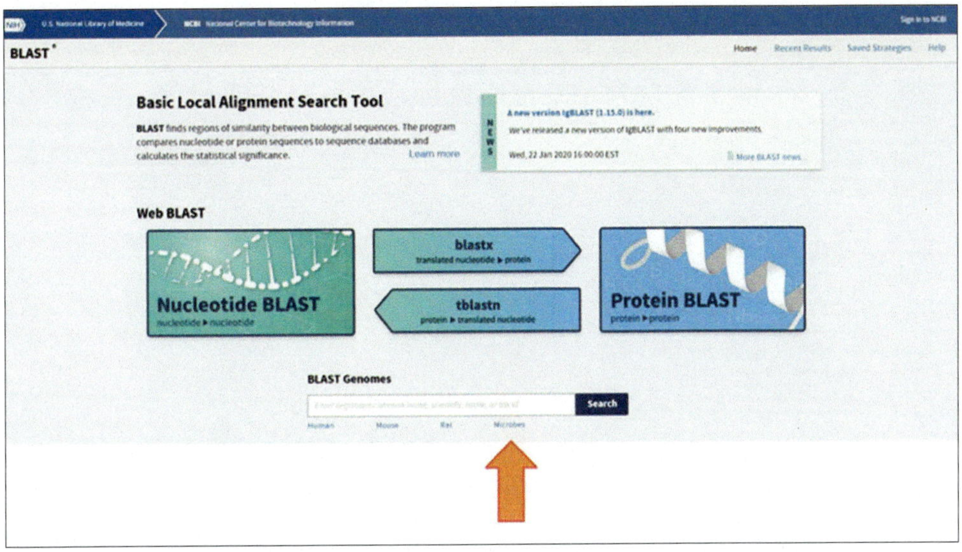

이 화면은 데이터베이스 검색을 축소하여 진행하기 위해 생물종 선택 기능을 제공하고 있으므로 화살표가 가리키는 'Microbes'를 선택하여 클릭하면 다음과 같은 화면이 나타난다.

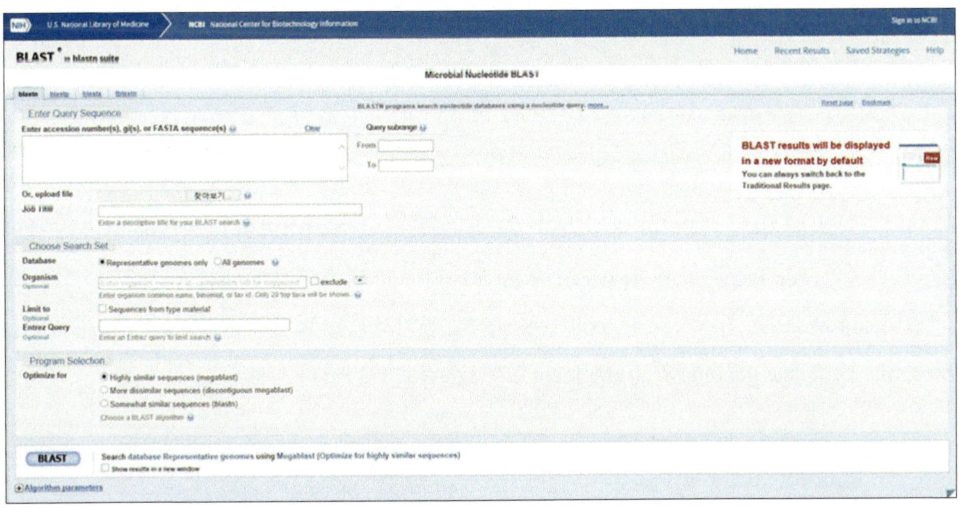

이 화면에서 상단의 빈 박스 내에 세균 16S rRNA의 염기서열을 복사하여 붙여 넣는다. 그리고, 아래쪽의 Program Selection에서 highly similar sequences(megablast)을 선택되어 있는 것을 확인한 후, 마지막으로 왼쪽 아래쪽 'BLAST'를 클릭한다. 컴퓨터가 검색하는 창이 나타난 후 검색결과 창을 띄우게 된다.

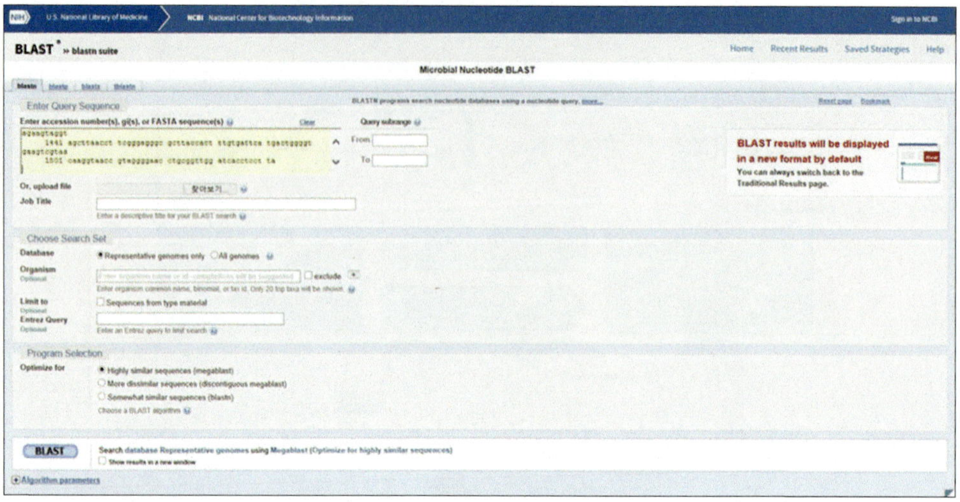

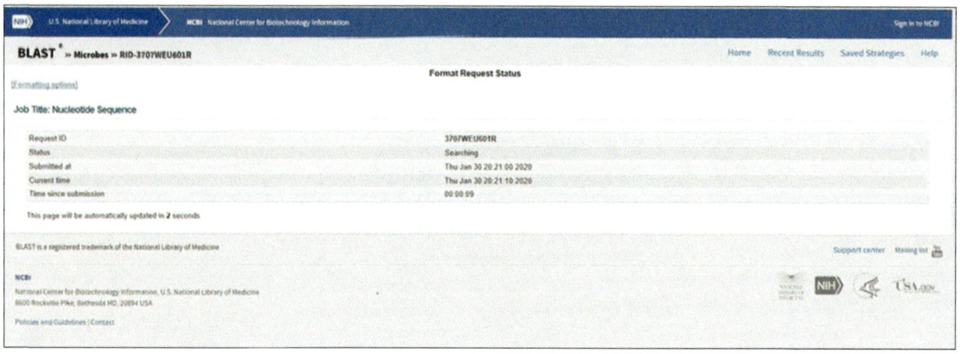

검색을 한 염기서열과 일치하는 데이터 베이스의 자료를 검색하여 염기서열의 일치도에 따라서 상위순으로 나타내고 있다. 오른쪽의 'Per Ident' 항이 일치도를 %로서 나타내고 있는데, 이 예시의 경우 우리가 환자 검체에서 분리한 세균(unknown)으로 가정하고 E. coli 16S rRNA 염기서열을 넣었는데 '*Escherichia coli* O157:H7 str. Sakai chromosome, complete genome'와 100% Ident로서 1순위로 나타났다.

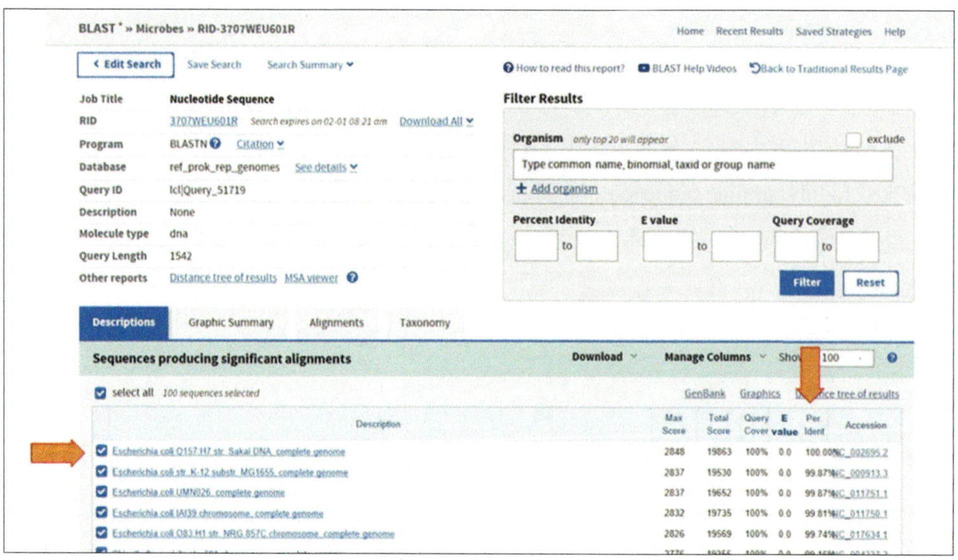

1 순위인 '*Escherichia coli* O157:H7 str. Sakai chromosome, complete genome'을 클릭하면 입력한 16S rRNA 유전자 1번에서부터 1542번이 *Escherichia coli* O157:H7 str. Sakai genome의 일치 영역을 genome 번호에 맞추어 선으로 연결하면서 보여준다. 만일 불일치하는 서열이 있을 경우 연결선이 생략되어 나타나 불일치 염기를 쉽게 알아 볼 수 있다.

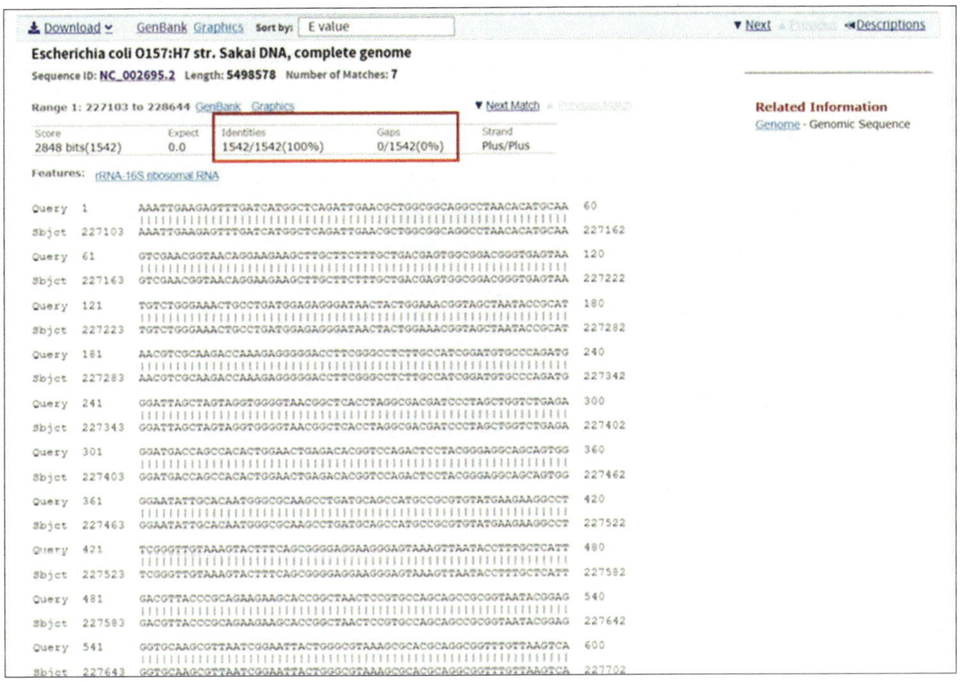

흥미롭게도 같은 장내 세균인 *Shigella dysenteriae* Sd197 chromosome과도 99% 일치도를 나타내고 있다. 이때 일치되는 정도와 영역을 정확히 살펴보고, *E. coli* 종인지 *Shigella dysenteriae* 종인지 구분하는 것이 중요하다. 구분을 하는 근거로는 누적된 *E. coli* 정보와 *Shigella dysenteriae* 정보를 사용하고 더 가까운 쪽으로 판독을 한다.

한 단계 더 나아간다면, 획득한 DNA 서열을 이용하여 종 간의 진화학적 연관성을 분석할 수 있다. 이를 계통발생(phylogeny) 분석이라고 한다. 온라인 상에 무료로 사용할 수 있는 몇몇 프로그램이 있는데, 그 중의 하나를 이용하여 사용하는 방법을 알아 보도록 한다.

우선, http://www.phylogeny.fr/index.cgi 페이지로 이동하면 아래와 같은 계통발생 분석 홈페이지 화면이 나타난다. 위 쪽의 메뉴에서 Phylogeny Analysis를 선택하고 다시, 'One Clink'을 클릭한다.

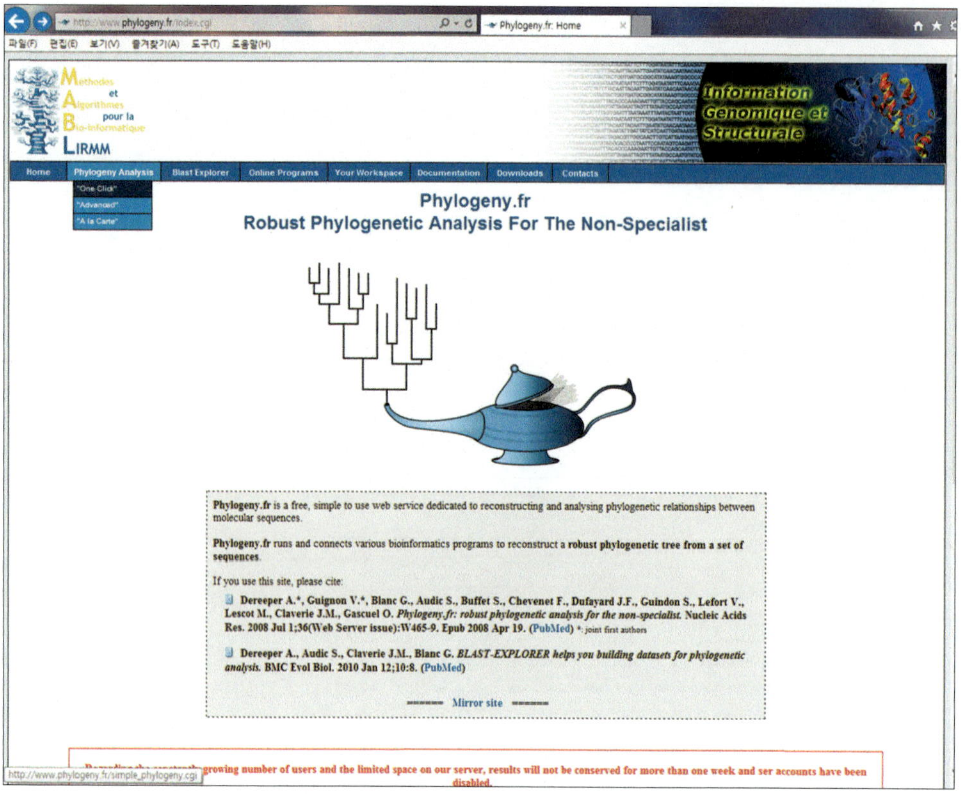
Phylogeny.fr
Robust Phylogenetic Analysis For The Non-Specialist
Information Genomique et Structurale
Home
Phylogeny Analysis
Blast Explorer
Online Programs
Your Workspace
Documentation
Downloads
Contacts
Phylogeny.fr is a free, simple to use web service dedicated to reconstructing and analysing phylogenetic relationships between molecular sequences.
Phylogeny.fr runs and connects various bioinformatics programs to reconstruct a robust phylogenetic tree from a set of sequences.
If you use this site, please cite:
Mirror site

새로운 창에서 비교 분석하고자 하는 염기서열을 차례로 입력한다. 보기와 같이 '>' 기호를 먼저 입력하고, 각 서열의 제목을 쓴다. 다음 줄부터 서열을 입력한다. 이때 염기만을 입력하고, 숫자는 입력하지 않는다. 아래쪽의 'Submit'을 클릭한다.

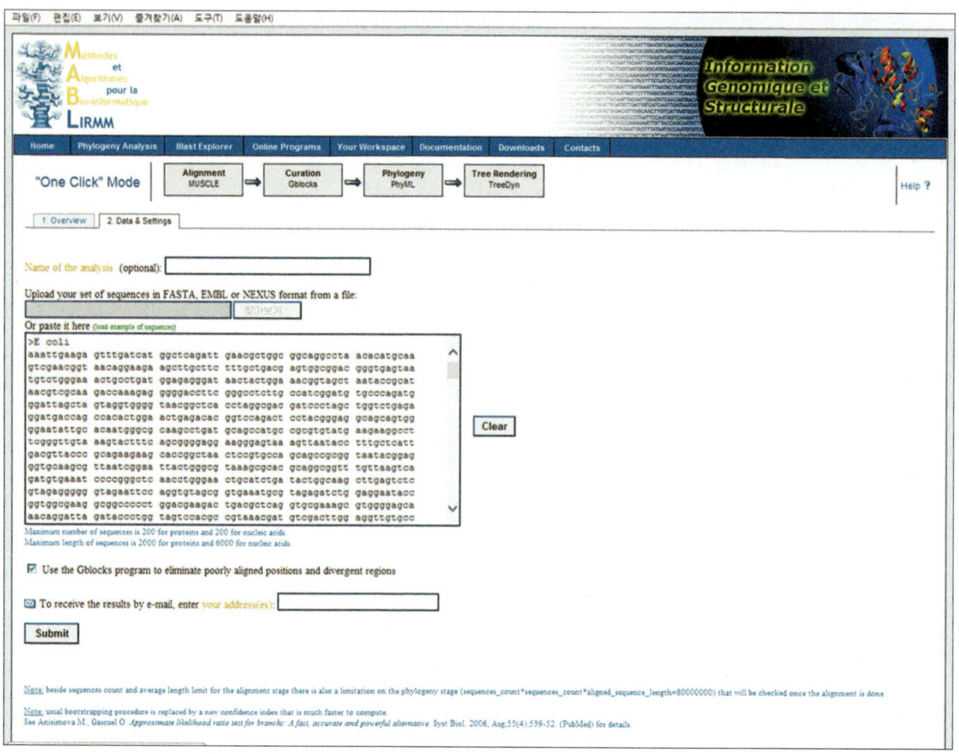

Alignment 창이 잠시 나왔다가 사라진 후 계통발생이 분석되고 그림으로 나타난다. 이렇게 형성된 그림을 계통수(Phylogenic tree 또는 Dendrogram)라고 한다.

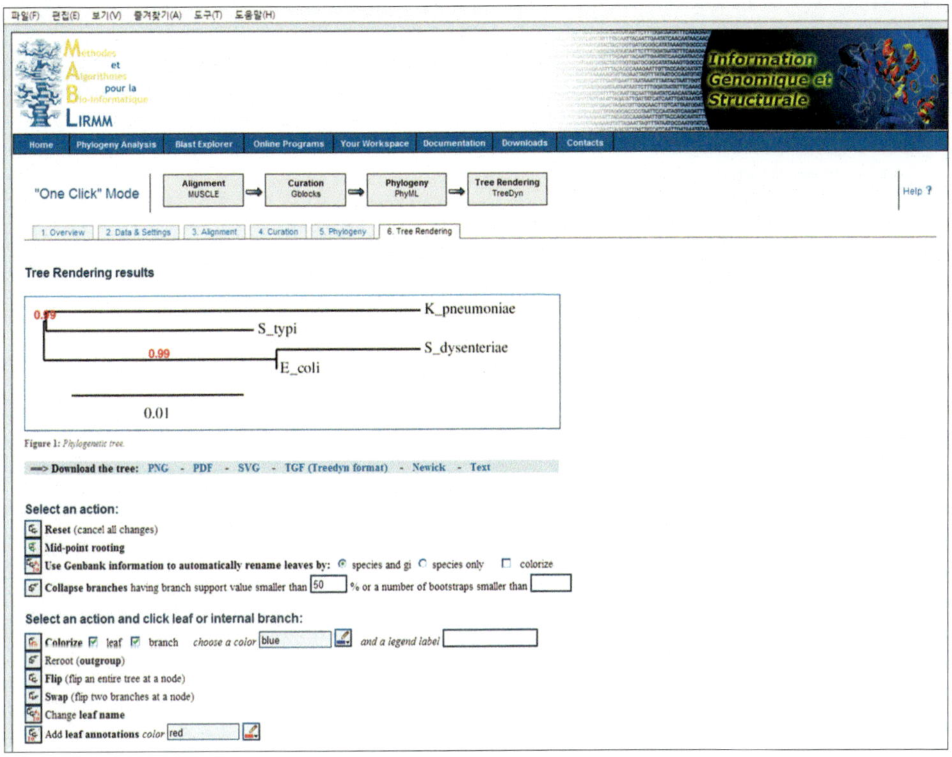

분자진단은 DNA/RNA 서열 뿐만 아니라 단백질의 아미노산 서열을 분석하여야만 하는 경우도 많이 있다. NCBI 홈페이지에서 'Nucleotide'를 선택하는 대신 'Protein'을 선택하면 염기서열 대신 아미노산 서열을 획득할 수 있다. DNA/RNA 서열에서 돌연변이가 검출이 되었을 경우 이 돌연변이가 단백질에 어떤 영향을 주는지를 확인하기 위해서는 아미노산 서열로 번역을 하여야 한다. 분자생물학의 다양한 Tool을 제공하는 Expasy는 대표적인 핵산서열 번역 tool을 제공하고 있다. 번역 Tool 홈페이지(http://web.expasy.org/translate/)로 이동하면 다음과 같은 창이 나타난다. 이 창의 박스에 번역하고자 하는 핵산 염기서열을 입력하고 'TRANSLATE SEQUENCE'를 클릭한다.

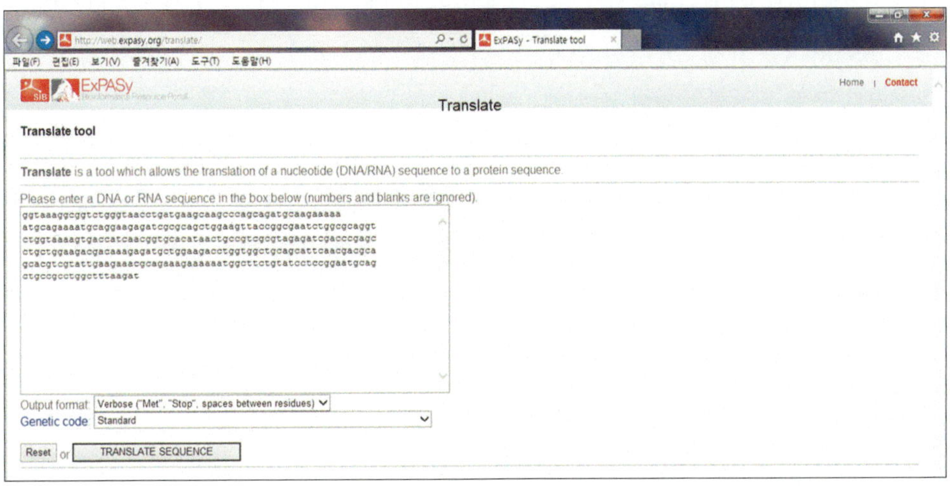

예로서 DNA 염기서열을 통해 획득한 DNA 서열을 입력하고 번역을 시행하였을 경우 결과는 forward 방향으로 3′ frame 모두를 번역하고, 또한 reverse 방향으로 3′ frame을 모두 번역하여 제공한다. 이 각각을 목표 단백질의 원 서열과 비교 검토하여 돌연변이의 의미를 파악한다.

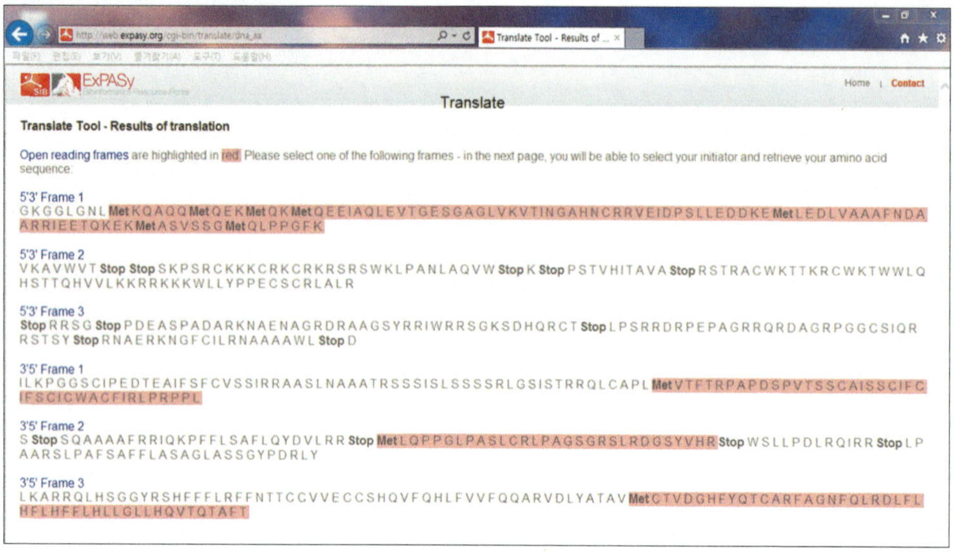

분자진단의 판독은 검사자의 전문적인 지식을 많이 요구한다. 판독을 쉽게 하기 위한 여러 가지 프로그램이 끊임없이 개발되고 있으나 여전히 검사자가 모든 데이터를 정확하게 분석하고 판단하는 것이 매우 중요하다.

1. 16S rDNA 정보로 미생물 동정하기

1) 16S ribosomal RNA(DNA) 개관

전통적인 생화학적, 형태학적 방법으로 동정이 어려운 세균의 경우 분자진단의 방법을 적용할 수 있다. 세균 동정에 일반적으로 가장 먼저 적용하는 target 유전자는 16S ribosomal RNA(rRNA)를 전사하는 유전자 DNA 서열 분석이다. 16S rRNA는 원핵생물 ribosome의 30S 아단위(subunit) 소체를 구성하는 RNA 분자로서 동일 종과 속 내에서 높은 수준으로 염기서열이 보존되어 있으며, 다른 종 또는 속과는 염기서열의 차이가 존재한다.

16S rRNA 유전자 크기는 약 1.54 kbp이나 세균종에 따라 정확한 길이는 다소 차이가 있다. 또한, 균종에 따라 하나 이상의 16S rRNA를 가지는 경우도 있다. 그러나 현재까지 가장 많은 수의 염기서열 정보가 알려져 있어 16S rRNA 유전자로 균 동정을 하는 것이 용이하다.

세균의 동정은 임상에서 진단과 치료 외에도 감염관리의 목적으로도 아주 중요하다. 그람염색과 생화학적 검사에 의존하는 동정 방법은 생화학적 특성이 기존에 알려진 종과 속의 특성과 일치하지 않는다든지, 배양이 까다로운 세균의 경우이든지, 혐기적 세균과 같이 특수배양 장치가 필요한 경우, 배양기간이 긴 느리게 성장하는 세균에는 적합하지가 않다. 따라서 보편적으로 보급되어 있는 PCR과 염기서열 분석을 통해 정확하고 빠르게 세균을 동정할 수 있는 16S rRNA 유전자 분석방법이 대체 또는 보완의 방법이 된다.

일반적인 분석 과정은 다음과 같다.

① genomic DNA 추출 키트를 사용한 세균 genomic DNA 추출
② 16S rRNA 유전자 특이 primer를 사용하여 PCR 실시
③ PCR 산물의 염기서열 분석
④ 획득한 염기서열을 NCBI와 같은 database에서 blast하여 검색
⑤ 염기서열 상동성 비교를 통해 세균 동정

16S rRNA 유전자 염기서열 상동성 비교를 통해 세균 동정을 할 경우 세균마다 약간씩의 차이는 있으나 표준 균주와 대체로 99.0% 이상의 %일치도를 요구하며, 최소 95% 일치도는 요구한다. 16S rRNA 유전자 염기서열을 이용하여 세균 동정을 하는 방법은 '생물정보학(Bioinformatics)' 단원에서 자세히 설명되어 있으므로 참조하면 된다.

16S rRNA 유전자와 primer 위치를 나타내는 간단한 그림은 다음과 같으며, primer 종류는 표로서 정리하였다. 그 중에서 가장 많이 사용되는 primer set는 27F와 1492R이다. 4

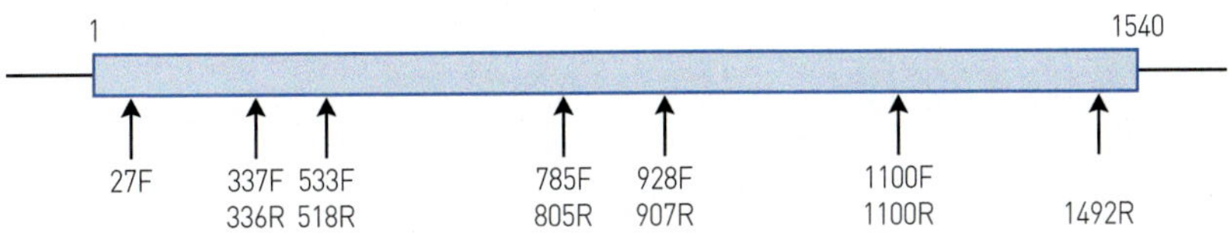

그림 9-1 16S rRNA 유전자 서열 분석용 primer의 위치

2) 16S rRNA 유전자 서열 분석용 Primers

Primer names	Sequence(5'-3')
8F	AGA GTT TGA TCC TGG CTC AG
U1492R	GGT TAC CTT GTT ACG ACT T
928F	TAA AAC TYA AAK GAA TTG ACG GG
336R	ACT GCT GCS YCC CGT AGG AGT CT
1100F	YAA CGA GCG CAA CCC
1100R	GGG TTG CGC TCG TTG
337F	GAC TCC TAC GGG AGG CWG CAG
907R	CCG TCA ATT CCT TTR AGT TT
785F	GGA TTA GAT ACC CTG GTA
805R	GAC TAC CAG GGT ATC TAA TC
533F	GTG CCA GCM GCC GCG GTA A
518R	GTA TTA CCG CGG CTG CTG G
27F	AGA GTT TGA TCM TGG CTC AG
1492R	CGG TTA CCT TGT TAC GAC TT

3) 16S rDNA PCR mixture 준비

구성물	(μL)	(μL)	(μL)
Template DNA(bacterial DNA extract)	1	1	1
16S forward primer(27F)(20 pmol/μL)	1	1	1
16S reverse primer(1492R)(20 pmol/μL)	1	1	1
10X buffer	5	5	5
$MgCl_2$(20mM)	1	2	4
Taq polymerase(5U/μL)	0.5	0.5	0.5
dNTPs(2.5mM)	4	4	4
ddH_2O	to 50	to 50	to 50
total	50	50	50

4) 16S rDNA PCR 수행

온도	시간	사이클 수
95℃	10분	1cycle
95℃	1분	35 cycles
50℃	1분	
72℃	2분	
72℃	7분	1 cycle

5) 16S rDNA 염기서열 분석

상기 16S rDNA PCR 산물의 band size를 전기영동으로 확인한 후에 이를 정제하고 외부 sequencing 대행업체에 염기서열 분석을 의뢰한다. 획득한 DNA 서열을 앞서 설명한 것과 같이 NCBI 홈페이지에서 Blast를 사용하여 균 동정을 시도한다.

참고문헌

■ 생물정보학 관련 인터넷 싸이트

- http://www.ncbi.nlm.nih.gov
- http://www.omim.org/
- https://www.genetests.org/
- http://www.phylogeny.fr/index.cgi
- http://web.expasy.org/translate

실습 결과 보고서

학과		반		실험 조	
성명		학번		실습일자	

1. Title(실습 주제):

2. Objectives(실습 목적):

3. Instruments and equipments(기구 및 장비):

4. Materials and reagents(재료 및 시약):

5. Methods(실습 방법):

6. Observation and results(관찰 및 결과): 별지 사용

7. Discussion(토론): 별지 사용

8. References(참고문헌): 별지 사용

이해도 확인 문제

1. 16S rRNA RNA와 16S rRNA DNA의 서열의 차이점은 무엇인가?

2. DNA 서열을 단백질로 번역할 때 적용되는 'reading frame'은 무엇을 뜻하는가?

3. 'Bast'한다는 것을 설명하시오.

제 10 장

DNA 염기서열 분석

DNA 염기서열(DNA sequence) 분석 방법의 발명은 과학적 발명 중에서도 획기적인 발명으로 생명과학의 진보를 이룰 수 있었던 초석으로 간주된다. 이 방법을 사용하여 생명에 대한 근원적인 물음에 대한 해답을 얻고 있을 뿐만 아니라 인류가 매일 직면하는 질병을 더욱 잘 이해하고, 진단하고, 치료하는 방법을 개발하고 있다. 이 장에서는 전통적으로 사용되어온 Sanger법 기반의 자동 염기서열 분석법과 최근에 널리 보급되고 있는 차세대 염기서열 결정법(next generation sequencing; NGS)을 소개한다.

1. Sanger 원리 기반의 자동 염기서열 분석법

DNA 서열 분석은 독립적인 두 그룹에 의해 발명되었다. 1977년 초 Gilbert에 의해 발명이 된 방법으로 DNA 이중가닥을 단일가닥으로 분리한 후 각각의 염기에 화학반응을 시켜 절단한 후 절단된 DNA 조각을 전기영동으로 분리하여 짧은 조각에서부터 긴 조각 방향으로 각 절단된 염기를 읽어가는 방법이다.

두 번째 방법은 1977년 말 Sanger 팀(그림 10-1)이 발표한 DNA 사슬 합성을 종결시키는 억제제에 의한 방법(chain-terminating inhibitor)으로 흔히 'Sanger법'이라는 방법이다. 이 두 연구자 모두 DNA 서열분석 방법 발명의 공로를 인정받아 1980년 노벨화학상을 수상하였다.

첫 번째 방법은 화학적으로 각 염기를 절단하여 DNA 조각이 만들어지기 때문에 '화학적 방법'이라고 불렸고, 두 번째 방법은 DNA 중합효소를 사용하여 DNA를 합성하면서 동시에 각각의 염기에서 합성이 종결되어 DNA 조각이 만들어지기 때문에 '효소법'이라고도 불렸다. 발명 당시 이 두 방법은 만들어지는 DNA 조각을 눈으로 확

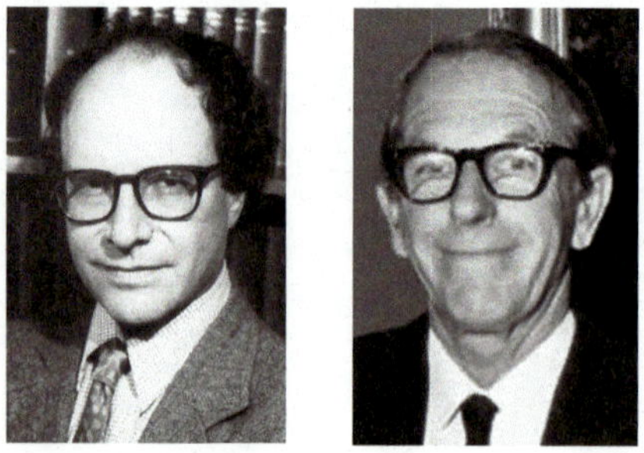

그림 10-1 Walter Gibert (왼쪽)와 Frederick Sanger (오른쪽)

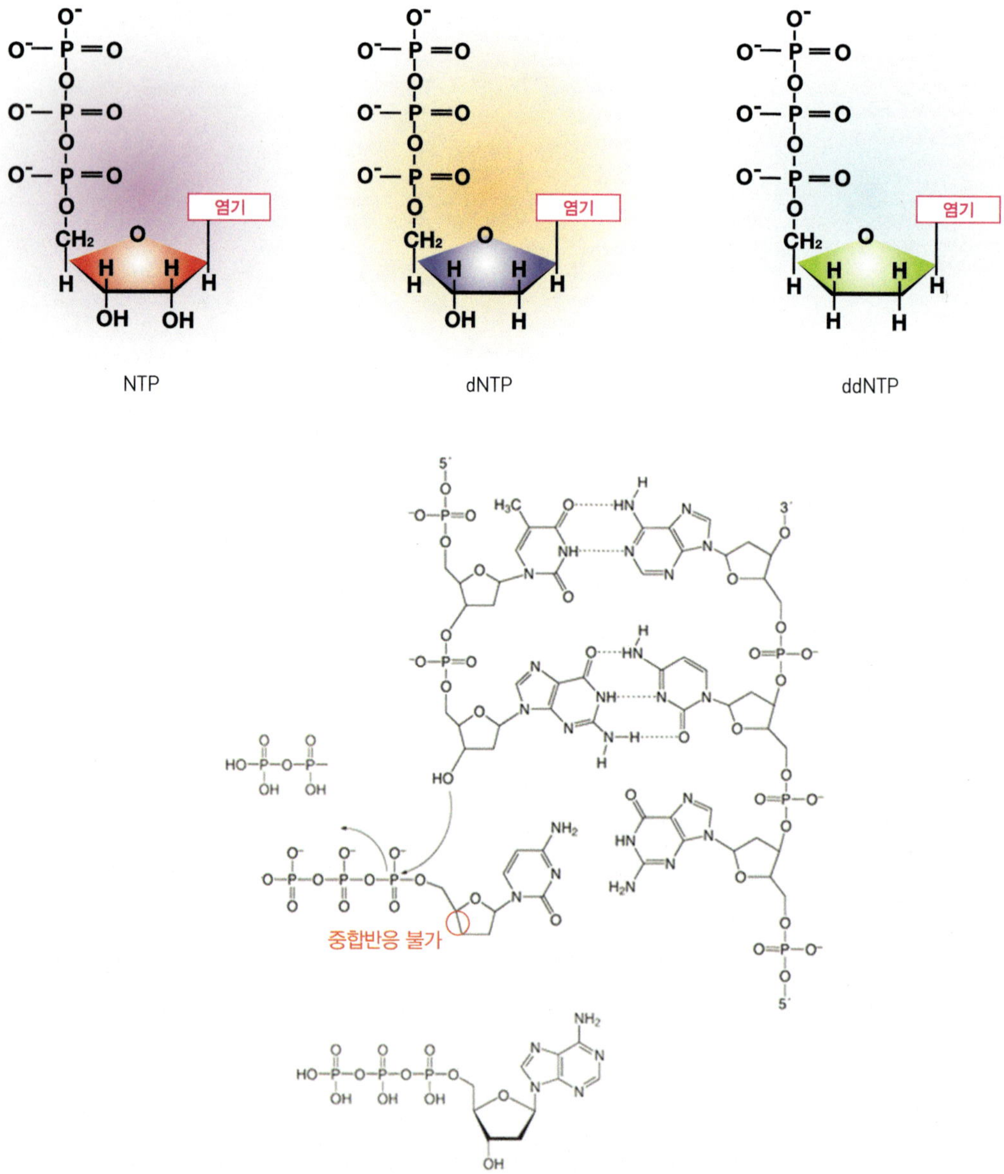

그림 10-2 A. 뉴클레오티드 삼인산의 종류 B. ddNTP에 의해 DNA 합성이 종결되는 메카니즘.

인하기 위해 방사능 동위원소를 사용하여 DNA를 표시한 후 X-ray 필름에 노출시켜 DNA 조각을 확인하였다. 이 두 방법 중 Sanger법이 형광염료가 결합된 dideoxynucletide(그림 10-2) 사용과 모세관전기영동 기술이 결합된 자동화된 염기서열 분석법에 더 적합하여 염기서열 분석법의 표준방법으로 약 30여년 동안 사용되고 있다.

이 장에서는 형광염료가 결합된 DNA 합성 종결 시약을 사용하는 자동화 방법으로 DNA 서열을 분석하는 방법, 즉 Sanger 자동 염기서열 분석법을, 현재 가장 많이 사용하는 장비를 생산하는 Applied Biosystems 회사(Thermo Fisher Scientific 회사, USA)의 매뉴얼에 준하여 설명하였으며, 그림 10-3은 자동화 DNA 서열 분석과정을 요약하여 나타내고 있다.

1) 목적 DNA 준비

DNA 추출방법은 그 기원이 어떤 생물 종인가 또는 검체의 종류가 혈액, 세포, 조직인가에 따라 약간 다르나 공통적으로 silica column을 이용하는 킷트를 사용한다. DNA의 추출 방법은 '제5장 핵산의 추출'을 참고하기 바란다.

PCR 산물을 주형으로 사용할 경우에는 제6장의 PCR의 원리와 제9장의 16S rDNA PCR의 예를 참조로 하여 목적 DNA를 PCR로 증폭한 후 그 PCR 산물을 사용하면 된다.

DNA sequencing에도 상보적인 시발체(primer)가 필요한데, 목적 DNA가 vector에 삽입되어 있을 경우 해당 vector에 표시되어 있는 primer를 사용하면 된다. 예를 들면 T7 (TAA TAC GAC TCA CTA TAG GG), M13 Forward (GTA AAA CGA CGG CCA GT), M13 Reverse (GCG GAT AAC AAT TTC ACA CAG) 등이 있다. 목적 DNA가 PCR 산물일 경우에는 목적 DNA를 PCR할 때 사용한 primer를 사용하면 된다.

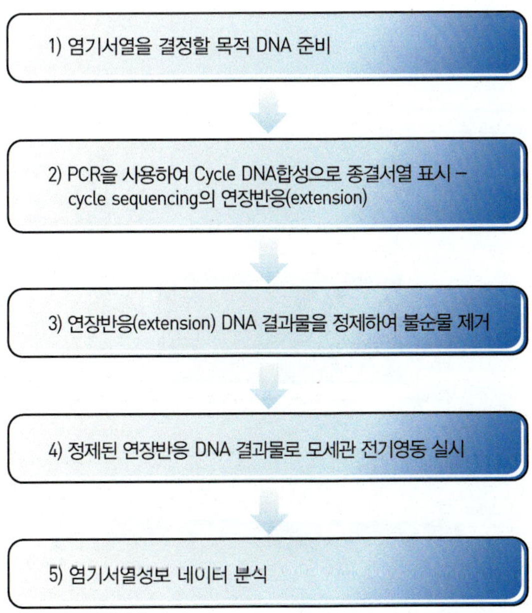

그림 10-3 자동화 DNA 서열 분석 과정 요약

목적 DNA의 순도는 매우 중요하다. DNA 순도가 좋지 않을 경우에는
① 결과 peak가 이중으로 나타난다.
② 결과 peak가 잘 나타나지 않을 수 있다.
③ 신장반응이 조기 종결되어 신호가 짧은 서열만 나오거나 안 나올 수도 있다.

따라서, 목적 DNA의 A260nm/A280nm ratio값이 1.8 이상인 것으로 준비하는 것이 바람직하다. 목적 DNA의 필요량은 수탁회사에 따라 약간씩 차이가 있으니 각 회사에 문의하여 준비하는 것이 좋다. 보통의 경우 1 μg/50 μl의 양을 PCR tube에 담아서 보내면 안전하다. 이를 위해 우선 목적 DNA의 농도를 A260nm 값을 Beer 법칙에 따라 계산하여 적절한 양을 제공하면 된다.

2) PCR을 사용하여 Cycle DNA 합성(cycle seguence)으로 종결서열 표시

이 단계는 특수한 DNA 합성 종결시약을 사용하여 PCR을 하는 단계(Cycle DNA 합성)로, 대체로 cycle DNA PCR을 갖춘 회사에서 수행하며, 각 회사가 어떤 장비를 운영하느냐에 따라 다르다. DNA sequencing에 사용되는 장비는 주로 Applied Biosystems 회사의 것을 사용하는데, 이 회사는 Thermo Fisher Scientific 회사(USA)에 소속되어 있다. 우리나라 대표적인 DNA sequencing 회사인 Macrogen은 Thermo Fisher Scientific 회사(USA)의 '3730xl DNA analyzer'를 DNA sequencing에 사용하고 있으며, 다른 국내 회사도 동일한 기종을 사용하고 있다.

■ Cycle sequence의 원리

Cycle sequence는 PCR과 유사하다. 대부분 같은 반응구성물을 사용하며, 변성-결합-신장 반응을 반복하는 열사이클 과정도 같으며, thermocycler 기계를 사용하는 것도 동일하다. 가장 결정적인 차이는 각 반응 cycle에서 하나의 primer만 사용하여 증폭이 선형적이며 지수적이지 않다는 점이다. 이 방법의 장점은 감도를 향상시켜서 매우 소량의 DNA시료로도 시퀀싱을 할 수 있게 한다(그림 10-6, 10-7).

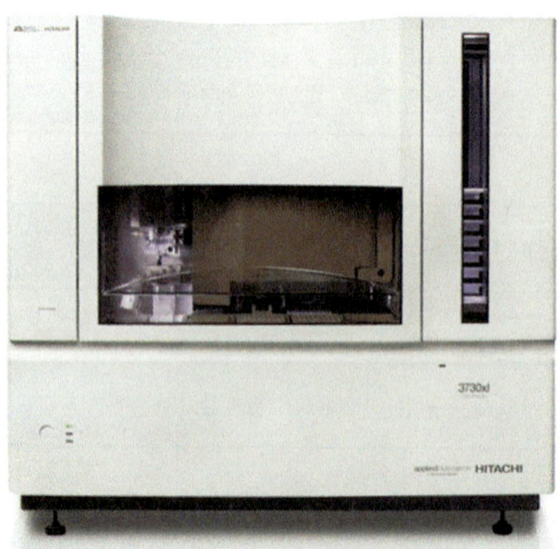

그림 10-4 Applied Biosystems™ 3730xl DNA Analyzer

(Thermo Fisher 홈페이지에서 발췌, https://www.thermofisher.com/order/catalog/product/A41046?SID=srch-srp-A41046)

반응혼합물(reaction mixture: DNA 중합효소, 주형, 프라이머, dNTPs, terminator NTPs)은 반복되는 3단계 열싸이클을 거치면서 연장반응(extension) 산물이 만들어진다. 3단계 열싸이클은 변성(denaturation)-결합(annealing)-연장(extension)의 반복이다. 연장산물이 만들어지면 불순물 제거과정(clen-up)을 거치고 다음에 모세관 전기영동으로 염기서열을 읽어내어서 분석한다.

■ 연장반응(extension)산물에 형광라벨이 표시되는 방법

'연장반응'이라고 하는 것은 목적 DNA를 주형으로 하여 PCR이 진행되는 동안 형광염료가 결합된 디데옥시뉴클레오티드(ddNTP, 염색 종결자)가 삽입되면서 합성되던 DNA가 종결된 DNA 사슬을 말한다.

자동화된 cycle DNA sequencing 과정에서 디데옥시뉴클레오티드, ddA, ddC, ddG 또는 ddT에 각각 서로 다른 네 가지 형광염료가 결합되어 있는 것을 사용하는데, 빛에 의해 형광염료가 여기 될 때 각 형광염료의 고유한 파장을 방출하기 때문에 DNA 합성이 종결되면서 마지막으로 삽입된 3'말단 디데옥시뉴클레오티드의 형광염료를 구분하여 A, C, G 또는 T로 식별한다. 형광염료가 결합된 ddA, ddC, ddG 또는 ddT을 가진 연장반응산물은 다음 단계인 모세관 전기영동에서 각각 분리가 된다.

형광염료가 표지된 디데옥시뉴클레오티드를 선택하는 것은 목적 DNA의 기원과 종류에 따라 다른데 표준 DNA 염기서열 분석에 사용되는 시약은 BigDye® Terminator v3.1 Cycle Sequencing Kit 이다.

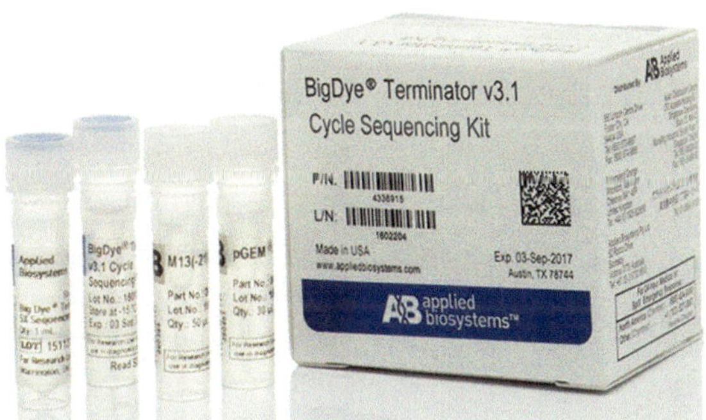

그림 10-5 BigDye® Terminator v3.1 Cycle Sequencing Kit

(Fisher Scientific 홈페이지에서 발췌, https://www.fishersci.fi/shop/products/bigdye-terminator-v3-1-cycle-sequencing-kit-5/15781836)

표 10-1 DNA 서열분석을 위한 DNA 합성 반응 조성

시약		용량 (10ul)	
대조군	실험군(검체)		
pGEM vector DNA control		1	
M13 forward primer (0.8 pmol/ul)		4	
	목적 DNA (40 ng/ul) (PCR 산물일 경우)		1
	목적 DNA 특이 primer (3.2 pmol)		1
BigDye Direct PCR Master Mix		4	4
증류수		1	4
총 용량		10	10

구성품은 다음과 같다.

- BigDye™ Terminator v3.1 Ready Reaction Mix
- pGEM™-3Zf(+) doublestranded DNA Control Template (200ng/μL)
- −21 M13 Control Primers (0.8pmol/μL)
- BigDye™ Terminator v1.1 & v3.1 5X Sequencing Buffer

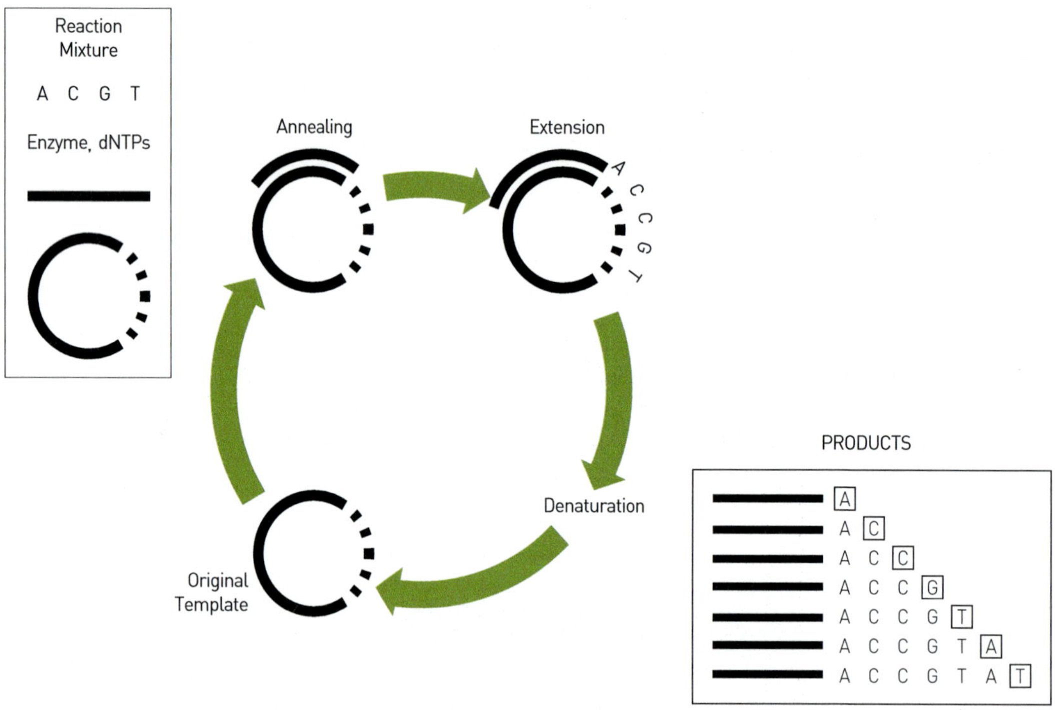

그림 10-6 Cycle sequence의 원리 (반복되는 결합-연장-변성 과정을 통하여 연장반응 산물(extension products)이 선형적으로 증가하게 된다.)

그림출처: DNA Sequencing by Capillary Electrophoresis. Applied Biosystems Chemistry Guide. Third Edition. Applied Biosystems

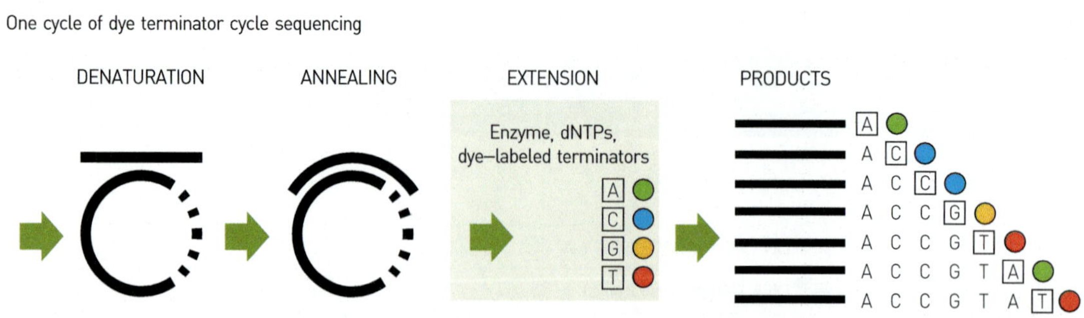

그림 10-7 Cycle sequence로 염기서열을 결정하는 원리 및 과정 (Cycle sequence 과정을 거치면서 형광염료가 결합된 종결자가 결합하여 각 염기서열을 알아낼 수 있다.)

그림출처: DNA Sequencing by Capillary Electrophoresis. Applied Biosystems Chemistry Guide. Third Edition. Applied Biosystems

목적 DNA와 Cycle sequencing kit 시약을 다음과 같이 혼합하여 PCR을 수행하여 확장산물을 만든다. 그림. 10-6은 만들어지는 확장산물의 예시를 그림으로 나타낸 것이다.

3) 연장반응산물 정제

연장반응산물이 만들어지고 나면 PCR을 통해 연장반응산물을 만들기 위해 혼합하였던 ddNTP가 다 사용되지 않고 남아있기 때문에 이들을 제거하여야 한다. 제거가 되지 않으면 ddNTP와 연장반응산물에 삽입되어 있는 ddNTP의 형광염료의 신호가 혼재되어 연장반응산물의 형광염료의 신호를 읽는데 방해가 된다. 따라서 시약으로 사용한 ddNTP를 제거하는 정제단계를 거쳐야 한다.

시약 ddNTP로부터 연장반응산물을 정제하는 방법은 DNA 서열분석 회사에서 판매하는 킷트를 사용하거나, 에탄올 침전, spin-column 등의 방법을 사용한다. 에탄올 침전을 할 경우 적정 에탄올의 농도를 지키는 것이 중요하다. 농도가 맞지 않을 경우 침전이 잘되지 않거나 불순물까지 침전이 되기도 한다. Spin-column을 사용할 경우 제조회사의 매뉴얼에 따라 진행하면 된다.

4) Capillary Electrophoresis

정제된 확장산물을 모세관 전기영동을 하여 각 길이가 다르게 종결된 확장산물을 분리한다. 모세관 전기영동의 장비는 다른 자동화 장비와 마찬가지로 각 검사기관의 상황과 시료 수에 맞는 장비를 선택하여 운영하면 된다. 이 장비는 96well 포맷이거나 384well 포맷으로 구성되어 있으며, 각 제조회사의 사용자 매뉴얼을 참고하여 운용하면 된다. 그림 10-8은 간략하게 모세관 전기영동을 통해 형광신호를 획득하는 것을 나타내고 있다.

5) 데이터 분석

모세관 전기영동에서 발생되는 데이터는 DNA 서열 분석 소프트웨어에 의해 분석된다. 프로그램의 종류에 따라 서열 결과 보기, 서열 편집, SNP 분석 등 다양한 옵션을 제공한다. 가장 기본적인 DNA 서열 분석결과는 electropherogram이라고 하는 형광신호에 따른 서열순서을 보여주는 그래프(그림 10-9)와 서열만을 보여주는 문서파일(그림 10-10)이다. 국내 회사에 DNA 서열 분석을 의뢰하여 결과를 받았을 경우, 간단한 기능을 가진 프로그램

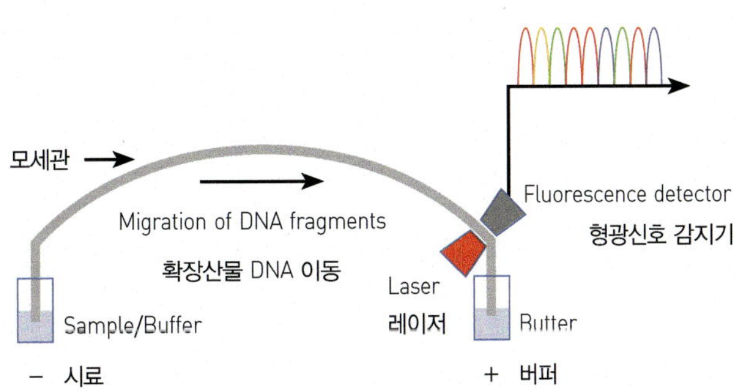

그림 10-8 모세관 전기영동을 통해 확장산물을 분리하고, 신호를 검출하는 모식도

을 함께 제공하기 때문에 손쉽게 결과를 볼 수 있다.

데이터를 사용할 때에는 서열 분석이 잘 되었다 하더라도 서열 분석의 시작과 끝 부분은 형광신호가 잘 나타나지 않기 때문에 신뢰할 수 있는 결과가 아니므로 형광신호가 잘 나타난 구간의 결과를 사용하는 것이 중요하다. 서열 하나만이라도 잘못 분석되거나 에러에 의해 다른 염기로 잘 못 분석 되었을 경우에도 돌연변이로 해석이 되기 때문에 정확도가 매우 엄밀하게 요구되며, 세밀하게 결과를 분석하는 것이 중요하다. DNA 분석 결과가 양질의 결과를 나타낸다면 분석된 DNA 서열을 이용하여 종 분석, 돌연변이 검출, SNP 검출, 질병의 원인 유전자 또는 변이 등, DNA를 가지고 연구할 수 있는 모든 분야에 사용할 수 있다.

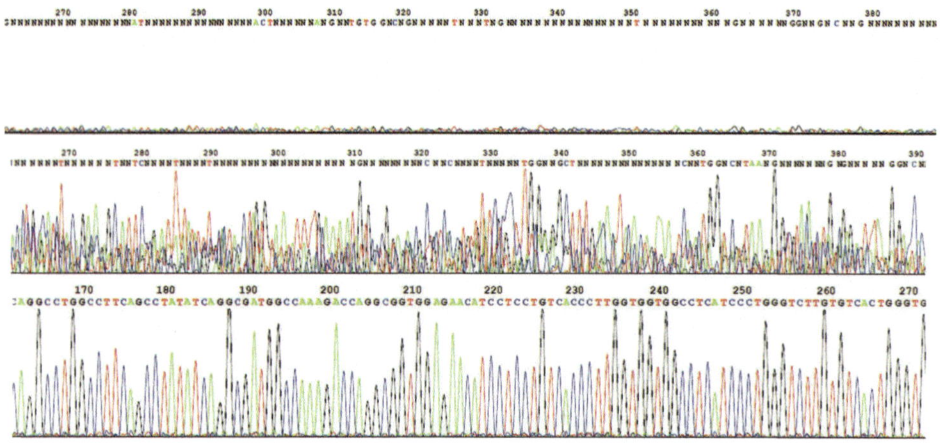

그림 10-9 서열 분석결과를 나타내는 electropherogram. 위 두 경우는 서열분석이 잘못된 결과이고, 마지막 아래는 서열분석이 잘된 결과이다.

```
  1 NNNNNNNNNN NNNNNNNNNN NNNNNTTCTG CTTTAATAAG ATCCTCTAGA
 51 GTTTAAACTC AGTCAGTCAC AGCGTAGTCT GGGACGTCGT ATGGGTAGGA
101 GATCTGGATA GGGAACTCAC AGACGGCCAG ATGGGAGGTG GAGCAGGGGA
151 CGTCATTCCA CTGGCCATTT TTCAGTAGCA ATACACAATC TTCATCAGAA
201 CCAGCATTGT TGGGTTCACC CTCGTTCCAG TTTGTGTAGG TCAGTCTATT
251 TCCTGTCAGA TCCACAAACT GCCCTTCTGT CTTCTCATCA GTGATGCCCA
301 GGAAGGCTTC CTCCTTGATG AGATTCTGAA TGGCTCCATT CTCTGCAGCA
351 TTCCTGGGGG TGGCCACAGA GGCCTGGAAC TTGACACACA AGGCCTTCAC
401 TTTTTCAAAG GTCATTATTT CACCATTGGT CAGGAAGAAC TTGTTCCCAA
451 CTTGTTTGCC CAGAGAGAAG GTCAGCCACT TTTTGATACG TGCCATTTCT
501 GTTTGCAGAG CTTTTCTTTC TGAGGCAGCC AGGCTACTAT CACCATCCGG
551 ACTTTTTCCA GGGTCTCCTT TTTGGCCCTT TGGTCCTGGT GACCCAGAAG
601 GCCCTGGATT TCCTGGANGC CCCAACTTTC CAGGGGGGCC CTGTAAGCCT
651 CTGAGCCCTT GGCCTGGTTC CCCCTTTTCT CCCTTGGTGT CATCACGCCC
701 ATCTTTGNNT GGGAAGCCGT TGATGCCTGG AGAGCTACAG GCAATCACTG
751 CANGGCANGT CTTTTGGGCA TCCTCACAGG TCACAGNTTN CTGANN
```

그림 10-10 DNA 서열 분석결과를 나타내는 문서 파일

2. NGS 차세대 염기서열 결정법 (next generation sequencing; NGS)

NGS는 염기서열결정을 대량으로, 고속으로 처리하기 위하여 개발된 방법이다. NGS는 앞에서 학습한 Sanger 염기서열 분석방법과 달리 수많은(백만 개 이상)의 DNA 조각을 병렬로 대량으로 처리한다. 차세대 염기서열 분석 기술의 등장으로 유전체 분석은 비용이 파격적으로 낮춰지고 속도는 현저히 빨라졌다. 덕분에 과거에는 엄두도 못 냈던 분야까지 응용범위가 널리 확대되어 의생명과학의 발전에 크게 기여하고 있다. 지금은 NGS를 이용한 대용량 DNA염기서열 분석기반 연구가 의생명과학계에서 하나의 큰 흐름이 되고 있다. NGS 시대에는 유전자를 빼놓고는 의학을 논할 수도 없게 되었다. NGS는 맞춤의학 서비스의 기반을 마련하였다.

NGS의 원리는 하나의 유전체를 수많은 조각으로 분해하여(대량처리) 각 조각을 동시에 읽어낸 뒤(병렬처리), 이렇게 얻은 각조각의 데이터를 겹치는 부분을 이용하여 순서대로 조합함으로써 방대한 전체 염기서열정보를 해독하는 것이다.

1) NGS에서 사용된 3 가지 핵심 기술

NGS에서는 Sanger 기반의 자동 염기서열 결정법의 병목이 되던 복잡한 과정을 과감히 없애고, 시간이 많이 소요되는 반복 과정을 한꺼번에 대량으로 처리할 수 있는 방법을 도입하였다. NGS는 수십~수백만 개의 반응을 동시에 수행하는 multiplexing 능력으로 획기직인 진보를 가져왔다.

NGS에서 사용된 기술의 특징은 하나의 유전체를 작게 잘라 많은 조각으로 만든 뒤에, 각 조각의 염기 서열을 하나의 튜브나 기판위에서 따로 증폭한 후에, 염기서열를 각각 읽어 데이터를 생성한 후 이를 연결시켜서 완성한다는 개념이다. NGS 서열분석기에 도입된 기술은 크게 클론 증폭, 대량병렬법, 신개념 염기서열결정법의 3가지로 나누어 볼 수 있다.

(1) 클론 증폭(clonal amplification)

Sanger 자동 염기서열 결정법에서는 유전체를 작게 자른 후, 약 500 염기쌍의 길이를 가진 주형 DNA를 하나씩 벡터에 cloning 하여서 library를 만들었다. 그리고 각각의 클론을 하나씩 별도로 증폭시킨 후 이를 이용하여 염기서열을 결정하였다. NGS에서는 번거로운 cloning 과정을 모두 없앴다. NGS에서는 DNA를 적절히 짧은 단편으로 자른 다음 여기에 adapter를 붙여서 library를 만들었다. 그 다음 프라이머를 이용하여 대량으로 동시에 클론 증폭을 하여 주형으로 사용되는 cluster를 만들었다. 이를 클론증폭이라 부른다. 이렇게 준비된 주형 DNA단편의 염기서열이 결정되면 shotgun 방식으로 전체 유전체의 염기서열을 짜맞추어나간다. shotgun 방식에서는 읽혀진 짧은 read를 컴퓨터로 배열하여 중복된 부분을 찾아 전체를 완성하는 알고리즘을 사용한다.

(2) 대량병렬법(massively parallel)

전통적인 방법과 NGS의 근본적인 차이는 하나의 주형가닥만 사용하지 않고 수십~수백만 개의 주형 DNA 가닥을 동시에 사용하여 대량병열방식으로 처리하는 것이다. NGS에서는 대량병렬방식을 도입하여 판상으로 배치하였다. 주형 clone은 숫자가 대단히 많아서 이를 따로 준비하면 시간이 많이 소요된다. 수십만~수백만 개의 다른 clone을 대량병렬(massively parallel) 방식으로 처리하면 시간을 획기적으로 단축할 수 있다.

(3) 바로 읽을 수 있는 신개념 염기서열 결정법

주형에서 염기서열신호를 읽어내는 과정도 효율을 떨어뜨리는 심각한 제한요인이 된다. 염기서열을 전기영동이 없이 바로 읽기 위해서 새로운 염기서열 결정 방식인 cyclic sequencing이 도입되었다. Sanger법으로 처리하면 모세관 전기영동을 해야 염기서열 결과를 판독할 수 있다. 번거로운 전기영동 과정을 없애기 위해서 주형에 한 cycle 씩 반응을 일으킨 다음, 반응에서 나오는 시그널로 각 주형의 염기에서 하나씩 서열정보를 바로 읽는 새로운 방법을 개발하였다. 이러한 배경에서 개발된 cyclic sequencing 방법으로는 i) pyro-sequencing 방법(Roche사 방식), ii) 각기 다른 형광 tag을 붙인 A, T, G, C가 중합될 때에 방출되는 형광신호를 읽는 방법(Illumna사 방식), iii) 그리고 중합반응 대신 oligonucleotide ligation(Life Technology사 방식)으로 신호를 읽는 방법 등이 있다.

2) NGS의 작업단계

이 장에서는 대표적인 NGS 기기로 Illumina 사의 Miseq을 소개한다. MiSeq은 Illumina 사의 NGS 기기 중의 하나로, 동사의 대용량 시퀀서인 HiSeq의 화학적 원리(chemistry)를 그대로 유지하면서 소형화하여 가격을 줄이고 작업을 간편하게 만든 것이다. 진단용보다는 연구용에 적합하며, 표적 재시퀀싱(targeted resequencing), 메타유전체학(metagenomics), 소형 유전체 분석(small genome sequencing), 표적 유전자 발현 분석(targeted gene expression profiling) 등의 목적에 사용된다(그림 10-12).

NGS 기기의 작업단계(workflows)는 보통 다음의 5단계로 구성된다. 이 5단계 작업과정을 Illumina사 Miseq의 방법을 기준으로 설명한다.

(1) 샘플(Sample) 준비

조직, 혈액 등에서 genomic DNA 또는 RNA를 추출한다. 일반적으로 사용되는 핵산 추출 방법을 사용한다.

(2) 라이브러리(Library) 제작

Sample DNA를 작은 조각으로 자르고, 이것으로 라이브러리를 제작하는 단계이다. 먼저 DNA 혹은 cDNA sample을 무작위로 작은 조각으로 자른다. 잘라진 조각의 5'과 3' 말단에 adapter를 결합(ligation) 시킨다(그림 10-11A). 대안으로 "Tagmentation"은 조각화와 adapter 결합을 한 스텝으로 동시에 해결하여 효율을 높이기도 한다. 얻어진 library는 품질 검사를 하여서 그 양과 질을 확인한다. Adapter가 결합된 DNA 조각(adapter-ligated fragments)은 다음 클러스터 제작 단계에서 증폭된다.

(3) 클러스터(Cluster) 제작

Library 속에 있는 DNA 조각 주형을 증폭시켜서 각 DNA 조각마다 특이적인 순수한 cluster를 형성하는 단계이다. 주형의 증폭에는 오일과 물의 성질을 이용한 에멀전 PCR법과 다리 형태로 증폭되는 Bridge PCR 증폭법이 있다. Illumina사는 Bridge 증폭법을 사용한다(그림 10-11B).

클러스터를 만들기 위해서는 먼저 라이브러리를 플로우셀(flow cell)에 넣어준다. 플로우셀의 표면에는 라이브러리 DNA 조각의 adapter에 상보적인 올리고(oligo)가 부착되어 있어서 라이브러리의 DNA 조각들이 포획(capture)된다. 각 DNA 조각은 브릿지 증폭을 통하여 각 클론에 특이적인 클로날 크러스터(clonal cluster)를 형성하게 된다(그림 10-11B). 이렇게 클러스터 형성이 완료되면 시퀀싱을 할 준비가 된다.

(4) 시퀀싱(Sequencing)

증폭된 주형의 염기 서열을 분석하는 단계이다. Roche사나 Complete Genomics사는 probe의 연결에 의해 신호를 읽는 시퀀싱(sequencing-by-ligation) 방식을 사용한다. 반면 Illumina사, QIAGEN사, Ion Torrent사 등은 염기가 주형에 결합하면서 신호를 읽어내는 시퀀싱(sequencing-by-synthesis; SBS) 방식을 사용한다.

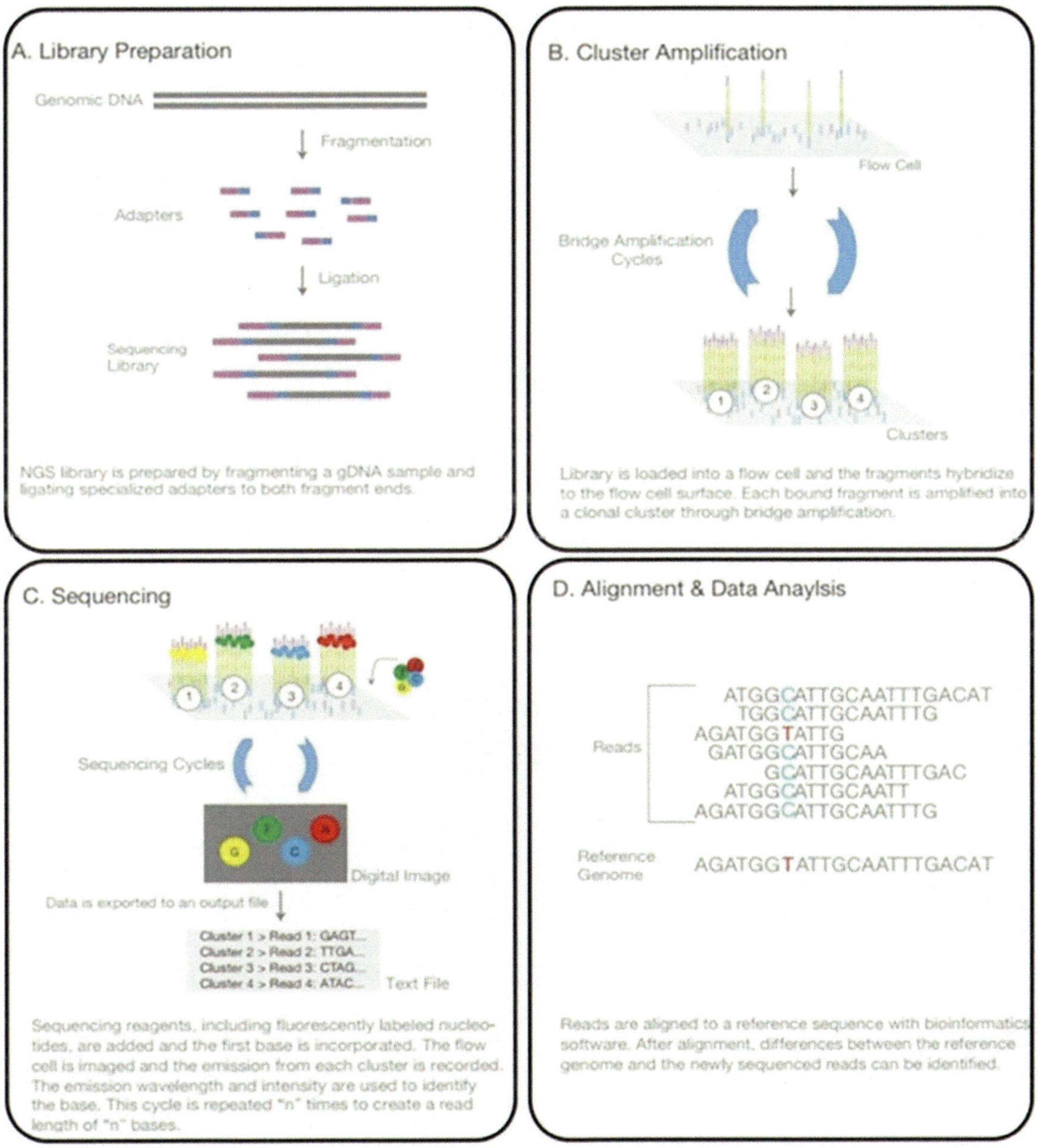

그림 10-11 NGS의 화학적 원리 – Illumina NGS는 다음 4단계로 구성된다. A. 라이브러리 준비(library preparation), B. 클러스터 생성(cluster generation), C. 시퀀싱(sequencing), D. 배열 및 데이터 분석(alignment and data analysis)

그림 출전: Illumina사, https://support.illumina.com

Illumina사의 방식은 합성에 기반을 둔 SBS 방식으로 정확도가 높아서 오류가 적다. Illumina사의 Miseq에서 사용되는 SBS 기술은 하나의 염기가 주형 가닥에 결합(incorporation)될 때 신호를 읽어낸다(그림 10-11C). 이 기술은 네 가지의 reversible terminator – bound dNTPs를 사용하는데 오류발생 비율을 줄여서 다른 방법보다 정확도가 높고, 특히 오류발생빈도가 높은 반복서열이나 상동서열의 염기서열 분석에 유용하다고 한다.

Miseq 방식에서는 위의 클러스터 제작으로 클론 증폭이 끝나면 역방향가닥(reverse strands)을 모두 제거하고 정방향가닥(forward strands)만 남긴다. 그다음 프라이머를 부착시키고, DNA 중합효소가 형광표식을 한 뉴클레오티드를 주형에 붙여나가는데 한 라운드에 단 1개의 염기만 부착시킨다. Miseq에서 사용된 reversible terminator는 한 라운드에 여러 개의 염기가 붙지 못하게 방지한다. 각 라운드마다 4가지의 색깔의 염기 중 어떤 색깔이 부착되었는지 읽어낸다(그림 10-11C).

(5) 데이터 분석(Data analysis)

최종단계로서 시퀀싱의 결과물로 도출된 염기서열을 분석하는 과정이다. 데이터 분석(data analysis)과 서열비교(alignment)를 하는 과정에서는 새로 결정된 염기서열을 표준게놈(reference genome)과 배열하여 비교한다(alignment)(그림 10-11D). 서열비교분석 후에는 여러 가지의 유전자 변이를 분석할 수 있는데, 단일염기다형성(single nucleotide polymorphism; SNP), 삽입결실(insertion-deletion; indel), 계통학적인 분석(phylogenetic analysis) or 메타게놈분석(metagenomic analysis), 유전질환 돌연변이 분석, 약물유전체학적 분석 등으로 매우 다양하다.

3) Miseq의 기기구성 및 실행

(1) Miseq 기기의 구성

가. Miseq의 외부 구성

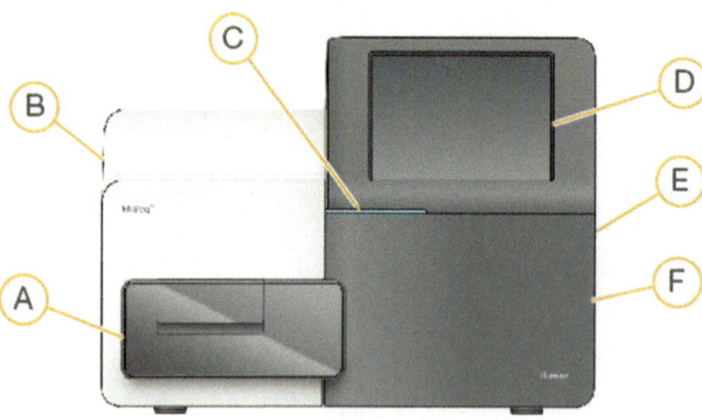

그림 10-12 Miseq의 외부 구성

그림 출전: Illumina사, https://support.illumina.com

A. 플로우 셀 부분: 실행 내내 플로우 셀이 담기는 플로우 셀 대가 들어있는 곳이다.

B. 폐쇄 광학 모듈: 플로우 셀 이미지를 촬영하는 광학 컴포넌트가 들어있는 곳이다.

C. 상태 표시줄: 세 가지 색상으로 기기 상태를 나타낸다.

D. 터치 스크린 모니터: 소프트웨어 인터페이스를 사용하여 구성 및 실행 관련 설정을 한다.

E. 외부 USB 포트: 파일과 데이터의 전송을 한다.

F. 시약 부분: 적절한 온도로 유지된 시약, 세척액, 폐기물 병이 들어 있다.

나. Miseq의 플로우셀(flow cell) 부분

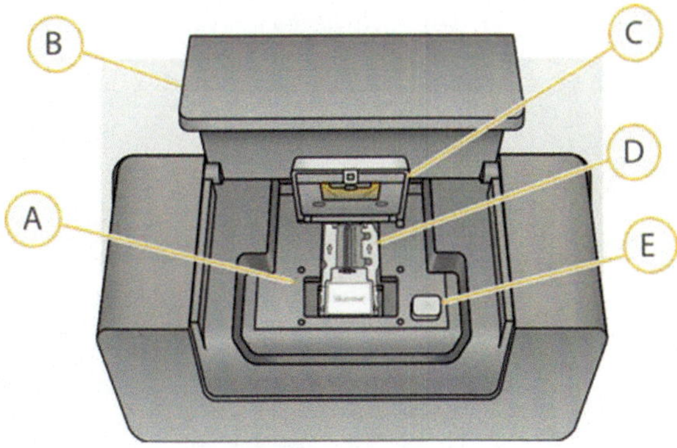

그림 10-13 Miseq의 플로우셀(flow cell) 부분
그림 출전: Illumina사, https://support.illumina.com

A. 플로우 셀 대
B. 플로우 셀 부분 도어
C. 플로우 셀 걸쇠
D. 플로우 셀
E. 플로우 셀 걸쇠 해제 버튼

플로우 셀 부분에는 플로우 셀 대, thermal station, 플로우 셀과의 플루이딕 연결부가 들어 있다. 플로우 셀 대에 플로우 셀이 놓이고, 플로우 셀 걸쇠로 플로우 셀이 고정된다. 플로우 셀 대 아래에 위치한 thermal station은 클러스터 생성과 시퀀싱에 필요한 플로우 셀 온도 변화를 제어한다.

다. 플로우 셀(flow cell)

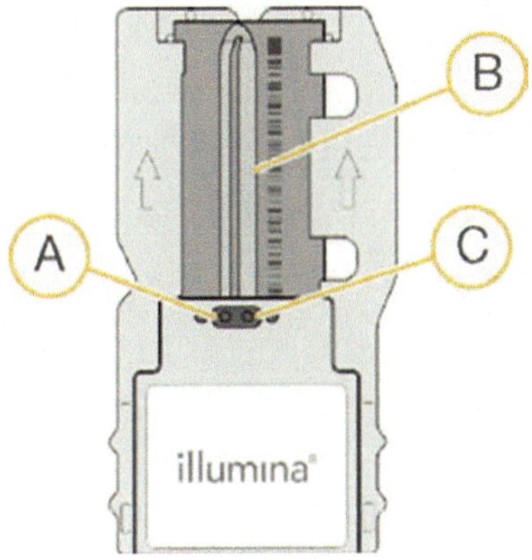

그림 10-14 Miseq의 플로우 셀(flow cell)
그림 출전: Illumina사, https://support.illumina.com

A. 배출구 포트
B. 이미지 생성 구역
C. 주입구 포트

MiSeq 플로우 셀은 일회용 유리 기반 기질로, 클러스터가 생성되고 시퀀싱 반응이 일어난다.

시약은 주입구 포트를 통해 플로우 셀로 들어가 이미지 생성 구역을 지나 배출구 포트로 배출된다. 플로우 셀 밖으로 배출된 폐기물은 폐기물 병으로 들어간다. 실행을 설정하기 전에 라이브러리를 시약 카트리지에 장착하면 실행이 시작된 후 라이브러리가 플로우 셀에 자동으로 이동된다.

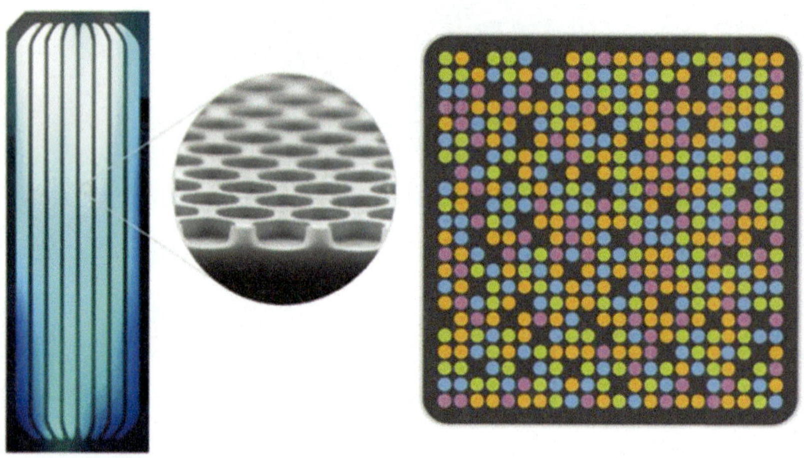

그림 10-15 플로우셀의 이미지 생성구역(그림 10-13. B)을 확장한 모습(좌) 및 각 셀의 형광 발현 모습(우)
그림 출전: Illumina사, https://support.illumina.com

(2) Miseq의 작업 흐름 (work flow)의 실행

① 사전 충전 시약 카트리지를 사용할 수 있게 준비한다.

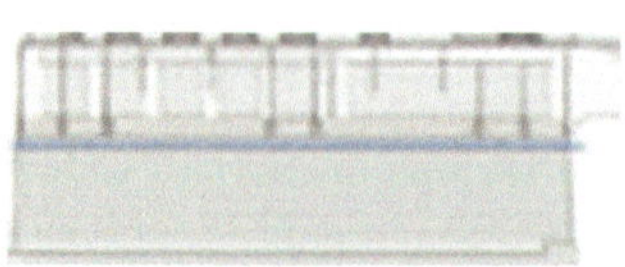

② 라이브러리를 Denaturation 및 희석한다(일부 라이브러리 유형에는 적용되지 않음).
라이브러리 믹스를 지정된 저장소의 시약 카트리지에 장착한다.

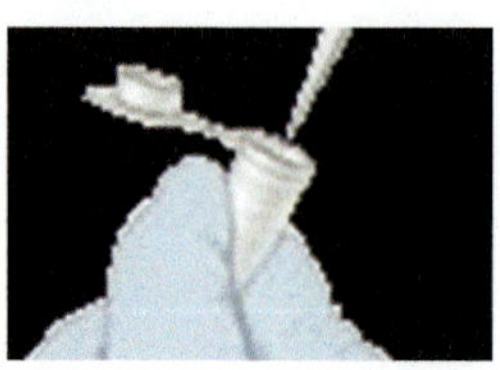

③ 소프트웨어 인터페이스에서 Sequence(시퀀스)를 선택하여 실행 설정단계를 시작한다.

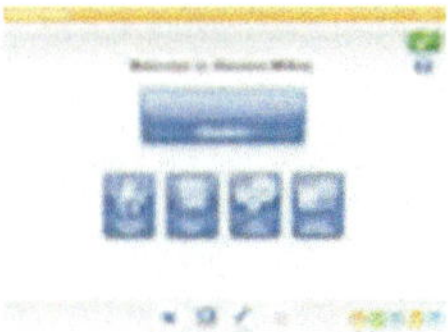

④ 플로우 셀을 세척한 후 완전히 건조한다. 플로우 셀을 장착한다.

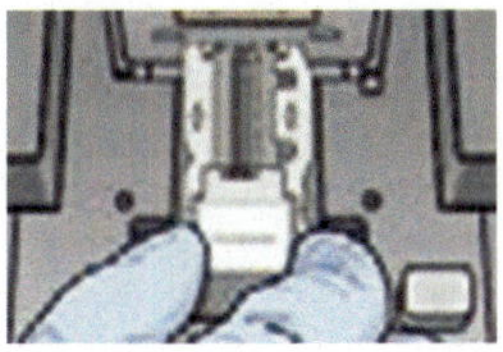

⑤ PR2 병을 장착하고 폐기물 병이 비었는지 확인한다. 시약 카트리지를 장착한다.

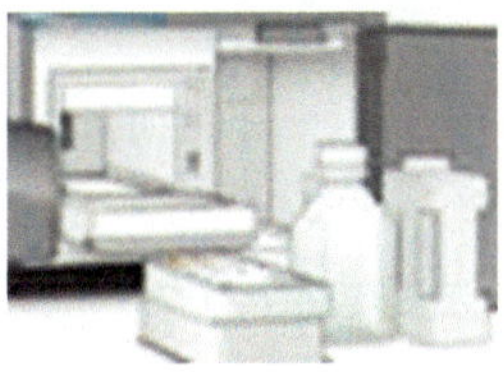

⑥ 실행 파라미터와 실행 전 검사 결과를 검토한다. Start Run(실행 시작)을 선택한다.

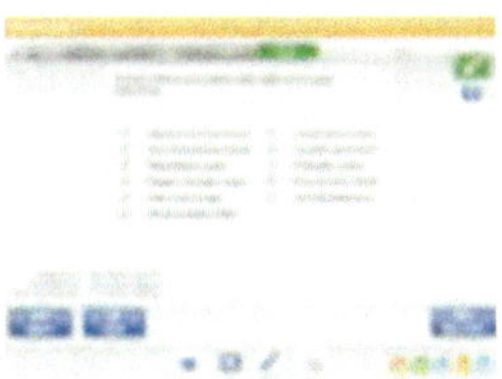

⑦ MCS 인터페이스 또는 SAV(시퀀싱 분석 뷰어)를 사용하는 다른 컴퓨터에서 실행을 모니터링한다.
실행 후 세척을 수행한다.

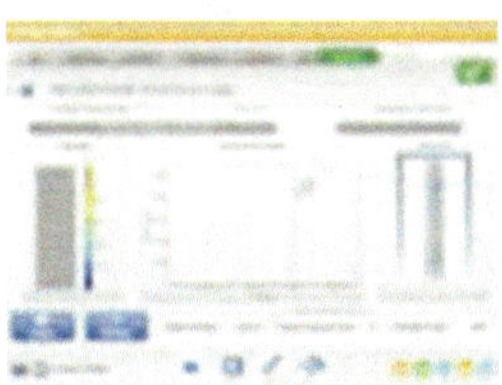

위의 ① ~ ⑦ 단계의 작업 흐름(work flow)을 실행하면 다음 3가지 작업 가, 나, 다가 완료된다.

가. 클러스터 생성

클러스터를 생성하는 동안 단일 DNA 분자는 플로우 셀 표면에 매여 있다가 브리지 증폭을 거쳐 클러스터를 형성한다.

나. 시퀀싱

클러스터 생성 후, 형광 라벨이 붙은 네 개의 디데옥시뉴클레오티드에는 각각 고유한 필터 조합과 LED를 이용하여 이미지가 생성된다. 타일의 이미지를 생성한 후 플로우 셀은 다음 타일을 노출시키기 위해 해당 위치로 이동한다. 이 프로세스가 시퀀싱 주기마다 반복된다. 이미지 분석 후에는 소프트웨어에서 염기 호출, 필터링 및

Quality Score를 평가한다.

다. 분석

실행이 완료되면 MiSeq Reporter 분석 소프트웨어가 자동으로 시작되어 이차 분석을 수행한다. 이차 분석에는 배열 및 Variant Call이 포함된다. 다른 컴퓨터에서 인터넷에 연결하여 이차 분석을 모니터링할 수 있다.

참고문헌

권순일 외. 임상분자생물학 3판. 정문각JMK. 2020년 1월

DNA Sequencing by Capillary Electrophoresis, Applied Biosystems

https://www.nobelprize.org/prizes/chemistry/1980/sanger/facts/

https://www.nobelprize.org/prizes/chemistry/1980/gilbert/facts/

Illumina 사 홈페이지, https://support.illumina.com

Miseq 시스템 안내서, Illumina, https://support.illumina.com/content/dam/illumina-support/documents/documentation/system_documentation/miseq/translations/miseq-system-guide-15027617-kor.pdf

NGS의 정의, NAVER 미생물백과사전 NGS, https://terms.naver.com/entry.nhn?docId=5144746&cid=61232&categoryId=61232

Sanger, F., Nicklen, S., Coulson, A. R. DNA sequencing with chain-terminating inhibitors. Proc. Nati. Acad. Sci. USA. 1977, 74, (12), 5463-5467,

Shendure, J. et al,. DNA sequencing at 40: past, present and future. Nature. 2017, 550(7676):345-353.

Watson, J. et al., Molecular Biology of the Gene. Vol. 1. The Benjamin/cummings Publishing Company, Inc. Menlo Park, USA. 1987.

Maxam, A. M. and Gilbert, W. A. New Method for Sequencing DNA. Proc. Nati. Acad. Sci. USA. 1977, 74, (2), 560-564.

이해도 확인 문제

1. Sanger법의 원리를 설명하라.

2. Sanger법과 NGS의 차이를 설명하라.

3. Illumina사 외 다른 회사의 NGS의 기기를 조사하고 각회사별로 NGS 기기의 원리를 설명하라.

3. 진단검사분야에서 NGS가 어떻게 사용되고 있는지 그 실태를 조사하라.

제 3 부

임상 분자진단 검사법

제 11 장

결핵(Tuberculosis) 검사 (PCR-RFLP 방법 및 PCR reverse hybridization 방법)

1. 검사의 배경

1) 결핵

(1) 결핵의 정의

결핵은 결핵균(*Mycobacterium tuberculosis*)이라 불리는 세균에 의해 전염되는 감염성 질환이다. 활동성 결핵 환자가 기침을 하면 공기 중으로 배출되는 결핵균이 호흡을 통해 다른 사람에게 감염된다. 결핵이라는 병은 결핵균이 증식하면서 체내에서 염증반응을 일으키는 것이다. 결핵의 약 85%는 폐에서 일어나는 폐결핵이지만, 우리 몸 어디에서나 발생할 수 있다. 발생위치에 따라 명칭이 다르며, 림프절에서 발생하면 림프절결핵, 척추에서 발생하면 척추결핵이라고 한다. 보통 폐 이외의 장기에서 발생하는 결핵을 통칭하여 폐외결핵(肺外結核)이라고 한다.

(2) 결핵의 역사

결핵은 인류 역사상 가장 많은 생명을 앗아간 전염병이다. 결핵은 19세기 중반까지만 하더라도 정확한 원인이 규명되지 않았으나 1882년 독일의 세균학자인 로버트 코흐(Robert Koch)에 의해 병원체인 결핵균이 발견되면서 비로소 알려지게 되었다.

결핵은 화석에서도 그 존재를 확인할 수 있을 정도로 오래된 전염병으로서, 기원전 7천년경 석기시대 화석, 기원전 5천년경 고대 이집트 및 페르시아 미이라의 폐와 림프선에서도 결핵의 흔적이 발견되었다. 또한 고대 인도

아리아베다교 성전에 결핵이 '모든 질병의 왕'으로 기록된 것만 보아도 결핵이 얼마나 오래된 그리고 무서운 질병이었는지 짐작할 수 있다.

(3) 감염경로

주된 감염경로는 폐결핵 환자로부터 나온 미세한 침방울 혹은 비말핵(droplet nuclei, 기침이나 재채기를 하면 결핵균이 들어 있는 입자가 공기 중에 나와 수분이 적어지면서 날아다니기 쉬운 형태로 된 것)에 의한 직접감염이다. 그러나 환자와 접촉한다고 하여 모두 결핵에 걸리는 것이 아니어서 접촉자의 약 30% 정도가 감염되고, 그 감염된 사람 중 약 10% 정도가 결핵 환자가 된다. 즉, 나머지 90%의 감염자는 평생 건강하게 잘 지낸다. 감염 후 발병시기는 다양하여 발병하는 사람들의 약 50%는 감염 후 1~2년 안에 발병하고, 나머지 절반은 그 후 일생 중 언제든지 면역력이 감소하는 때에 발병하게 된다. 이렇듯 감염에서 개인차이가 크게 나타나는 것으로 보아 결핵의 발병을 결정하는 것은 결핵에 대한 감수성에 차이가 나는 각 개인의 유전적 요소와 환경적 요소가 복합적으로 작용하는 것으로 보인다.

(4) 활동성 결핵 발생의 원인

결핵은 결핵균에 의한 감염 때문에 발병한다. 활동성 결핵 발생의 직접적인 원인으로 밝혀진 것들은 1년 이내의 최근 감염, 흉부 X선상 섬유화된 병변의 존재, 에이즈, 규폐증, 만성 신부전 및 투석, 당뇨, 면역 억제제 투여, 위장 절제술 및 공회장 우회술 등의 수술력, 특정 장기이식 시기, 영양실조 및 심한 저체중 등이 있다.

(5) 20대 환자의 증가 경향

우리나라는 역사적으로 결핵이 다발하였고, 현재에도 OECD 국가 중에서 결핵으로는 후진적인 편에 속한다. 우리 국민의 30%가 잠복 결핵 상태로 추정되고 있고, 그 중 10%는 실제로 결핵 환자가 될 소지가 있다고 한다. 현재에도 결코 가볍게 넘길 수 없는 매우 심각한 질환이다. 특이하게도 결핵은 비교적 영양 및 위생적으로 우수한 환경에서 성장한 세대인 젊은층에서 급증하고 있다. 2010년에서 2011년 사이 통계를 보면 20~24세 여성층이 65세 이상군을 제외하고 전체 연령대에서 가장 높은 결핵 발병률을 보이고 있다. 가난한 나라의 질병이 우리나라의 젊은 세대에 이례적으로 나타나는 것은 라이프스타일이 주원인으로 추정되는데, 불규칙한 생활, 수면부족, 과도한 다이어트로 인한 영양실조 등의 영향이다.

2) 결핵균

(1) 결핵균(*Mycobacterium tuberculosis*)의 특성

마이코박테리아(*Mycobacterium*)의 균종은 200가지 이상이 밝혀져 있으며, 그룹 내에서 몇 가지 특성을 공유한다. 세포벽에 두꺼운 지질층이 존재하여 산과 알칼리 등의 물리적인 자극에 저항한다. 호기성 세균으로 건조에 강하여 건조한 상태에서도 오랫동안 생존한다. 그러나 열과 햇볕에는 약하여 직사광선에 노출되면 수 분 내에 사멸한다. 운동성이 없고 약간 굽거나 곧은 간균(막대균)이며, 크기는 0.2~0.6×1~10 μm이고, 간혹 분지 형성이 나타나기도 한다. 염색이 잘 안되지만 일단 염색이 되고나면 산-알코올에 의한 탈색에 강하여 보통 항산성 간균(acid-fast bacilli, AFB)이라고 불린다. 보통 증식속도가 매우 느려서 한 세포의 분열에 약 18~24시간씩 소요된다. 유전체의 G+C 함량 비율이 높다.

(2) 결핵균의 분류

마이코박테리아는 결핵을 일으키는 결핵균군(*Mycobacterium tuberculosis* complex, MTC)과 나병을 일으키는 나균이 있으며, 이 절대 병원성 세균 둘을 제외한 나머지 균종을 모두 일컬어 비결핵항산균(Nontuberculosis mycobacteria, NTM)이라고 한다.

가. 결핵균군(*Mycobacterium tuberculosis* complex, MTC)

결핵균군에는 사람과 동물에게 결핵을 일으키는 균종들을 포함시킨다. 이들 균종은 유전적으로 동질성이 매우 높고 사람과 온혈동물의 조직에서만 증식하며 일반적인 외부 환경에서는 발견되지 않는다. 모두 증식이 느리고 색소를 생성하지 않는다. 사람에게 결핵을 일으키는 인형 결핵균(*Mycobacterium tuberculosis*)은 고체배지에 배양하면 집락이 담황색이고 표면이 거칠다. 우형 결핵균이라고 불리는 *Mycobactrium bovis*는 사슴이나 소에게서 결핵을 일으키는데, 세계의 일부 지역에서는 사람도 자주 감염시키는 것으로 보고되었다. 이 균을 계란배지에서 배양하면 집락이 작고 가장자리가 불규칙한 둥근 형태를 보인다. 결핵예방접종에 사용되는 Bacillus Calmette-Guerin(BCG)은 우형인 *M. bovis*를 계대배양하여 약독화시킨 것이다. 이것은 집락형성에서 *M. bovis*와 유사한 패턴을 보인다. 아프리카에서 보고된 *Mycobacterium africanum*, 그리고 설치류, 돼지, 토끼 등의 온혈동물에서 결핵을 유발하는 *Mycobacterium microti*도 사람에게 결핵을 일으킨다. 그 외에도 MTC로 분류되는 것으로는 *Mycobacterium pinnepedii*와 *Mycobacterium canettii*가 있다. 우리나라에서는 *Mycobacterium tuberculosis*와 BCG 외에 위에서 언급한 다른 MTC에 의한 사람결핵 발병 사례에 대한 보고 예가 없다.

나. 비결핵항산균(Nontuberculosis mycobacteria, NTM)

비결핵 마이코막테리아는 환경에서 흔히 발견되며 병원성이 약하고 사람 간에는 전파되지 않는 것으로 알려져 왔다. 그러나 1985년 이후부터 마이코박테리아 속에 속하는 다수의 NTM 세균들이 면역력이 저하된 사람에게 기회감염을 일으키는 병원균으로 밝혀지면서 NTM에 대한 보건학적인 관심이 커지고 있다. 그중에서도 특히 AIDS 환자에게 결핵을 일으키는 *M. avium*이나 폐결핵 유사증상을 보이는 *M. intracellulare*, *M. kansasii* 등이 주목을 받아 왔다. 근자의 연구결과 *M. abscessus*, *M. fortuitum*, *M. chelonae* 등의 마이코박테리아도 다양한 질병과 연관성이 확인되었다. 우리나라에서는 낮아지는 결핵 유병률과 함께 NTM의 비율이 상대적으로 높아지고 있다.

비결핵 마이코박테리아의 공식 명칭은 비결핵항산균[myobacteria other than tuberculosis(MOTT)] 혹은 비정형 항산균(atypical mycobacteria)이다. 자연환경에서 서식지는 강이나 하천과 같은 습한 환경이나 상수도에서 분리된 바도 있다. NTM에는 약 200여 개의 균종이 있으며, 균종별 성상이 매우 다양하다. 분자유전학적인 방법으로 새로운 NTM 균종이 발견되어 추가되거나 분류가 다시 이루어지기도 한다. NTM의 분류는 전통적으로 Runyon 방식의 분류를 따르는데 먼저 증식하는 속도에 의거하여 신속발육균(rapid grower)과 완속발육균(slow grower)으로 구분한다. 완속발육균은 다시 색소생성 유무와 특징에 따라 비발색균, 광발색균, 암발색균의 3가지로 분류한다.

3) 검사방법

(1) 일반적인 진단방법

결핵환자는 기본적으로 3가지 검사를 거치는데, 결핵균 감염 여부 판정에는 투베르쿨린 피부반응검사(tuberculin skin test)를 시행하고, 결핵균의 활동성 여부 판정에는 흉부 X선 촬영을 하며, 결핵균 균종을 동정하기 위해서는 객담 도말검사와 배양검사를 한다. 그 외에도 혈액검사를 하면 급성기 염증 반응을 나타내는 적혈구 침강속도(ESR)의 증가, 백혈구 증가, C 반응성 단백질(CRP)의 증가를 관찰할 수 있다. 필요할 경우 환자의 조건에 따라 흉부 전산화 단층촬영(CT), 기관지 내시경 검사 등을 추가할 수 있다.

핵산기반의 중합효소 연쇄반응법(PCR)을 이용하면 빠르고 정확하게 결핵균을 동정할 수 있다. 체외 인터페론 감마(Interferon-gamma) 검사도 폐결핵 감염 여부를 아는 데 도움이 된다. 결핵균에 의한 감염으로 진단되고 나면 적절한 약제의 선택을 위해 약제 감수성 검사를 실시한다.

(2) 배양 검사의 제한과 핵산기반 진단법의 선택

배양검사에 사용되는 검체로는 가래와 뇌척수액, 흉수, 농양, 조직 등이 사용된다. 결핵균을 위한 배지로는 고체 배지와 액체 배지가 있는데 최근 대부분 고체 배지를 사용한다. 배양에는 보통 3주에서 8주가 소요되어 배양기간이 긴 편이다. 배양균의 결핵균 여부 판정을 위해 생화학적인 검사를 실시하기도 한다. 이 배양균이 비결핵 마이코박테리아라면 동정을 위해 다시 배양을 하게 되어 추가로 3~4주의 시간이 필요하다. 배양균이 결핵균이라면 항결핵제 감수성검사를 해야 하며, 이 때문에 다시 3~4주가 추가로 소요된다. 검사시간을 단축시키고 정확성을 높이려면 핵산기반의 분자유전학적인 방법을 채택하는 것이 반드시 필요하다.

(3) 검체로서 고려해야 할 결핵균의 특성

결핵균의 중요한 특징은 세포막 외부에 지방화합물이 풍부한 두터운 세포벽을 보유하고 있는 것이다. 두터운 세포벽은 DNA 추출에 방해가 된다. 결핵균 PCR 검사에서 위음성이 나온 원인중의 하나는 세포벽 제거 실패이다. 세포벽의 구조로 인해 DNA를 추출할 때 두 가지를 조심해야 한다. 첫 번째, 결핵균의 비중이 가벼워서 세균이 상층으로 뜨게 되어 원심분리 집균과정에서 균체확보에 실패할 수 있다. 두 번째로는 무질서화 물질(caotropic agent)[예: 구아니디움염(guanidium salt)]을 사용하여도 세포벽 제거 효율이 충분하지 못하여 DNA 양이 너무 적어서 검사의 민감도(sensitivity) 범위를 넘어설 수 있다.

또 다른 특징으로는 결핵균 DNA는 G+C 함량이 약 70%나 되어서 PCR 증폭반응 시 변성 과정에 상대적으로 높은 온도가 필요하다. PCR에서 변성조건을 최적화시켜주는 과정이 필요하다. 높은 G+C 함량으로 인해 결핵균의 PCR 산물이 환경 중에 더 오래 간다. 따라서 결핵균을 반복적으로 검사하는 검사실의 경우 PCR 작업장 내 환경오염으로 인한 위양성을 조심해야 한다. 일부 결핵 치료제 잔존 약제가 PCR 반응을 억제하기도 하여 DNA 추출 시에 잔존 약제 침투 가능성을 없애주는 것이 좋다.

2. 결핵균 및 비결핵항산균 검사의 유전자적 특성 및 원리

1) 대상 유전자: *rpo*B

범용적으로 결핵균과 비결핵항산균을 동시에 검출하기 위해 사용되는 유전자 표적은 RNA 중합효소 β-subunit을 암호화하고 있는 *rpo*B 유전자이다. 이 *rpo*B 유전자는 세균에 일반적으로 존재한다. 마이코박테리아 특이적인 이 프라이머(primer A set)는 *rpo*B 유전자 부위를 표적으로 하고 모든 마이코박테리아로부터 이 유전자 부위를 증폭시킬 수 있다(PCR 산물 크기 360 bp).

결핵균을 검출하기 위해서는 결핵균에만 존재하는 특이 서열이 필요하다. 이 *rpo*B 유전자에는 결핵균에만 존재하는 결핵균 특정 부위가 존재하여 이것을 이용한다. PCR 프라이머(primer B set)를 사용하면 결핵균인 경우에만 이 유전자가 증폭된다(PCR 산물 크기: 285 bp).

두 개의 primer set으로 증폭하고 나면 결핵균인 경우에는 두 개의 PCR 산물이 나오게 되고 비결핵항산균인 경우에는 모든 마이코박테리아에 존재하는 유전자 부위인 한 개의 PCR 산물이 나오게 된다. 그리하여 두 쌍의 PCR 프라이머를 동시에 사용하는 multiplex-PCR을 수행하면 결핵균(PCR 산물: 360 bp와 285 bp)과 비결핵항산균(PCR 산물: 360 bp)을 구분하여 판정할 수 있다.

NCBI 홈페이지(http://www.ncbi.nlm.nih.gov/)에 들어가서 *Mycobacterium tuberculosis* H37Rv의 *rpo*B gene을 검색하면 GenBank에 저장된 다음과 같은 sequence를 얻을 것이다.

```
rpoB gene of Mycobacterium tuberculosis H37Rv
genebank ACCESSION. NC_000962 REGION: 759807..763325
GeneID: 888164
length: 1..3519

   1 ttggcagatt cccgccagag caaaacagcc gctagtccta gtccgagtcg cccgcaaagt
  61 tcctcgaata actccgtacc cggagcgcca aaccgggtct ccttcgctaa gctgcgcgaa
 121 ccacttgagg ttccgggact ccttgacgtc cagaccgatt cgttcgagtg gctgatcggt
 181 tcgccgcgct ggcgcgaatc cgccgccgag cggggtgatg tcaacccagt gggtggcctg
 241 gaagaggtgc tctacgagct gtctccgatc gaggacttct ccgggtcgat gtcgttgtcg
 301 ttctctgacc ctcgtttcga cgatgtcaag gcacccgtcg acgagtgcaa agacaaggac
 361 atgacgtacg cggctccact gttcgtcacc gccgagttca tcaacaacaa caccggtgag
 421 atcaagagtc agacggtgtt catgggtgac ttcccgatga tgaccgagaa gggcacgttc
 481 atcatcaacg ggaccgagcg tgtggtggtc agccagctgg tgcggtcgcc cggggtgtac
 541 ttcgacgaga ccattgacaa gtccaccgac aagacgctgc acagcgtcaa ggtgatcccg
 601 agccgcggcg cgtggctcga gtttgacgtc gacaagcgcg acaccgtcgg cgtgcgcatc
 661 gaccgcaaac gccggcaacc ggtcaccgtg ctgctcaagg cgctgggctg gaccagcgag
 721 cagattgtcg agcggttcgg gttctccgag atcatgcgat cgacgctgga gaaggacaac
 781 accgtcggca ccgacgaggc gctgttggac atctaccgca agctgcgtcc gggcgagccc
 841 ccgaccaaag agtcagcgca gacgctgttg gaaaacttgt tcttcaagga gaagcgctac
 901 gacctggccc gcgtcggtcg ctataaggtc aacaagaagc tcgggctgca tgtcggcgag
 961 cccatcacgt cgtcgacgct gaccgaagaa gacgtcgtgg ccaccatcga atatctggtc
1021 cgcttgcacg agggtcagac cacgatgacc gttccgggcg gcgtcgaggt gccggtggaa
1081 accgacgaca tcgaccactt cggcaaccgc cgcctgcgta cggtcggcga gctgatccaa
1141 aaccagatcc gggtcggcat gtcgcggatg gagcgggtgg tccgggagcg gatgaccacc
```

1201 caggacgtgg aggcgatcac acc**gcagacg ttgatcaaca tcc**ggccggt ggtcgccgcg

1261 atcaaggagt tcttcggcac cagccagctg agccaattca tggaccagaa caacccgctg

1321 tcggggttga cccacaagcg ccgactgtcg gcgctggggc ccggcggtct gtcacgtgag

1381 cgtgccgggc tggaggtccg cgacgtgcac ccgtcgcact acggccggat gtgcccgatc

1441 gaaacccctg aggggcccaa catcggtctg atcggctcgc tgtcggtgta cgcgcgggtc

1501 aacccgttcg ggttcatcga aacgccgtac cgcaaggtgg tcgacggcgt ggttagcgac

1561 gagatcgtgt acctgaccgc cgacgaggag gaccgccacg tggtggcaca ggccaattcg

1621 ccgatcgatg cggacggtcg cttcgtcgag ccgcgcgtgc tggtccgccg caaggcgggc

1681 gaggtggagt acgtgccctc gtctgaggtg gactacatgg acgtctcgcc ccgccagatg

1741 gtgtcggtgg ccaccgcgat gattcccttc ctggagcacg acgacgccaa ccgtgccctc

1801 atgggggcaa acatgcagcg ccaggcggtg ccgctggtcc gtagcgaggc cccgctggtg

1861 ggcaccggga tggagctgcg cgcggcgatc gacgccggcg acgtcgtcgt cgccgaagaa

1921 agcggcgtca tcgaggaggt gtcggccgac tacatcactg tgatgcacga caacggcacc

1981 cggcgtacct accggatgcg caagtttgcc cggtccaacc acggcacttg cgccaaccag

2041 tgccccatcg tggacgcggg cgaccgagtc gaggccggtc aggtgatcgc cgacggtccc

2101 tgtactgacg acggcgagat ggcgctgggc aagaacctgc tggtggccat catgccgtgg

2161 gagggccaca actacgagga cgcgatcatc ctgtccaacc gcctggtcga agaggacgtg

2221 ctcacctcga tccacatcga ggagcatgag atcgatgctc gcgacaccaa gctgggtgcg

2281 gaggagatca cccgcgacat cccgaacatc tccgacgagg tgctcgccga cctggatgag

2341 cggggcatcg tgcgcatcgg tgccgaggtt cgcgacgggg acatcctggt cggcaaggtc

2401 accccgaagg gtgagaccga gctgacgccg gaggagcggc tgctgcgtgc catcttcggt

2461 gagaaggccc gcgaggtgcg cgacacttcg ctgaaggtgc cgcacggcga atccggcaag

2521 gtgatcggca ttcgggtgtt ttcccgcgag gacgaggacg agttgccggc cggtgtcaac

2581 gagctggtgc gtgtgtatgt ggctcagaaa cgcaagatct ccgacggtga caagctggcc

2641 ggccggcacg gcaacaaggg cgtgatcggc aagatcctgc cggttgagga catgccgttc

2701 cttgccgacg gcaccccggt ggacattatt ttgaacaccc acggcgtgcc gcgacggatg

2761 aacatcggcc agattttgga gacccacctg ggttggtgtg cccacagcgg ctggaaggtc

2821 gacgccgcca aggggttcc ggactgggcc gccaggctgc ccgacgaact gctcgaggcg

2881 cagccgaacg ccattgtgtc gacgccggtg ttcgacggcg cccaggaggc cgagctgcag

2941 ggcctgttgt cgtgcacgct gcccaaccgc gacggtgacg tgctggtcga cgccgacggc

3001 aaggccatgc tcttcgacgg gcgcagcggc gagccgttcc cgtacccggt cacggttggc

3061 tacatgtaca tcatgaagct gcaccacctg gtggacgaca agatccacgc ccgctccacc

3121 gggccgtact cgatgatcac ccagcagccg ctgggcggta aggcgcagtt cggtggccag

3181 cggttcgggg agatggagtg ctgggccatg caggcctacg gtgctgccta caccctgcag

3241 gagctgttga ccatcaagtc cgatgacacc gtcggccgcg tcaaggtgta cgaggcgatc

3301 gtcaagggtg agaacatccc ggagccgggc atccccgagt cgttcaaggt gctgctcaaa

3361 gaactgcagt cgctgtgcct caacgtcgag gtgctatcga gtgacggtgc ggcgatcgaa

3421 ctgcgcgaag gtgaggacga ggacctggag cgggccgcgg ccaacctggg aatcaatctg

3481 tcccgcaacg aatccgcaag tgtcgaggat cttgcgtaa

2) PCR primer 및 제한효소 지도

마이코박테리아를 동정하기 위하여 사용되는 일반적인 PCR primer는 다음과 같다.

PCR primer A set

용도: mycobacteia는 공통적으로 증폭됨
산물크기: 360 bp
forward primer A: 5′-TCAAGGAGAAGCGCTACGA-3′
reverse primer A: 5′-GGATGTTGATCAACGTCTGC-3′

PCR primer B set

용도: mycobacteria 중 결핵균만 증폭됨
산물크기: 285 bp
forward primer B: 5′-CATGTCGGCGAGCCCATCACGT-3′
reverse primer B: 5′-CTGCGGTGTGATCGCCTCC-3′

위의 *rpo*B 유전자에서 PCR primer A set의 forward primer A와 reverse primer A가 결합하는 자리는 각각 884-902번과 1224-1243번이다. PCR을 수행하면 *rpo*B gene의 884번부터 1243번까지 증폭된 360 bp의 산물이 아래와 같이 만들어진다.

```
forward A primer(5'-TCAAGGAGAAGCGCTACGA-3') 결합 부위
Query  1     TCAAGGAGAAGCGCTACGA  19(forward A primer)
             |||||||||||||||||||
Sbjct  884   TCAAGGAGAAGCGCTACGA  902(sense strand of rpoB gene)

reverse A primer(5'-GGATGTTGATCAACGTCTGC-3') 결합 부위
Query  1     GGATGTTGATCAACGTCTGC  20(reverse A primer)
             ||||||||||||||||||||
Sbjct  1243  GGATGTTGATCAACGTCTGC  1224(antisense strand of rpoB gene)

PCR product of primer A set(rpoB gene of Mycobacterium tuberculosis H37Rv)
                                                       tcaagga gaagcgctac
      901 gacctggccc gcgtcggtcg ctataaggtc aacaagaagc tcgggctgca tgtcggcgag
      961 cccatcacgt cgtcgacgct gaccgaagaa gacgtcgtgg ccaccatcga atatctggtc
     1021 cgcttgcacg agggtcagac cacgatgacc gttccgggcg gcgtcgaggt gccggtggaa
     1081 accgacgaca tcgaccactt cggcaaccgc cgcctgcgta cggtcggcga gctgatccaa
     1141 aaccagatcc gggtcggcat gtcgcggatg gagcgggtgg tccgggagcg gatgaccacc
     1201 caggacgtgg aggcgatcac accgcagacg ttgatcaaca tcc
```

밑줄을 친 부위는 primer set A의 두 primer가 결합된 부위이다. 이 PCR 산물을 다시 첫 자리에 1번을 부여하여 정리하여 보면 다음과 같이 된다.

```
1      TCAAGGAGAAGCGCTACGACCTGGCCCGCGTCGGTCGCTATAAGGTCAACAAGAAGCTCG   60
61     GGCTGCATGTCGGCGAGCCCATCACGTCGTCGACGCTGACCGAAGAAGACGTCGTGGCCA  120
121    CCATCGAATATCTGGTCCGCTTGCACGAGGGTCAGACCACGATGACCGTTCCGGGCGGCG  180
181    TCGAGGTGCCGGTGGAAACCGACGACATCGACCACTTCGGCAACCGCCGCCTGCGTACGG  240
241    TCGGCGAGCTGATCCAAAACCAGATCCGGGTCGGCATGTCGCGGATGGAGCGGGTGGTCC  300
301    GGGAGCGGATGACCACCCAGGACGTGGAGGCGATCACACCGCAGACGTTGATCAACATCC  360
```

이제 제한효소 자리를 찾아보도록 하자. RestrictionMapper program(http://www.restrictionmapper.org/)은 제한효소자리를 찾는 program이다. *Msp*I은 mycobacterium을 PCR-RFLP 방법으로 동정하는 데 중요한 효소이니 이 효소가 절단하는 자리를 찾아보자. *Msp*I은 인식부위가 CCGG인데, 절단부위(cut position)는 첫 번째 C와 두 번째 C 사이이다. 이 program을 사용하여 *Msp*I의 제한효소 절단부위를 찾아보면 다음과 같다. 위의 그림에서 밑줄을 친 네 곳이 제한효소 *Msp*I이 인식하는 부위이다.

제한효소	인식 및 절단부위	절단부위 수	절단부위
MspI	C↓CGG	4	171, 189, 266, 299

예로서 3가지 Mycobacterium을 선정하여 동일한 과정을 거쳐 보자. *Mycobacterium abscessus* subsp. *bolletii* 50594와 *Mycobacterium intracellulare* ATCC 13950와 *Mycobacterium avium* subsp. *paratuberculosis* K-10 균에 대한 유전자를 먼저 얻는다. 그 다음 primer set A로 PCR을 수행하면 다음과 같은 산물을 얻게 된다. 각 PCR 산물의 제한효소 *Msp*I 절단부위는 그 아래의 표와 같게 된다.

***Mycobacterium abscessus* subsp. *bolletii* 50594**

```
1      TCAAGGAGAAGCGTTACGACCTGGCCCGCGTGGGTCGGTACAAGGTGAACAAGAAGCTGG   60
61     GCCTGGGCGGCACCAATCCGGCTCAGGTGACCACCACCACCCTCACCGAGGAAGATGTCG  120
121    TCGCCACCATCGAGTACCTGGTGCGCCTGCACGAGGGCCAGACCACGATGACCGCCCCCG  180
181    GCGGCGTCGAGGTGCCGGTGGACGTGGACGACATCGACCACTTCGGTAACCGTCGCCTGC  240
241    GTACCGTCGGCGAGCTGATCCAGAACCAGATCCGGGTCGGCCTGTCCCGTATGGAACGTG  300
301    TCGTGCGCGAGCGCATGACCACGCAGGACGTCGAGGCGATCACCCCGCAGACCCTGATCA  360
361    ACATCC                                                        366
```

제한효소	인식 및 절단부위	절단부위 수	절단부위
MspI	C↓CGG	4	78, 178, 195, 272

***Mycobacterium intracellulare* ATCC 13950**

```
1      TCAAGGAGAAGCGCTACGACCTGGCGCGTGTCGGCCGCTACAAGGTCAACAAGAAGCTCG   60
61     GCCTGCACGCGGGCGAGCCGATCACCAGCTCGACGCTGACCGAGGAAGACGTCGTCGCCA  120
121    CCATCGAGTACCTGGTGCGCCTGCACGAGGGCCAGCCCACGATGACCGTCCCCGGCGGCA  180
181    TCGAGGTGCCGGTGGAGACCGACGACATCGACCACTTCGGCAACCGCCGCCTGCGCACCG  240
241    TGGGTGAGCTGATCCAGAACCAGATCCGGGTCGGCATGTCGCGGATGGAGCGCGTCGTCC  300
301    GCGAGCGGATGACCACGCAGGACGTCGAGGCCATCACGCCGCAGACCCTGATCAACATCC  360
```

제한효소	인식 및 절단부위	절단부위 수	절단부위
MspI	C↓CGG	3	172, 189, 266

***Mycobacterium avium* subsp. *paratuberculosis* K-10**

```
1      TCAAGGAGAAGCGCTACGACCTGGCCCGGGTGGGCCGCTACAAGGTCAACAAGAAGCTCG   60
61     GCCTGCACGCCGGTGAGCCGATCACCAGCTCGACGCTGACCGAGGAAGACGTCGTCGCCA  120
121    CCATCGAGTACCTGGTGCGCCTGCACGAGGGTCAGCCCACGATGACCGTCCCGGGCGGCA  180
181    TCGAGGTGCCGGTGGAGACCGACGACATCGACCACTTCGGCAACCGCCGGCTGCGCACCG  240
241    TCGGTGAGCTGATCCAGAACCAGATCCGGGTCGGCATGTCCCGGATGGAGCGCGTCGTCC  300
301    GCGAGCGGATGACCACCCAGGACGTCGAGGCCATCACGCCGCAGACCCTGATCAACATCC  360
```

제한효소	인식 및 절단부위	절단부위 수	절단부위
MspI	C↓CGG	7	26, 70, 171, 189, 227, 266, 281

그러면 *Mycobacterium intracellulare* ATCC 13950과 *Mycobacterium avium* subsp. *paratuberculosis* K-10의 PCR 산물을 가지고 *Msp*I 자리를 비교해 보자. *Mycobacterium avium* subsp. *paratuberculosis* K-10을 기준으로 보았을 때 *Msp*I 자리 171, 189, 266에서는 동일하다. 그러나 다른 네 자리 26, 70, 227, 281에서는 차이를 보여서 *Mycobacterium avium* subsp. *paratuberculosis* K-10에서는 *Msp*I이 절단할 수 있지만, *Mycobacterium intracellulare* ATCC 13950에서는 염기서열이 달라서 *Msp*I이 절단하지 못한다.

```
Minta(Mycobacterium intracellulare ATCC 13950)
Mavim(Mycobacterium avium subsp. paratuberculosis K-10)

Minta   1    TCAAGGAGAAGCGCTACGACCTGGCGCGTGTCGGCCGCTACAAGGTCAACAAGAAGCTCG   60
             ||||||||||||||||||||||||| || || ||||||||||||||||||||||||||||
Mavim   1    TCAAGGAGAAGCGCTACGACCTGGCCCGGGTGGGCCGCTACAAGGTCAACAAGAAGCTCG   60

Minta   61   GCCTGCACGCGGGCGAGCCGATCACCAGCTCGACGCTGACCGAGGAAGACGTCGTCGCCA  120
             |||||||||| || ||||||||||||||||||||||||||||||||||||||||||||||
Mavim   61   GCCTGCACGCCGGTGAGCCGATCACCAGCTCGACGCTGACCGAGGAAGACGTCGTCGCCA  120

Minta   121  CCATCGAGTACCTGGTGCGCCTGCACGAGGGCCAGCCCACGATGACCGTCCCCGGCGGCA  180
             ||||||||||||||||||||||||||||||| |||||||||||||||||||| |||||||
Mavim   121  CCATCGAGTACCTGGTGCGCCTGCACGAGGGTCAGCCCACGATGACCGTCCCGGGCGGCA  180

Minta   181  TCGAGGTGCCGGTGGAGACCGACGACATCGACCACTTCGGCAACCGCCGCCTGCGCACCG  240
             ||||||||||||||||||||||||||||||||||||||||||||||||| ||||||||||
Mavim   181  TCGAGGTGCCGGTGGAGACCGACGACATCGACCACTTCGGCAACCGCCGGCTGCGCACCG  240

Minta   241  TGGGTGAGCTGATCCAGAACCAGATCCGGGTCGGCATGTCGCGGATGGAGCGCGTCGTCC  300
             |||||||||||||||||||||||||||||||||||||||| |||||||||||||||||||
Mavim   241  TCGGTGAGCTGATCCAGAACCAGATCCGGGTCGGCATGTCCCGGATGGAGCGCGTCGTCC  300

Minta   301  GCGAGCGGATGACCACGCAGGACGTCGAGGCCATCACGCCGCAGACCCTGATCAACATCC  360
             |||||||||||||||| |||||||||||||||||||||||||||||||||||||||||||
Mavim   301  GCGAGCGGATGACCACCCAGGACGTCGAGGCCATCACGCCGCAGACCCTGATCAACATCC  360
```

3) 검사 키트의 원리

시중에 판매되고 있는 두 가지 결핵균 검사 키트인 PRA-MycoID와 REBA-MycoID의 검사 원리는 다음과 같다.

(1) PRA-MycoID(PCR-restriction fragment length polymorphism analysis)의 원리(PCR-RFLP)

앞에서 소개된 PCR primer A set를 사용하면 마이코박테리아에 보편적으로 존재하는 *rpoB* 유전자에서 360 bp의 PCR 산물이 나온다. 이 산물은 마이코박테리아 균종에 따라 약간씩 다른 염기서열을 가진다. 염기서열을 분석하면 이 유전적인 다형성을 자세하게 알 수 있지만 염기서열을 분석하지 않으면 많은 수의 검체를 분석하기 어렵다. 한편, 산물을 제한효소로 절단하면 PCR 산물의 유전적인 다형성(염기서열의 차이)에 따라 절단된 단편이 다형성(단편의 길이 차이)을 보이게 된다. 이렇게 제한효소로 처리한 PCR 산물을 전기영동하면 젤 상에서 다형성을 보이게 되어 이를 바탕으로 균종을 동정할 수 있다. 이처럼 PCR 산물을 제한효소처리한 후 전기영동하여 단편의 숫자 및 길이 패턴 알고리즘으로 균종을 구분하는 것을 PCR-RFLP 법이라 한다. 이 PCR-RFLP 법은 간단한 장비로 많은 수의 검체를 신속하게 동정할 수 있는 장점이 있다.

(2) REBA-MycoID의 원리(PCR-reverse hybridization)

REBA(Reverse Blot Hybridization Assay)-PCR에서는 앞의 PCR primer A set에 바이오틴을 붙여서 PCR을 수행한다. 마이코박테리아 균종에 따라 각기 다른 360 bp의 *rpo*B 유전자 PCR 산물이 증폭되어 나오는데, 이 산물에는 바이오틴이 붙어 있다. 이 키트에는 미리 마이코박테리아 각 균종의 다양한 *rpo*B 대립유전자 서열을 일정한 위치에 고정시켜 병렬배열한 멤브레인 테스트 스트립이 들어 있다. 이 스트립에 PCR 산물을 역교잡(Reverse-hybridization)시킨 다음 바이오틴에 발색반응을 시켜서 교잡된 위치를 알아내어 균종을 동정할 수 있게 하는 방법이 REBA-PCR이다. 즉, 여러 가지 DNA변이형을 시험할 수 있도록 한 'Strip Assays' 기술이다. 바이오틴이 표지된 프라이머에 의하여 증폭된 산물의 단일가닥과 멤브레인에 부착되어 있는 *rpo*B 유전자 부위의 특이적인 프로브가 교잡반응을 한다. 이 반응 완료 후 발색반응을 일으킬 수 있는 에이피 콘쥬게이트와 효소 • 접합반응을 수행하고 최종적으로 엔비티/비씨아이피를 처리하면 특이 프로브에 교잡반응이 일어난 부위에 푸른색 신호가 발생한다. 이 strip은 결핵균 및 총 21종의 비결핵 마이코박테리아를 검출 및 동정할 수 있도록 고안되어 있다. 위의 PRA법을 업그레이드하여 개발한 방법이다.

3. MolecuTech PRA Myco-ID®(영동제약, 결핵균 및 비결핵항산균 동시 검사)

1) PRA-MycoID 키트의 구성

- 2X PCR premix
- PCR positive control
- PCR size marker
- PRA size marker
- *Msp*I enzyme
- 10X *Msp*I buffer

- *Hae*III enzyme
- 10X Hae III buffer
- Primer I
- Primer II
- DNA extraction solution
- 8-MOP
- 4% Metaphor TBE agarose gel
- 2% TBE agarose gel
- 5X TBE gel electrophoresis buffer

2) 특징

- Identification of NTM of 105 species, Rhodococcus and Nocardia at DNA level
- Specimen: DNA of culture isolate
- YD's target region of *rpo*B gene is an appropriate for identification of mycobacteria.(Patent and FDA registered)
- All in one system: from DNA extraction to agarose gel electrophoresis of PCR product

3) 민감도 및 특이성

- 민감도(Sensitivity): detect up to 10^3 copy/rxn
- 특이성(Specificity): identify 105 species of NTM(nontuberculous mycobacteria), Rhodococcus and Nocardia

4) 결과판독

마이코박테리아 및 노카디아 동정 알고리즘을 참고하여 결과를 판독한다. 전기영동 결과 40 bp 미만의 DNA fragment는 판독하지 않으며, 알고리즘에서도 제외한다.

예를 들면 PRA 사이즈 마커를 이용하여 판독하였을 때 175 bp, 80 bp, 60 bp, 40 bp의 밴드가 나타나면 MTB로 판독한다.

*Msp*I을 이용한 제한효소 반응 결과가 동일할 경우, *Hae*III를 이용하여 제한효소 반응 및 전기영동을 반복 시행한다.

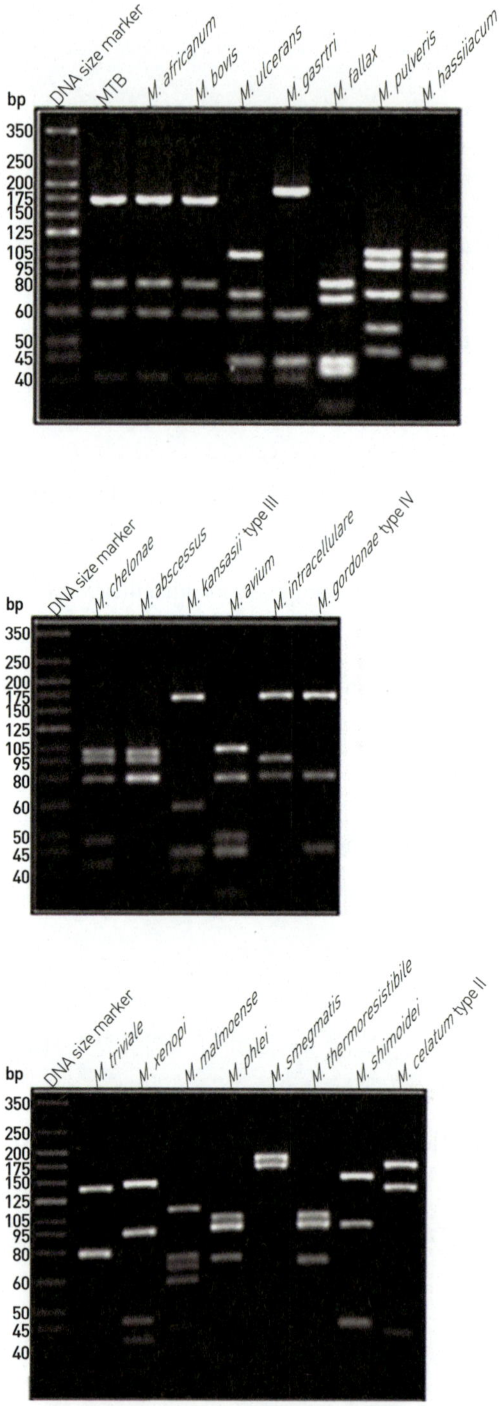

그림 11–1 마이코박테리움 PCR–RFLP 전기영동 결과

Msp I					Species	*Hae* III	Other enzymes	
190	175				*M. smegmatis*	200/90	160/110/55/40	
					M. aurum	200/90	190/110/55	
					M. gilvum	240/90	*Alu* I	
					M. vaccae	200/90/40		
	120	42	40		*M. aubagnense*	250/90		
	95	50	45		*M. kansaii type* III-1	200/100		
	80	70	60		*M. kansasii* type II	210/100		
		60	42		*M. kansasii* type II-1	210/100		
		47	43		*M. intracellulare type*	175/105		
	60	45	40		*M. gastri*	180/105		
		40			*M. kansasii* type III	210/100		
175					*M. gallinarum*	200/90		
	140	42			*M. celatum* type II	200/90/40		
	105	70			*M. fortuitum* type I	120/90/80		
					M. mageritense	120/90/80/42		
		57			*M. wolinskyi*			
	100	40			*M. gordonae* type III	300		
	95	80			*M. intracellulare* type I	175/90/40		
		45			*M. gordonae* type II-1			
	100				*M. austroafricanum*	200/90	*Sau* 3A1	*Xcm* I
	80	60	40		MTB / *M. bovis*	250/100	260/90	200/120/45
					M. microti	250/100	260/90	240/120
					M. africanum	250/100	165/90/70	200/120/45
		45			*M. szulgai*	200/115/40		
					M. szulgai	175/120		
					M. gordonae type IV	270		
	70	60	40		*M. kansasii* type V	175/55/50		
	60	47	42		*M. kansasii* type I	205/90		
160	95	45			*M. gordonae* type III-1	200/90		
	70	60	45	40	*M. leprae*			
150	100	80			*M. intracellulare* type II			
	95	80			*M. chitae*	120/110/55		
					M. aichiense	120/90/80		
			42		*M. intracellulare* type	180/105	*Kpn I*	
		47	42		*M. celatum* typeI	200/90	185/175	
					M. xenopi	280		
		45			*M. gordonae* type I	200/90	000	
					M. shimoidei	210/80		
	80				*M. cookii*	210/90/40		
		45			*M. gordonae* type II	330		
		43			*M. mucogenicum*	220/85		
145	105	50	45		*M. marinum*			
	95	42			*M. neoaurum*	200/90		
120	95	80	42		*M. gordonae* type	210/90		
110	75	70	60	45	*M. malmoense*	190/75		
105	100	47			*M. mucogenicum*	220/90		
			42		*M. mucogenicum*	240/90		*Bst E*II
	95	80			*M. abscessus*	125/100/90/42	*Alu* I	145/95
			70		*M. fortuitum* type II	120/90/80	246/113	*Bst E*II
					M. peregrinum	120/90/80	192/110/55	350
					M. septicum	120/90/80	190/110/55	230/145
					M. farcinogenes	125/100/90/42	190/110/55	350
					M. senegalense	125/100/90/42	190/110/55	230/145
					M. genavense	175/120		
					M. simiae	175/120	*Bst E*II	
			50	43	*M. chelonae*	125/105/95	225/145	
		70			*M. peregrinum*	120/90/80/42		
					M. parafortuitum			
					M. phlei	210/90		
			55	47	*M. pulveris*	250/90		
			50		*M. abscessus* type	125/90		

그림 11-2 마이코박테리움 PCR-RFLP 후 밴드 길이를 바탕으로 동정하는 표

Msp I	Species	Hae III	Other enzymes
100—95—80	M. flavescens	190/90/55	
	M. intermedium	340	
—65	M. thermoresistibile	200/90	
—47	M. mucogenicum	240/90	
42	M. mucogenicum	240/90	
—90—70	M. moriokaense	200/90	
—70—60	M. haemophilum	290	
95—75—70—55—45	M. scrofulaceum	210/125	
80—70—45—40	M. fallax	125/90/80	
Msp I	**Species**	**Hae III**	**Other enzymes**
M. terrae complex			
200—80	M. nonchromogenicum	175/60	
175—60—58—45	M. terrae		
145—80—58	M. triviale		
130—62—57—45	M. terrae	180/60	
125—100—60—55	M. nonchromogenicum	175/60	
—80—60—55—45	M. arupense		
120—95—80	M. nonchromogenicum	195/60	
—55—47	M. nonchromogenicum	175/60	
—55—47	M. terrae	150/60	
—80—55—47—42	M. nonchromogenicum	195/60	
	M. nonchromogenicum	195/60	
—60—58—55—45	M. nonchromogenicum	175/60	
105—95—55—45	M. nonchromogenicum	195/120	
—60—55—47—42	M. triviale	210/80	
110—95—55—45	M. terrae	175/55/45	
—80—55—45	M. terrae		
—55—50—40	M. terrae		
Msp I	**Species**	**Hae III**	**Other enzymes**
Nocardia sp. & Rhodococcus sp. & Other bacteria			
280—90	P*. acnes		
260—90	P*. acnes		
210—150	N. otitidiscaviarum		
190—175	R. erythropolis	230/55	
	R. rhodochrous	210/85/60	
—100—75	N. brevicatena		
—90—80—60	R. equi	200/95	
—70	N. nova	240/85	
—80—70—60	N. salmonicida	240/85	
—60—42	N. vaccinii	210/90	
175—120—90	M*. musilaginisus		
—110—80	N. rhodnii	200/100	
—105—70	N. seriolae	250/55	
—95	N. takedensis		
—80	R. erythropolis	150/120	
—70	N. violaceofusca	240/55	
—85—80	T*. paurometabola		
160—130—42	N. farcinica	130/60	
—120—92	M*. mucilaginosus		
145—95—80	N. brasiliensis	150/90/80	
—90—80—70	P**. myrsinacearum	175/115/85	
—60—55—45	N. pinensis	250/90	
100—95—85—80	N. species		
95—90—80	N. carnea	240/55	
—75	N. flavorosea	240/55	
—80—65	N. farcinica	240/55	
90—80—70	N. brevicatena	210/55	
80—75—70	N. species		

T*: Tuskamuralla
M*: Micrococcus
P*: Propionibacterium
P**: Phyllobacterium

그림 11-2 마이코박테리움 PCR-RFLP 후 밴드 길이를 바탕으로 동정하는 표(계속)

4. MolecuTech REBA Myco-ID®(영동제약, 결핵균 및 비결핵항산균 동시 검사)

1) 민감도 및 특이성

- 민감도(sensitivity): detect up to 10^2copy/rxn
- 특이성(specificity): identify 21 species of NTM(detect to over 100 species NTM)

2) 검사원리

MolecuTech REBA Myco-ID®는 사람의 객담, 기관지 세척액, 체액 및 결핵균 배양균에서 결핵균 및 21종의 비결핵마이코박테리아 유전자 존재 유무를 정성적으로 검출하는 체외진단분석기용 시약이다.

MolecuTech REBA Myco-ID®는 바이오틴이 표지된 프라이머에 의하여 증폭된 산물의 단일가닥과 멤브레인에 부착되어 있는 *rpo*B 유전자 부위의 특이적인 프로브가 교잡반응을 한다. 이 반응의 완료 후 발색반응을 일으킬 수 있는 아비딘효소 콘쥬게이트와의 접합반응을 수행하고 최종적으로 엔비티/비씨아이피를 처리하면 특이 프로브에 교잡반응이 일어난 부위에 푸른색 신호가 발생한다.

이러한 중합효소 연쇄반응 역교잡반응법(reverse blot Hybridization assay, REBA)을 이용하여 결핵균 및 총 21종의 비결핵 마이코박테리아를 검출 및 동정할 수 있도록 고안되었다.

3) 결과판독

결과의 판독은 제공된 REBA Myco-ID® data sheet를 이용한다. Marker lane에 결과 strip를 일치하게 부착한 후 반응된 band의 발색 여부로 확인한다.

① 마커라인은 멤브레인 상단에 위치한다.

② HC 라인은 모든 발색 반응이 이상 없이 진행되었음을 의미하며, HC 라인이 발색하지 않은 경우 발색 관련 용액을 확인하고 재시험을 실시한다.

③ Myc 라인: 아래 그림의 2번 스트립처럼 HC, Myc 라인만 발색한 경우에는 결핵균(MTB complex) 및 아래의 21종의 비결핵 마이코박테리아(non-tuberculous mycobacteria, NTM) 이외의 다른 마이코박테리아 종 양성으로 판독한다.

④ 결핵균(MTB) 양성: 그림 11-3의 3번 스트립처럼 HC, Myc 라인과 MTB complex 라인이 발색한 경우 결핵균(MTB complex: *M.tuberculosis*, *M.bovis*, *M.africanum*, *M.canetii*, *M.microti*) 양성으로 판독한다.

⑤ 비결핵 마이코박테리아(NTM) 양성: 아래 그림의 4~21번 스트립처럼 HC, Myc 라인과 해당 비결핵 마이코박테리아 양성으로 판독한다.

⑥ Myc probe의 교차반응: Mycobacterium species 이외 다른 균종(예: *N.elegans*, *M.luteus*, *N.violaceofusca*, *N.seriolae*, *N.otitidiscaviarum*, *N.pseudosporangifera*, *T. pseudospumae*, *T. pulmonis*, *R.zopfii*, *R.ruber*, *R.jostii*)과 일부 교차반응을 보인다.

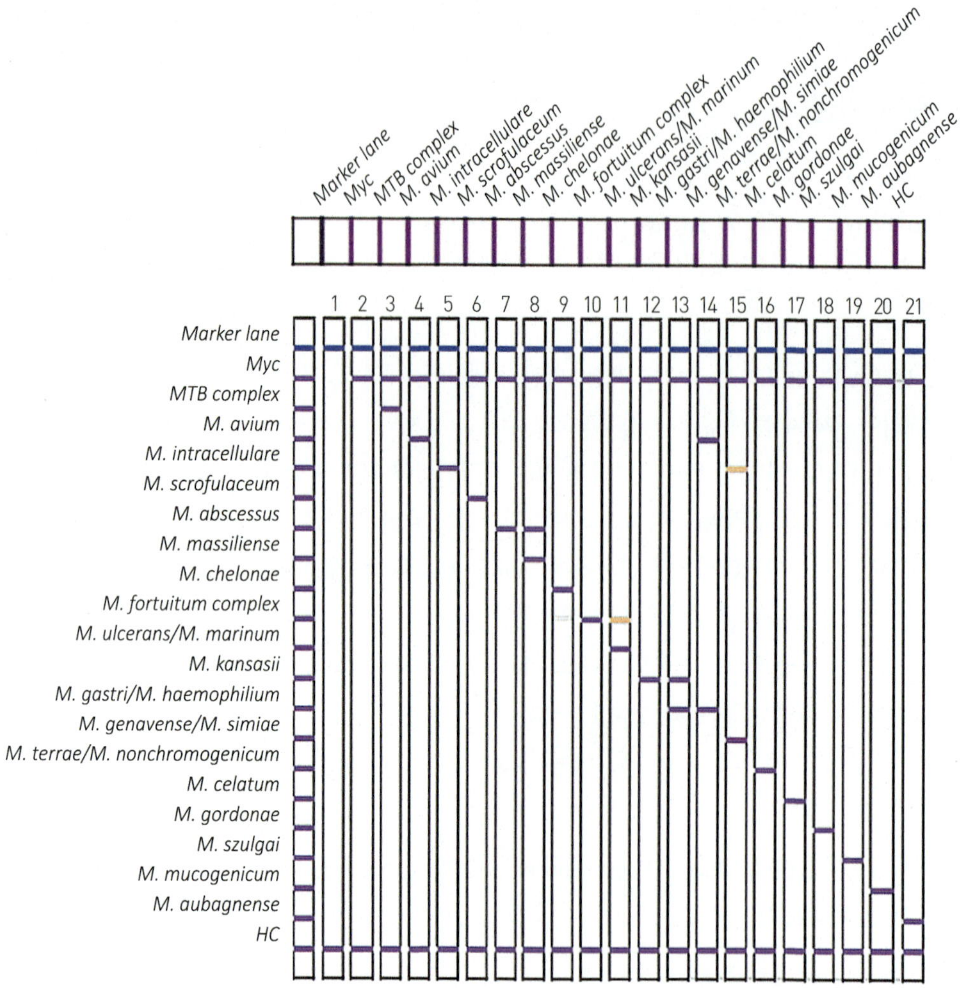

그림 11-3 MolecuTech REBA Myco-ID를 이용한 마이코박테리움 동정

5. 결핵균 PCR-RFLP 실습

1) 객담 DNA 추출

- 사용키트: Bioneer DNA PrepMate-M

① 환자로부터 500 μL의 가래를 채취하여 50 μL의 hydrolysis buffer(가수분해완충액)에 녹인다.

② 5분간 vortex 한 후 6,000 rpm에서 5분간 원심분리한다.

③ 상층액을 버린 후 침전물(pellet)을 500 μL의 1X washing solution에 섞는다.

④ 2분간 6,000 rpm에서 원심분리한 다음 step 3과 step 4를 2번 반복한다.

⑤ yellow tip을 사용하여 상층액을 완전히 제거한 후 pellet(침전물)을 50 μL의 lysis buffer에 섞는다.

⑥ Mineral oil을 충분히(250 μL) 넣은 다음, tube를 microwave에 넣고 5분간 가열한다(혹은 최소한 20분 이상 끓인다). (주의사항: 미네랄 오일을 충분하게 덮지 못하거나, 생략하면 용액이 증발되어 DNA나 단백질이

응결된다.)

⑦ 13,000rpm에서 10분간 원심분리한다(5~10 μL의 결과물 DNA 용액은 20 μL PCR 반응에 적합하다.).

2) Mycobacterium ID PCR 조건 잡기(Tm 계산)

(1) primer set A

Primer	Tm(DegC)	Salt(mM)	Primer(μM)	%GC	Length
Primer #1: TCAAGGAGAAGCGCTACGA	58.27	50	.2	53	19
Primer #2: GGATGTTGATCAACGTCTGC	57.49	50	.2	50	20

Tm Delta = 0.78

따라서 Ta는 53도(Tm−5)

(2) primer set B

Primer	Tm(DegC)	Salt(mM)	Primer(μM)	%GC	Length
Primer #1: CATGTCGGCGAGCCCATCACGT	72.18	50	.2	64	22
Primer #2: CTGCGGTGTGATCGCCTCC	66.02	50	.2	68	19

Tm Delta = 6.16

따라서 Ta= 61 도(낮은 쪽으로 기준하여 Tm−5)

3) PCR master mixture 준비

구성물	For 1 tube(μL)	Master for 16 tubes(μL)
Template	2	
Myco Set A forward primer	4	64
Myco Set A reverse primer	4	64
10X buffer	10	160
$MgCl_2$	12	192
Taq DNA polymerase	0.4	6.4
dNTPs	8	124
ddH_2O	60	960
total	100	1,568

4) PCR 수행

온도	시간	사이클 수
95℃	5분	1cycle
95℃	40초	30 cycles
53℃	40초	
72℃	40초	
72℃	10분	1 cycle

5) PCR 산물의 제한효소 처리(*Msp*I digestion with Myco PCR)

① 제한효소: *Msp*I

② DNA: Mycobacterium set A PCR product

③ 반응용액

구성물	양(μL)	비고
DNA(Mycobacterium setA PCR product)	2	
10X buffer	1	
*Msp*I(2U/μL)	2	
H_2O	5	
total	10	

6) 전기영동

참고문헌

- 진단검사의학. 제5판. 대한진단검사의학회 편. 58장. 마이코박테리아, 노카르디아 및 기타 산소성방선균. 2014. 범문에듀케이션
- 진단분자생물학. 개정판. 강희규 외. 제17장. 중합효소연쇄반응과 혼성화를 이용한 결핵균 검사. 2006. 현문사
- 최신진단분자생물학실습. 한국임상병리학과 분자생물학 교수회 편. 제7장 결핵. 2005. 청구문화사
- PRA-MycoID. 영동제약
- REBA-MycoID. 영동제약
- Naver, 국가건강정보포털, 자료제공 서울대학교병원: http://health.naver.com/medical/disease/detail.nhn?selectedTab=detail&diseaseSymptomTypeCode=AA&diseaseSymptomCode=AA000415&cpId=ja2&move=con
- 대한결핵협회: https://www.knta.or.kr/

실습 결과 보고서

학과		반		실험 조	
성명		학번		실습일자	

1. Title(실습 주제):

2. Objectives(실습 목적):

3. Instruments and equipments(기구 및 장비):

4. Materials and reagents(재료 및 시약):

5. Methods(실습 방법):

6. Observation and results(관찰 및 결과): 별지 사용

7. Discussion(토론): 별지 사용

8. References(참고문헌): 별지 사용

이해도 확인 문제

1. 결핵균 PCR-RFLP 검사법에서 수백 종의 제한효소 중 이번 실험에서 사용된 제한효소가 특별히 선택된 이유는 무엇인가?

2. Primer set A는 mycobacterium만을 그리고 primer set B는 결핵균 만을 선택적으로 증폭시킬 수 있는 비결은 무엇인가? 만약 primer를 무작위로 아무 자리에서 만들어도 같은 정도의 선택성을 얻을 수 있는가?

3. 만약 돌연변이 자리에 부합하는 제한효소가 존재하지 않는다면 다른 대안을 어떻게 찾아야 하는가? 현재 균주의 동정을 위하여 가장 확실하고 좋은 방법은 무엇인가?

제 12 장

Real time PCR을 활용한 HBV DNA의 정량검사

1. 검사의 배경

1) B형간염바이러스(hepatitis B virus; HBV)

Virus성 간염은 지금까지 A형~G형간염 등 6가지로 분류한다. 원인 바이러스, 감염경과, 예후가 다르기 때문에 치료 및 감염 예방지침으로 바이러스 동정이 필요하다. 혈액을 매개로 발생하는 혈청(수혈수)간염은 B형, C형, O형간염 3가지가 있다. 또한 전파경로는 아직 확인되지 않았으나 G형도 수혈을 받은 환자에게도 발생하므로 비경구 감염으로 예측된다. 혈액을 매개로 간염을 일으키는 간염군의 특징은 어느 경우든 급성간염 외에 만성간염이 존재하며 간경변이나 간세포암의 원인이 되기도 한다. HBV 지속감염자를 HBV carrier라고 하는데, 현재 우리나라 인구의 약 9% 정도이고, 동시에 만성간염, 간경변, 간암의 30%가 이 carrier로부터 발생한다.

B형간염바이러스 감염여부를 알기 위해서는 3종류의 항원, 항체(HBs, HBc, anti-HBc)외에 HBV의 core에 있는 HBV 관련 DNA polymerase, HBV-DNA, 외피가 있는 HBs 항원과 그 부위에 대한 항체, poly-albumin receptor 등이 있는데 이들의 동태까지 이해할 필요가 있어서 대단히 복잡하고 이해하기 어렵다.

2) HBV 구조

HBV는 크기가 42 nm로서 DNA 바이러스 중 가장 작으며, 내부에는 원형의 DNA가 피각(capsid)으로 되어 있는 20면체의 외피로 둘러싸여 있다. HBV는 *Hepadnaviridae*과 *Orthohepadnavirus*속으로 분류되며, 42 nm의 구형의 바이러스로 발견자의 이름에 의해 Dane 입자라고 한다. Dane 입자는 중심에 직경 27 nm의 core(핵)가 있고,

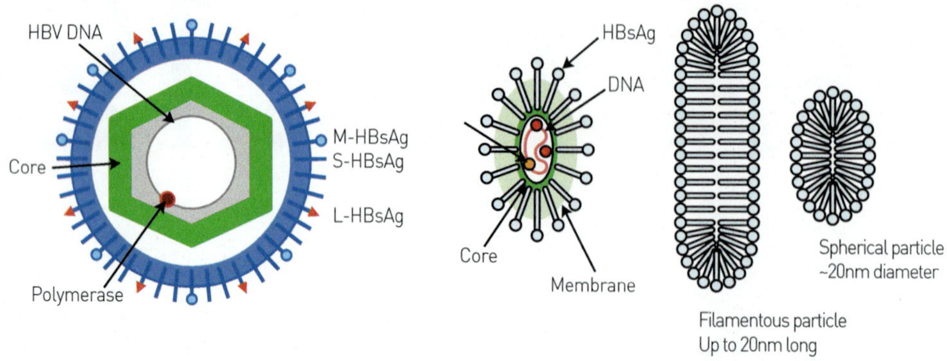

그림 12-1 **HBV 바이러스의 구조**

두께가 있는 envelop가 core를 싸고 있는 구조를 이루고 있다(그림 12-1).

(1) HBV genome

HBV DNA는 분자량이 1.6×10^6 kDa이고, 3,200 bp이며, (−)와 (+)의 두 가닥으로 되어 있다. (−) 가닥은 거의 완벽한 원형이며, pre-S, 표면 및 핵의 구조단백과 중합효소와 X-단백으로 된 재생단백의 유전자들이 중복되게 존재하고, (+) 가닥은 불완전한 원형으로 (−) 가닥보다 짧고 길이에 변이가 있는데, 내인성 DNA 중합효소가 역할하면 모자라는 부분을 채워 완전한 원형으로 만든다(그림 12-2).

Genome내에 최소 4개의 유전자(gene S, gene C, gene P, gene X)가 존재하며, gene S로부터 엔벨롭단백질(표면항원, HBsAg)이 gene C로부터 캡시드 단백질(핵 항원, HBc Ag)이 gene P로부터 복제효소, 즉 역전사효소 gene X로부터 전사촉진단백질이 암호화되어 각각의 단백산물이 생성된다.

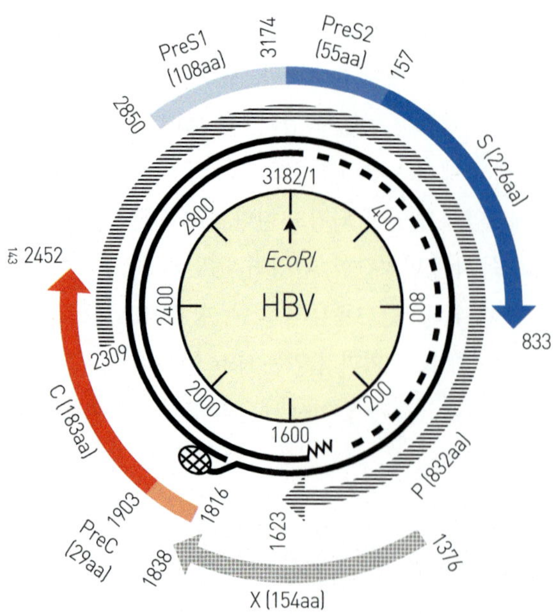

그림 12-2 **HBV DNA**

(2) HBV 전사 산물과 단백(항원과 효소)

HBV의 항원은 바이러스의 표면에서 발견되는 표면 항원인 HBsAg(hepatitis B surface antigen)과 내부 핵에 있는 초기 항원인 HBeAg(hepatitis B early antigen)과 핵 항원인 HBcAg(hepatitis B core antigen)이 있다. HBsAg은 이것이 단독으로 과잉 생산되어 말초 혈액 내에서 핵이 없는 빈 원형이나 튜브모양의 입자로도 발견된다. 내부 핵에는 HBcAg과 HBeAg 외에도 2가닥의 DNA 분자와 DNA중합효소가 있다.

HBV가 복제될 때 유전정보를 전사한 후 해독하는 과정에서 4분자의 mRNA가 생산된다. 3.5 kb로서 가장 긴 mRNA는 게놈을 복제할 원형(template)과 precore/core와 중합효소를 위한 것이며, 그 다음 2.4kb mRNA는 pre-S1, pre-S2 및 HBsAg의 유전정보를 나타내며, 2.1kb mRNA는 단지 pre-S2 와 HBsAg의 유전정보만을 나타낸다. 가장 작은 mRNA는 0.7 kb로서 X-단백의 유전정보를 나타낸다(그림 12-2). HBcAg와 HBeAg은 같은 유전자정보로부터 해독된 산물인데, 전사된 후 HBcAg은 형질내세망(endoplasmic reticulum)에서 갈라져서 HBeAg(precore fragment)이 분비되며, HBcAg은 바이러스의 단위인 nucleocapsid를 합성하는데 필수이다. HBcAg은 혈청 중에서 발견되지 않고, 환자의 간 조직에서 발견되며, HBeAg은 바이러스의 역가가 높은 환자의 혈청 중에서 검출되는 가용성 단백질이다. Surface/pre-S 유전자는 바이러스 외피의 유전정보를 갖고 있다. HBsAg을 구성하는 3가지 중 SHBs(small HBs protein)는 가장 작은 유전자 산물이나 주요 표면 단백이며, 중간 크기의 MHBs(middle HBs protein)는 pre-S2 성분이 포함되어 있고, 가장 큰 표면 단백인 LHBs(large HBs protein)는 pre-S1을 함유하고 있는데, HBsAg 입자의 구성요소로 들어가고 완벽한 바이러스 입자에서 주로 발견된다. pre-S단백의 역할은 HBV가 간세포에 부착하는 데 중요하다.

3) HBV 감염의 징후와 증상

HBV의 감염은 급성간염, 자기제한 간염 및 치명적인 전격성간염 등에 이르는 여러 간질환을 유발한다. 특히, 어린 나이에 HBV에 감염되면 무증상의 보균상태가 되었다가 계속해서 만성 활동성 간염, 간경화, 간암으로 진전된다. 감염연령, 숙주의 면역상태 등과 같은 수많은 요인이 임상과정에 영향을 미친다.

HBV 감염에 의한 간질환 환자의 경우 HBV 바이러스의 복제가 활성화되어 HBV DNA 수치가 1,000~10,000 IU/mL 이상의 수치가 올라가는 것이 특징이다. 반면 간 효소 수치가 낮거나 정상적인 수치를 가진 환자의 경우는 임상 진행의 위험이 낮은 비활성 보균자로 간주된다.

어린 나이에 HBV에 감염되면 통상 지속적인 감염상태가 되며 지속감염은 혈중에 HBs가 장기간 존재하는 것으로 알 수 있다. 만성적 HBV 감염을 겪고 있는 사람 중 일부는 무증상의 보균자가 되는 반면 나머지 사람은 괴사성 간경변으로 발전된다.

HBV에 대한 가장 빈번한 임상적 반응은 무증상이거나 잠재적 감염이 원인이다. 수혈과 관련된 B형간염의 증상이 나타나고 있는 환자에서는 수혈 후 수주에서 6개월에 이르는 동안 황달과 ALT 수준이 비정상적이다.

4) HBV 검사법

급성 및 만성 간염은 HBs 항원 및 HBe항원의 존재 여부와 이에 대한 항체의 존재여부로 판단할 수 있다. 특히 HBe항원은 바이러스 증식과 상관관계가 매우 높아 바이러스 증식의 혈청학적 지표로 간주된다(그림 12-3).

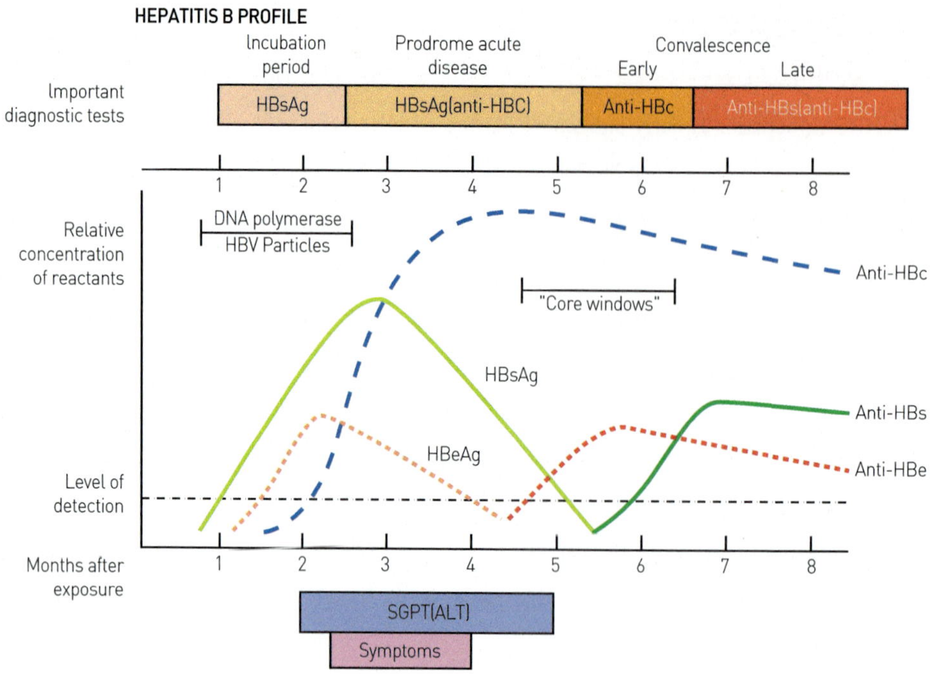

그림 12-3 간염바이러스 감염증의 혈청학

혈액에서 B형간염바이러스를 나타내는 표지자인 HBsAg이 6개월 이상 존재하는 경우 만성적으로 B형간염바이러스를 가지고 있다고 진단할 수 있다. 만성 B형간염이란 혈액에서 HBsAg이 6개월 이상 존재하면서, 혈중 HBV DNA가 20,000 IU/mL 이상 존재하고 지속적 혹은 간헐적인 AST/ALT 상승을 보이거나 간조직 검사에서 중등도 이상의 염증 소견이 보이는 경우에 진단할 수 있다. '비활동성 간염 보균자'는 HBsAg 양성인 상태가 6개월 이상 유지되기는 하지만 e항원(HBeAg) 음성, e항체(HBeAb) 양성이면서 HBV DNA < 2000 IU/mL, 지속적인 AST/ALT 정상인 경우에 진단할 수 있다.

(1) 항원/항체 검사

가. 표면 항원(s항원, HBsAg)

B형간염바이러스의 표면에서 발견되는 특이 항원이다. 이 검사 결과가 양성이면, 현재 B형간염바이러스에 감염이 되어 있다는 것을 의미한다. 이 항원은 급성 감염이 되었을 때 제일 먼저 나타나며, 증상이 시작되기 전에 먼저 나타나고, 감염에서 완전히 호전되면 사라진다.

나. 중심(core) 항원(c항원, HBcAg)

B형간염바이러스에서 발견되는 특이 항원이다. 이 항원은 바이러스에는 있지만, 백신에는 포함되어 있지 않다. 이 항원이 있다는 것은 현재 활동성 감염이 있다는 것을 의미한다.

다. 표면 항체(HBsAb)

표면 항체는 표면 항원에 대항하는 항체이다. 표면 항체가 양성이라는 것은 이전에 감염이 되었다가 완치되었거나, 예방접종의 효과가 있다는 것을 의미하며 이 항체가 있으면 다시 바이러스에 노출되어도 간염이 생기지 않게 된다.

라. 중심 항체(Anti-HBc, Hbc-Ab)

중심 항체는 B형간염바이러스의 중심 항원에 노출되었을 때에 만들어진다. 이 항체가 양성이라는 것은 B형간염바이러스에 노출되었던 경험이 있다는 것을 의미한다. 이 항체에 대한 검사는 '위양성(僞陽性)'이 많으므로 다른 혈청 검사와 함께 해석하여야 한다. 예방접종으로는 중심 항체가 형성되지 않으며, 이전에 감염된 적이 있는지 예방접종만 받은 것인지 알아보는 데에도 사용된다. 혈액은행에서 시행하는 검사도 중심 항체 검사이다.

마. e항원(HBeAg)

e항원은 혈액 내에 B형간염바이러스가 있을 때에만 나타나는 항원이다. 그러나 일부 변종에서는 e항원이 나오지 않기도 한다.

바. e항체(Anti-HBe)

e항체는 e항원에 노출되었을 때에 나타나는 항체이다. e항체가 생겼다면 치료가 성공적이라고 생각할 수도 있다.

(2) HBV DNA 검사

HBV DNA는 급성 및 만성 감염이 있을 때 혈청과 간 내에서 검출되지만, 임상적으로 회복되어 anti-HBs가 양성이고, HBsAg이 제거된 환자에서는 검출되지 않으나 중합효소연쇄반응법과 같이 예민도가 높은 검사로는 혈액 내에서 검출되기도 한다. 이런 낮은 수치의 의의는 아직 확실히 모르지만, HBsAg 음성인 환자의 간이나 혈청에서 HBV DNA가 검출되는 경우는 간세포와 결합한 HBV DNA가 있거나 적은 양의 바이러스 복제가 지속되기 때문이다.

임상적으로 HBV DNA 정량검사는 진단 목적으로는 유용성이 제한적이지만, 만성 B형간염환자에서 인터페론과 라미부딘을 포함한 항바이러스 치료에 대한 반응의 평가뿐만이 아니라, 환자에서 예후나 viremia를 평가하고, HBV의 복제 활성정도와 질병의 경과를 추적하는 데 가장 중요한 표지자로서 사용이 증가되고 있다.

HBV DNA 농도의 추적검사는 만성 HBV 감염의 치료에 대한 반응을 결정하는 데 유용하며, B형간염바이러스의 핵산이 지속적으로 없다는 것의 가장 믿을 만한 지표가 된다. 핵산의 염기서열 분석은 바이러스의 유전적 변이종 확인과 HBV 유행 시 감염원을 조사하는 데 사용된다. 정량검사방법으로는 여러 가지 검출방법이 개발되었거나 개발되고 있는데, 크게 프로브법과 증폭법이 있다.

일반적으로 증폭법은 유전자 개수가 50 copies/μL 이하이며 정성검사에서 장점이 나타나며, 반면에 프로브 수기법은 정량검사에 널리 사용되고 있다. 정량검사의 결과는 pg/mL와 게놈의 개수로 나타내는데, pg/mL는 게놈의 개수를 2.85×10^5로 나눈 값이며, HBV DNA 1당량(Eq/mL)은 3.2 Kb HBV genomic DNA 1분자이며, 이것은 약 2.5 pg/mL에 해당된다. 이들 중 중합효소연쇄반응, bDNA 및 TMA 검사방법들은 결과가 매우 다를 수 있고, 수기가 복잡하고, 비싼 장비가 요구되며, 숙련된 기술과 검사비가 비싸다는 것이 단점이다.

HBV DNA를 중합효소연쇄반응법으로 증폭하고 이후 증폭산물을 검출하는 방법으로 전기영동, 하이브리드형성법, 화학발광법이나, 염기서열을 조사하는 방법이 있다. 중합효소연쇄반응법이 가장 예민도와 특이도가 높은 검사방법이지만, 상용검사로 사용하기에는 표준화가 부족하고, 결과적으로 충분한 정도관리의 부족한 점이 장애이다. 그래서 예민도, 특이도가 높고 신뢰할 만한 증폭방법과 검출방법이 요구된다. 특히 이전에 증폭방법을 사용한 일이 없는 검사실과 같은 환경에서도 검사가 가능하도록 특이한 전문기술이 별로 필요 없는 방법이 요구되는데, 간편하고 경비가 비교적 싼 효소면역검사법에 의한 시도가 해결방법의 하나이다. HBV의 nucleocapsid는 HBcAg의 90 혹은 120 dimer로 구성되어 있는데, 피막이 쌓이고 나서 혈류로 유출된다. 따라서 혈청에서 HBcAg의 정량검사가 HBV DNA와 마찬가지로 바이러스의 load를 나타낸다. 일반적으로 중합효소연쇄반응법에 의한 검출은 HBsAg의 검출과 같은 의의로서 현재의 HBV 감염을 의미한다. 반면에 하브리드형성법에 의한 검출은 HBeAg과 비슷하며, 상당한 양의 바이러스 복제를 의미하고 활동성 간 질환일 가능성이 높다. HBeAg은 역사적으로 순환하는 바이러스 입자의 존재를 검출하는 데 이용하여 왔다. HBeAg의 수치와 HBV DNA의 양은 서로 상관 관계가 좋다. 만성 B형간염 환자 중 약 1~1.5%에서 매년 저절로 HBeAg이 없어지는데, 어떤 사람은 회복된 것이지만 그렇지 않은 사람들은 HBV DNA가 세포의 게놈에 통합되어 비복제기로 들어간 것이다. 이런 이행기에는 AST, ALT 증가가 있고 황달이 종종 동반된다. 드물게 HBeAg이 다시 검출되기도 한다.

(3) 실시간 PCR을 이용한 B형간염바이러스(Hepatitis B virus; HBV)의 정량검사

B형간염바이러스를 가진 보균자는 만성 간염이나 간경화, 간암으로 이행될 가능성이 높기 때문에 진단과 치료의 확인을 위해서는 HBsAg이나 HBeAg 등의 혈청학적 검사가 필수적이다. 항바이러스제 치료를 받고 있는 만성 B형간염환자의 경우 혈중 바이러스가 줄었다가 장기간 투약 시에 약에 대한 내성이 생기면 다시 바이러스가 급증하는 경우가 있으므로 HBV DNA의 정량 측정은 항바이러스제 치료과정에 중요한 검사이다. 오늘날 HBV DNA의 정량 검사는 TaqMan 탐침자 또는 SYBR Green I과 같은 형광염료를 이용한 방법 등을 사용하여 real time PCR 검사를 시행한다.

2. 실시간 PCR을 이용한 B형간염바이러스(Hepatitis B virus; HBV)의 정량검사

1) 검사의 배경

AccuPower® HBV Quantative PCR 키트는 Exicycler™ 96 Real-time Quantitative Thermal Block(Bioneer Co., Korea) 기기를 이용하여 임상 검체의 B형간염바이러스 DNA를 실시간 정량 측정하기 위한 시약으로 구성되어 있다.

HBV premix에는 HBV genome의 특정 부분을 증폭하기 위한 HBV specific primers, dual-labeled fluorogenic(TaqMan® probe), DNA polymerase, dNTPs 및 효소안정제가 포함되어 있다. 증폭산물은 thermal cycling 동안 HBV specific probe(5'-FAM: 3'-BHQ1)의 형광을 측정할 수 있으며, 매회 cycle에 따른 PCR 산물의 증폭량은 quencher가 제거될 때 발생하는 reporter dye의 형광물질을 통해 실시간으로 검출하게 된다. 검체의 PCR 과정이 성공적인지 확인하기 위해서 내부표준물질(internal positive control, 5'-TAMRA, 3'-BHQ1)이 포함되어 있다.

2) 검사의 개요

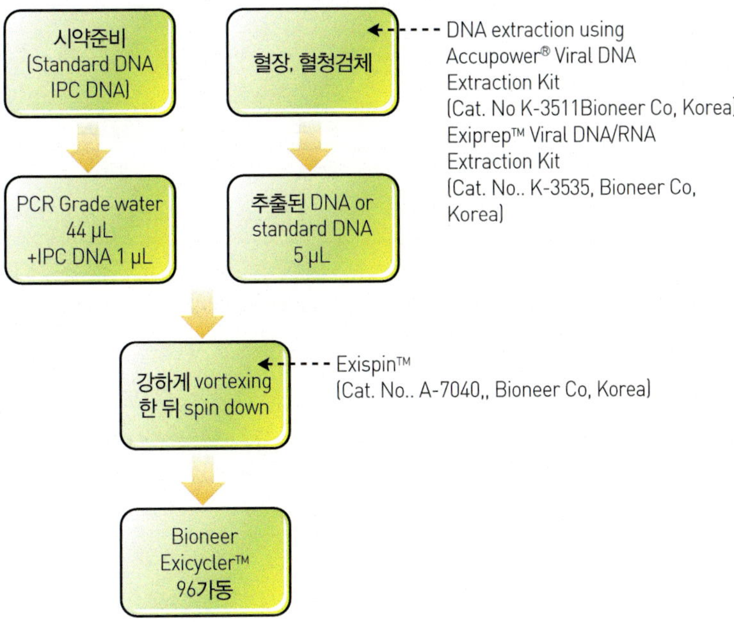

3) 시약 및 검체

① AccuPower® HBV Quantative PCR kit(키트 내에 internal control DNA, standard DNA, PCR grade water 포함)

② 환자 혈장 또는 혈청으로부터 추출한 바이러스 DNA 시료

4) 기구 및 장비

① micropipette set

② PCR rack

③ microcentrifuge

④ spindown centrifuge

⑤ Real-time PCR machine(Exicycler™ 96 Real-time Quantitative Thermal Block, Bioneer Co., Korea)

5) 시료의 준비

① 테스트할 검체 수에 맞는 Premix strip을 잘라 꺼내고, standard DNA는 1 strip, negative control은 1 tube, Internal Positive control(IPC)은 테스트수에 맞는 volume만큼 잘라서 꺼내 놓는다.

② 44 μL의 PCR Grade water에 1 μL의 IPC DNA를 첨가하여 검체와 표준물질 수량에 여분을 고려하여 mixture를 만든 후 Premix strip에 45 μL씩 분주한다.

③ Non-template control well(A1) 에는 DNA 대신 PCR grade water 5 μL를 넣은 후 오염 방지를 위해 먼저 applicator를 이용하여 optical sealing film으로 well을 덮는다.

Number of samples		1	8	16
sample	Non-Template Control	5 μL	Each 5 μL	Each 5 μL
	HBV standard or clinical sample			
Internal Positive Control		1 μL	9 μL	18 μL
PCR grade water		44 μL	396 μL	792 μL
Total Volume		50 μL	450 μL	900 μL
Volume per reaction		50 μL	Each 50 μL	Each 50 μL

④ 추출된 검체 DNA를 5 μL 씩 각각의 PCR tube에 넣고 Standard DNA는 B1~F1 well에 각각 5 μL씩 넣는다. DNA를 모두 넣은 후 applicator를 이용하여 optical sealing film으로 well을 덮는다.

⑤ Premix 형태의 mixture를 녹이고 DNA와 섞이도록 잘 혼합하고 바닥으로 모으기 위해 spin down 한다.

⑥ Real-time PCR을 실시한다(Exicycler™ 96 Real-time Quantitative Thermal Block).

6) 장비의 작동

① Exicycler™ 96 뒷면에 있는 메인 파워 스위치를 켠다(LED 버튼이 붉은색으로 변함).

② Exicycler™ 96 앞면에 있는 파워 버튼을 3초 동안 누른다(LED가 초록색으로 변하고 깜빡거림).

③ 96well thermal block이 기계 앞으로 나오도록 도어 버튼을 3초 동안 누른다. 반응 tube를 thermal block의 well의 방향을 맞추어 넣는다. 이때 NTC tube의 위치가 A1에 그리고 standard DNA tube의 위치가 B1~F1에 오도록 넣는다.

④ PCR strip 장착이 완료되면 도어 버튼을 3초간 눌러 닫는다.

⑤ 엑셀과 같은 스프레드 시트 프로그램을 이용하여 다음과 같이 sample list를 작성한다. A1~F1까지의 well은 control 물질이 들어가는 위치이므로 작성하지 않고 빈칸으로 남겨놓는다.

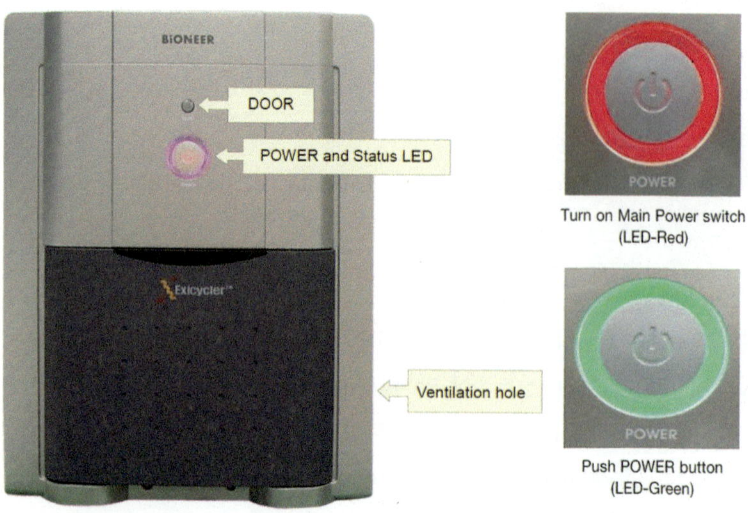

그림 12-4 Exicycler™ 96

출처: 바이오니어사

	A	B	C	D	E	F	G
1		1	2	3	4	5	6
2	A		3	11	19	27	35
3	B		4	12	20	28	36
4	C		5	13	21	29	37
5	D		6	14	22	30	38
6	E		7	15	23	31	39
7	F		8	16	24	32	40
8	G	1	9	17	25	33	41
9	H	2	10	18	26	34	42

Screenshot of a sample list

⑥ Sample list 파일을 '*.xls'의 확장자로 저장한다. 파일은 찾기 쉬운 위치에 저장한다.

⑦ 'ExiDiagnosis Run' 아이콘을 더블 클릭하여 프로그램을 실행시킨다. 이때 'Device is not ready'라는 문구가 뜨면 프로그램을 끄고 다시 실행한다. 'System is ready'라는 문구가 뜨면 장비와 컴퓨터가 성공적으로 연결된 것이다.

⑧ PCR 반응에 필요한 protocol을 set-up 하기 위해 상단의 'File-Design Experiment'를 클릭한다.

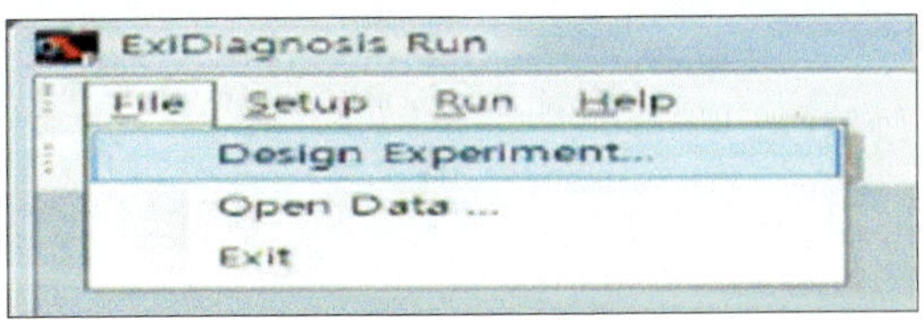

⑨ 'Select Diagnostics Kit' 창이 나타나면 HBV Quantitative Kit를 선택한다.

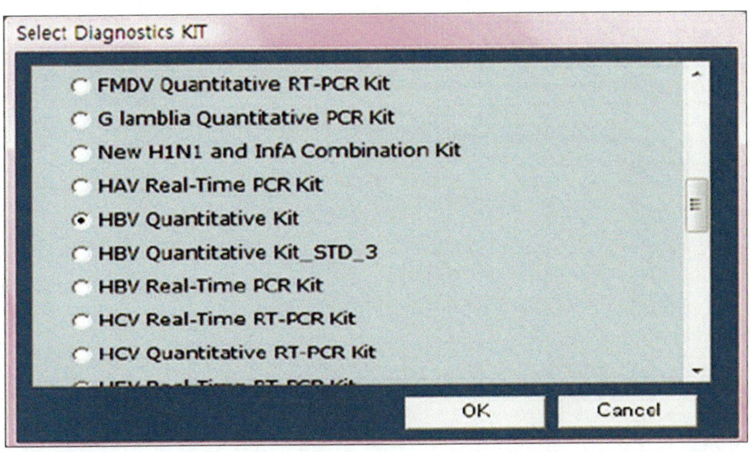

⑩ Diagnostics Kit 선택이 완료되면 농도 계산을 위한 'Check Prep Information' 창이 나타난다. 아래와 같은 창이 나타나면 각 항목에 맞는 수치를 입력한다(고정값으로 검체 시작 volume 200 μL, elution voiume 50 μL와 PCR에 사용하는 volume 5 μL가 입력되어 있다. 마시막 입력값은 IU 변환 상수이고 HBV는 0.1로 사용하면 된다. 모든 수치를 입력한 후 'OK' 버튼을 클릭한다).

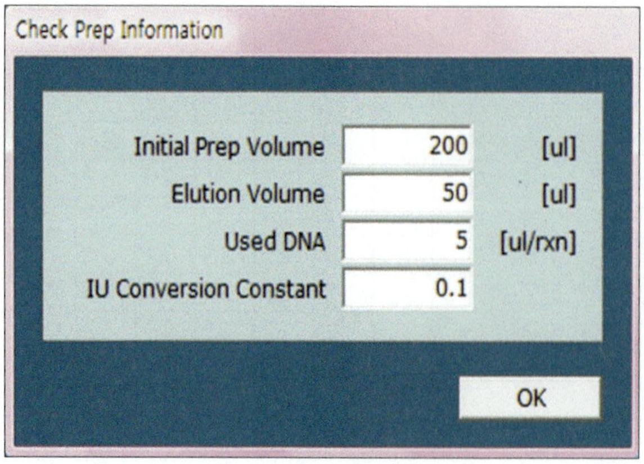

⑪ 입력이 완료되면 6번 단계에서 저장한 '*.xls' 확장자의 sample list 파일을 선택하고 'open'버튼을 클릭한다.

⑫ 'Sample Assign View' 창이 열리면 strip의 위치와 맞게 작성이 되었는지 확인한다. 작성이 올바른 경우 'OK' 버튼을 클릭한다.

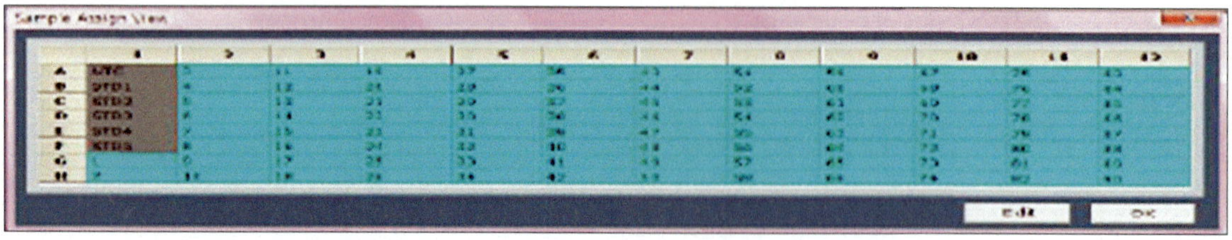

⑬ 'Quick Star'창이 열리면 sample assign 위치나 PCR protocol을 확인한다. 정상적으로 입력이 되었으면 'OK' 버튼을 클릭한다.

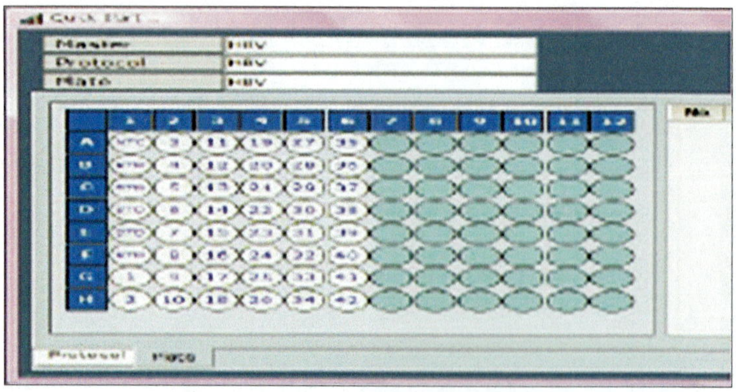

⑭ PCR을 실행하기 위해 '▶'버튼을 클릭한다('▶'버튼은 화면의 위쪽 툴바에 위치하고 있음).

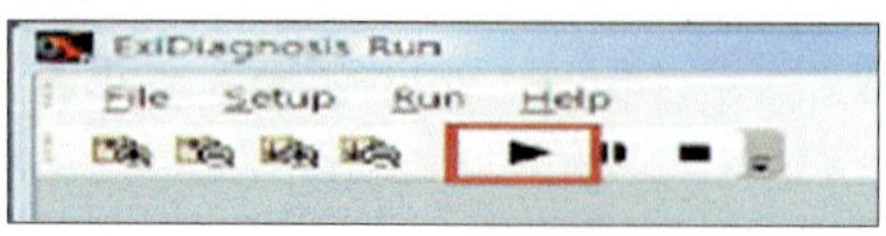

⑮ PCR 실행

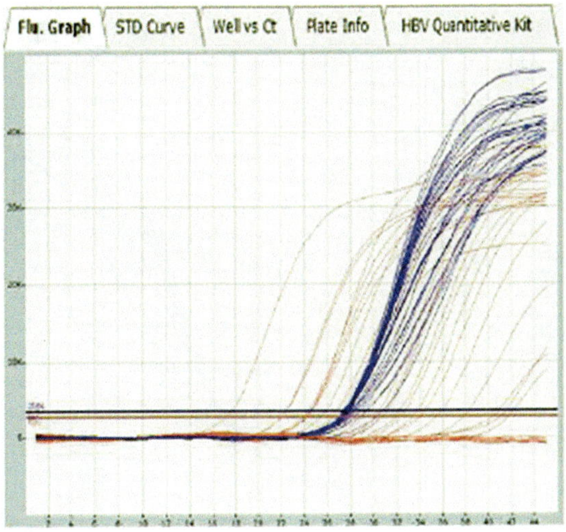

7) 데이터 분석

① 'ExiDiagnosis Analysis' 아이콘을 클릭하여 분석 프로그램을 실행한다.

② 'File－Open'을 선택하여 분석할 데이터 파일(.ex3)을 실행한다(데이터 파일은 'C:' 폴더에 저장되어 있다.).

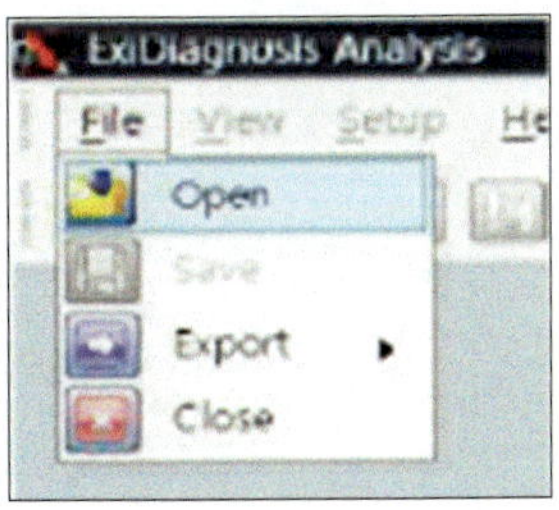

③ 아래와 같은 다섯 개의 탭이 보인다. Result(HBV Quantitative Kit)탭이 화면의 처음에 보이도록 설정되어 있다.

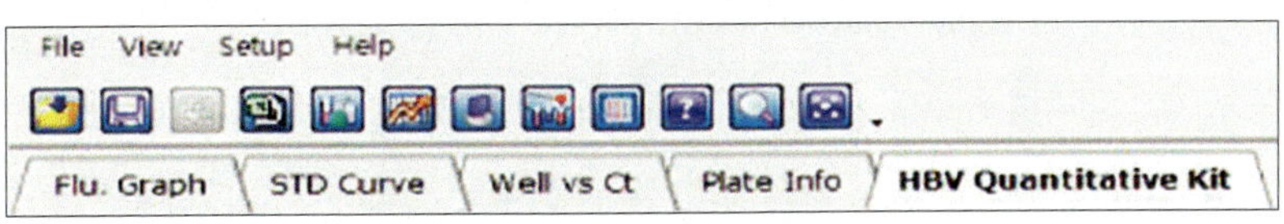

④ Result 탭에는 분석된 Ct값과 △Rn 값이 스프레드 시트 형식으로 표시되어 있다.

Flu. Graph | STD Curve | Well vs Ct | Plate Info | HBV Quantitative Kit

Well	Omit	Sample ID	IPC Ct	IPC Result	HBV Ct	HBV (copy/rxn)	HBV (copy/ml)	HBV (IU/ml)	Result
A1	False	NTC	27.95	Valid	Undetermined	-	-	-	Valid
B1	False	STD1	27.85	Valid	35.41	1.00E+03			Valid
C1	False	STD2	27.65	Valid	31.85	1.00E+04			Valid
D1	False	STD3	27.84	Valid	28.97	1.00E+05			Valid
E1	False	STD4	28.23	Valid	25.41	1.00E+06			Valid
F1	False	STD5	29.34	Valid	22.06	1.00E+07			Valid

⑤ 실험의 형광 곡선은 Flu. Graph 탭에서 볼 수 있다.

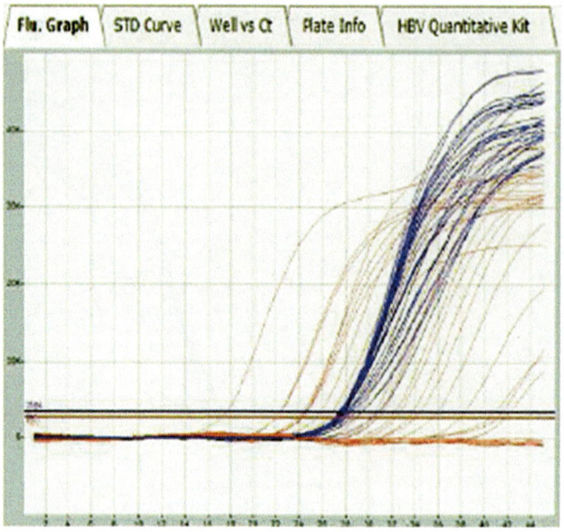

⑥ Well vs Ct 탭에는 각 검체별 Ct 값의 분포도가 표시되어 있다.

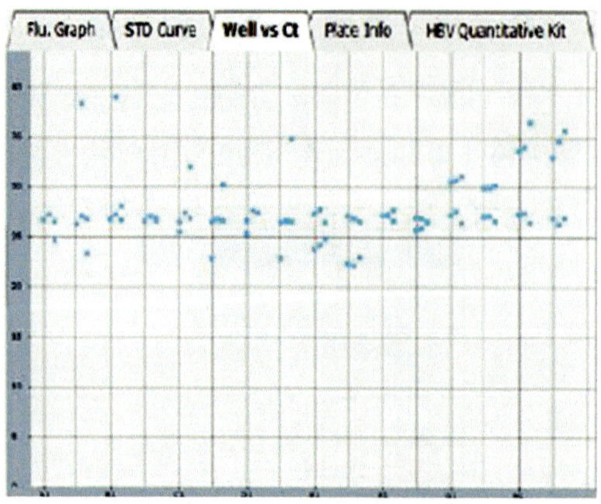

⑦ Standard curve 탭에서는 kit 내에 포함된 standard 물질의 standard curve를 보여준다.

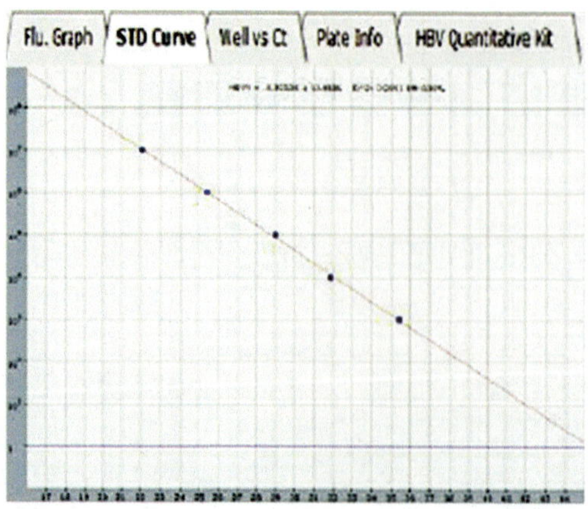

⑧ Plate Info 탭에는 NTC 와 PC를 포함한 모든 검체의 이름과 assign 상태가 표시되어 있다.

⑨ Flu, Grand, Well vs Ct, Plate Info 탭에서는 화면을 *.jpg 파일로 저장할 수 있다. 툴바의 이미지 저장 아이콘을 클릭하면 저장할 수 있다.

⑩ Result 탭에서는 툴바의 시트 저장 아이콘을 클릭하면 *.xls 파일 형식으로 저장할 수 있다.

8) 분석 결과

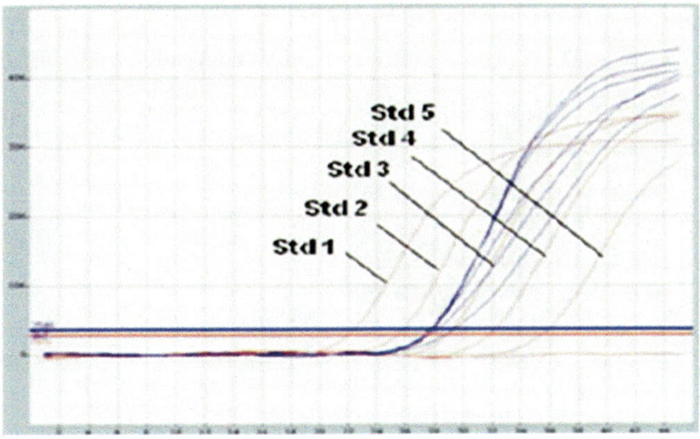

그림 12 5 키트 내 포함된 5개 HBV 표준물질 및 내부표준 물질 및 환자 DNA 증폭곡선

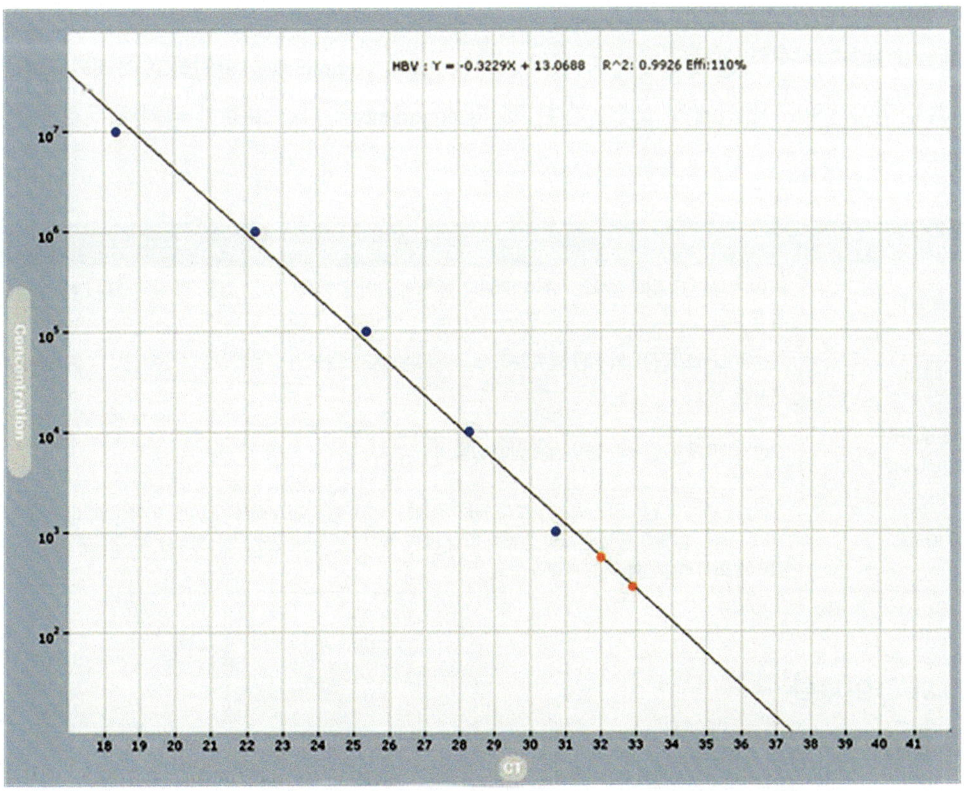

그림 12-6 키트 내 포함된 5개 HBV 표준물질(파란색 점으로 표시)의 표준 곡선을 통한 환자DNA(노란색점으로 표시)

	A	B	C	D	E	F	G
1	Exicycler D	2014-1-14 HBV TEST.ex3					
2	Analysis T\	Quantification Analysis					
3	Kit Name	HBV Quantitative PCR Kit					
4	User:	Guest					
5	Instrument	Exi - 05C - 0801019					
6							
7	Run Date :	Jan 14 2014 17:23:50					
8	Last Analys	May 13 2015 12:55:36					
9							
10	Data						
11	Well	Sample ID	IPC Result	HBV Ct	HBV (copy/ml)	HBV (IU/ml)	Result
12							
13	A1	NTC	Valid	40.87			Invalid
14	B1	SPC1	Valid	30.72	-	-	Valid
15	C1	SPC2	Valid	28.26	-	-	Valid
16	D1	SPC3	Valid	25.35	-	-	Valid
17	E1	SPC4	Valid	22.26	-	-	Valid
18	F1	SPC5	Valid	18.35	-	-	Valid
19	G1	1	Valid	32.01	2.70E+04	4.51E+03	4.51E+03
20	H1	2	Valid	32.9	1.39E+04	2.33E+03	2.33E+03

그림 12-7 **실험 결과**(A1:NTC, B1~F1: 표준시료, G1, H1: 환자시료)

9) 결과의 해석

유효한 검사에 대해서는 인쇄된 결과에서 각 검체에 대한 flag와 comments를 확인하고 아래와 같이 결과를 해석한다. 유효한 검사에서도 각 검체의 결과에 대한 flag와 comments에 따라 유효한 검체와 무효한 검체가 모두 있을 수 있다.

comment	원인
target not detected	HBV에 대한 Ct값이 검사의 제한 범위보다 높거나, 값이 얻어지지 않은 경우. 결과는 'HBV DNA 검출되지 않음'으로 보고됨.
< 2.00E+01 IU/mL	계산된 IU/mL이 검사의 정량 범위 보다 낮음. 결과는 'HBV DNA가 검출되었으나, 20 HBV DNA IU/mL 미만임'으로 보고됨
2.00E+01 IU/mL 이상 1.70E+08 IU/mL 이하	계산된 IU/mL이 검사의 정량 범위 안에 있음.
> 1.70E+08 IU/mL	계산된 IU/mL이 검사의 정량 범위보다 높음. 결과는 '1.70E+08 HBV DNA IU/mL 이상'로 보고됨. 정량적인 결과를 원하는 경우 검체를 원래 검체의 종류에 따라 HBV 음성 혈장이나 혈청으로 희석한 후 재검을 실시함. 얻어진 검사 결과에 희석 배수만큼 곱하여 결과 보고.

10) 검사 시 유의사항

일반적인 검사와 같이 좋은 검사결과를 얻기 위해서는 좋은 실험실 기술이 필수적이다. 본 검사는 고민감도 검사이므로 시약을 순도 있게 보관하기 위해 극도로 주의하여야 한다. 모든 시약은 오염이 없는지 잘 관찰하여야 하며 의심되는 시약은 버린다.

참고문헌

- 진단검사의학 5판. 대한진단검사의학회. p.865.
- 대한임상미생물학회지. 2003. 이원길.

실습 결과 보고서

학과		반		실험 조	
성명		학번		실습일자	

1. Title(실습 주제):

2. Objectives(실습 목적):

3. Instruments and equipments(기구 및 장비):

4. Materials and reagents(재료 및 시약):

5. Methods(실습 방법):

6. Observation and results(관찰 및 결과): 별지 사용

7. Discussion(토론): 별지 사용

8. References(참고문헌): 별지 사용

이해도 확인 문제

1. Reporter와 Quencher에 대하여 설명하라.

2. TaqMan Probe법에 의한 Real-time PCR 원리를 설명하라.

3. HBV 유전자와 이들의 단백산물(항원과 효소)에 대하여 설명하라.

제 13 장

C형간염바이러스(Hepatitis C Virus)의 분자진단검사

1. 검사의 배경

간염바이러스는 간세포 조직에 간염, 간경변, 간암을 유발하는 바이러스로 B형간염바이러스(Hepatitis B, HBV)가 최초로 발견된 이래 A형간염바이러스(Hepatitis A, HAV), D형간염바이러스(Hepatitis D, HDV), C형간염바이러스(Hepatitis C, HCV), E형간염바이러스(Hepatitis E, HEV), G형간염바이러스(Hepatitis G, HGV) 순으로 발견되어 현재까지 6종의 간염바이러스가 존재하는 것으로 알려져있다.

이 중 HCV는 바이러스에 오염된 혈액제제나 약물남용 시의 주사바늘을 통하여 감염되며 일단 감염이 성립되면 급성 C형간염이 유발된 후 약 20%의 환자는 자연치유되지만 80%의 환자는 C형간염바이러스를 체내에서 완전히 제거하지 못하고 만성 C형간염상태로 이행된다.

HCV는 9.6kb로 구성된 단일가닥 positive-sense RNA바이러스로 3′말단에 poly(A)tail을 가지고 있으며, 1개의 해독틀(open reading frame, ORF)를 가지고 있다.

이러한 해독틀 양쪽에는 341개의 염기로 구성된 5′untranslated region(UTR)과 27개의 염기로 구성된 3′untranslated region(UTR)을 가지고 있다. 5′UTR의 경우 HCV유전자에서 가장 보존이 잘되어 있는 부위로서 internal ribosome entry site(IRES)를 가지고 있어 HCV유전체가 cap과 독립적으로 리보솜에 부착하여 polyprotein의 발현 개시에 필요한 구조이다.

특히 해독틀(ORF)에 의해 3011개의 아미노산으로 구성된 단백실(polyprotein)이 생성되는데, 숙주와 바이러스로부터 유래된 단백분해효소에 의해 core, E1, E2 등 3개의 구조단백질과 p7, NS2, NS3, NS4A, NS4B, NS5A,

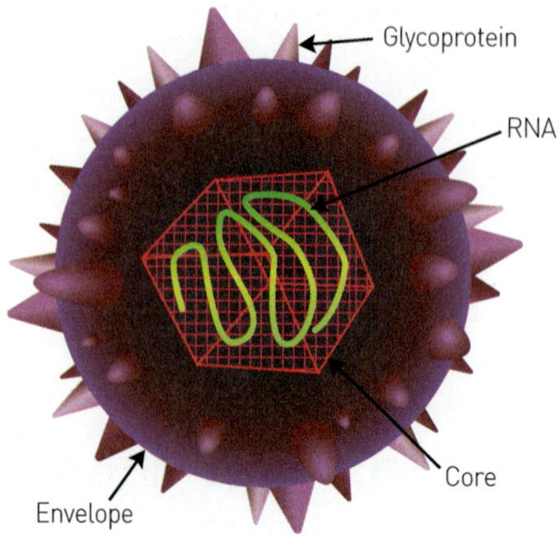

그림 13-1 C형간염바이러스의 구조

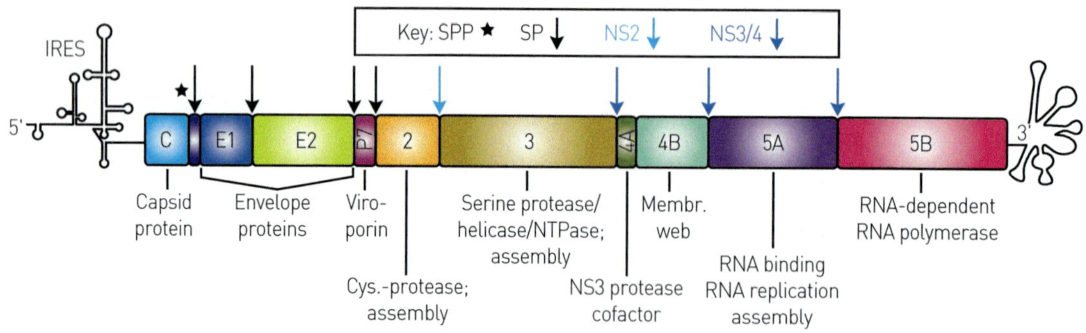

그림 13-2 C형간염바이러스의 유전체구조 및 발현단백질

NS5B 등의 비구조단백질로 나뉘어 형성된다.

HCV는 6개의 유전자형(genotype)과 80여종의 유전자아형(subtype)으로 구분되는데, 각 유전자형에는 31~34% 정도의 뉴클레오티드 차이를 나타내며, 아형간에는 20~25%의 차이가 있고, 같은 아형 내에서도 1~10% 정도의 변이가 있다. 또한 HCV는 지역에 따라 유전형의 분포가 다른데, 우리나라의 경우 1b형과 2a형이 주종을 이루고 있다.

현재 HCV 치료에는 페그 인터페론 알파(pegylated interferon α)와 리바비린(ribavirin)을 병용하고 있는데, HCV 유전자형 분석의 결과는 유전형에 따라 치료기간과 용량이 달라지며, 치료에 대한 항바이러스효과도 달라지므로 항바이러스 치료에 대한 반응을 예측하는 데 매우 중요하게 활용되고 있다.

따라서 임상에서 HCV의 감염에 대한 진단은 혈청학적 검사뿐만 아니라 HCV RAN 검출과 유전자형(genotype)을 분석하는 분자생물학적 검사가 시행되고 있다.

2. 검사법의 원리

간염, 간경변, 간암의 원인이 되는 HCV로 인한 급성 C형간염환자의 경우 감염 후 평균 8~10주 후 항체가 검출되기 때문에 면역혈청학적 방법만으로는 직접적인 진단이 불가능하다. 따라서 최근에는 HCV의 RNA 검출 및 정량검사법과 유전자 염기서열분석을 통한 유전자형 검사법이 널리 사용되고 있는데 특히 유전자 염기서열을 직접 분석하는 방법은 HCV의 genotype 및 subtype 분석에서 흔히 사용되는 기법이다. 최근 HCV subtype의 변별력이 높은 NS5B region을 증폭할 수 있는 프라이머를 이용한 RT-PCR을 통하여 cDNA를 합성함과 동시에 일차 PCR을 수행하여 특정염기서열 증폭을 실시하고 이차 Nested PCR을 통하여 더 많은 증폭산물을 형성시킨다. 형성된 증폭산물은 불필요한 부분을 제거한 후 정제하고 이 정제산물은 sequencing 반응을 통하여 NS5B 유전자에 대한 형광 ddNTP가 붙은 상보적인 유전자 염기서열을 합성한다. 합성된 산물을 sequencer 장비에서 전기영동하여 NS5B에 대한 유전자 염기서열 정보를 획득한 후 HCV 염기서열 database에서 비교하면 HCV의 genotype과 subtype을 정확하고 쉽게 파악할 수 있다. 만약 NS5B region의 변이로 인하여 증폭이 안되는 경우에는 유전형 간의 변이가 가장 적은 Core 부위를 증폭하여 동일한 방법으로 sequencing을 시행한다.

3. HCV 검사 방법

1) 검체

① 채혈량: 3 mL이상

② 검체종류 및 검체량: 혈청 1 mL 이상

③ 보관: 원심분리 후 냉장보관(5일 이내 검사).

④ 검체 거절기준

- Heparin 검체
- 부족한 양의 검체
- 응고되었거나 오염된 검체

2) 시약

① QIAamp viral RNA Extraction Kit(QIAgen)

② INFINA™ HCV genotyping(BIOWITHUS)

- RT-일차 PCR master reagent(NS5B RT-PCR mix, RT-PCR enzyme)
- 이차 PCR reagent(NS5B PCR primer, PCR mix)
- NS5B sequencing Mix
- RT-PCR master reagent(UTR RT-PCR mix)
- 이자 PCR reagent(UTR PCR primer, PCR mix)
- 5′-UTR sequencing Mix

- Clean up reagent(Clean solution)
- Positive reagent(Positive control)

3) 기구 및 장비

- Vortex mixer
- Microcentrifuge
- Power supply
- Electrophoresis kit
- UV transilluminator
- Automatic sequencer
- Thermal cycler and equipment
- 냉동고(-20℃): 시약보관 및 검체 보존용

4) 정도관리

(1) 대조물질

① 양성대조: HCV RNA control

② 음성대조: 삼차증류수

(2) 대조물질의 사용법

① 양성검체(Genotype 1b 또는 2a)와 음성검체(Not detected)는 월 1회 재검하여 검사 일치 여부 확인.

② 1매 검사시 양성검체와 음성검체를 시행하며 검체 민감도 확인 검사.

5) 검사순서

(1) RNA 추출

가. 추출 전 준비사항

① Carrier RNA(310 μg)가 들어 있는 tube에 AVE Buffer 310 μL를 넣고 vortex하여 완전히 녹여 준 후 원심분리시킨다.

② AVL bottle에 녹인 carrier RNA를 넣고 vortex시킨다.

③ 1.5 mL microcentrifuge tube에 560 μL씩 분주하여 사용 전까지 −20℃에 냉동 보관한다.

나. 추출 과정

① 미리 혼합하여 냉동보관중인 Buffer AVL(carrier RNA 포함)을 해동시킨다.

② 혈청 140 μL을 넣고 강하게 15초 동안 혼합(pulse-vortex)한다.

③ 실온에서 10분 동안 정치한 후 가볍게 spin-down한다.

④ 100% ethanol 560 μL을 넣고 강하게 15초 동안 혼합한 후 spin-down한다.

⑤ 혼합된 시료 630 μL를 QIAamp Mini spin column(2 mL tube 포함) 내부 주변에 묻지 않게 넣는다.

⑥ Cap을 닫고 실온에서 6000X g(8000 rpm)에서 1분 동안 원심분리한다(RNA 흡착단계).

※ ⑤~⑥의 과정을 남은 혼합액이 다 필터될 때까지 2회 반복한다.

⑦ 필터된 액과 tube는 버린다.

⑧ QIAamp spin column을 새로운 2 mL collection tube에 옮긴다.

⑨ Buffer AW1 500 μL을 QIAamp spin column 내부 주변에 묻지 않게 넣는다.

⑩ 6000X g(8000 rpm)에서 1분 동안 원심분리한다(1번째 wash 단계).

⑪ 필터된액과 tube를 버린 후 QIAamp spin column을 새로운 2 mL collection tube에 옮긴다.

⑫ Buffer AW2 500 μL을 QIAamp spin column 내부 주변에 묻지 않게 넣는다.

⑬ 20,000X g(14000 rpm)에서 3분동안 원심분리한다(2번째 wash 단계).

⑭ QIAamp spin column을 최대속도로 1분간 원심분리한다.

⑮ 1.5 mL microcentrifuge tube에 QIAamp spin column을 장착한다.

⑯ Cap을 열고 Buffer AVE 약 60 μL을 column에 주입하고 3분 동안 정치한다.

⑰ 6,000X g(8000 rpm)에서 1분 동안 원심분리한다.

⑱ 즉시 사용하지 않을 시 −70℃에 보관하여 사용한다.

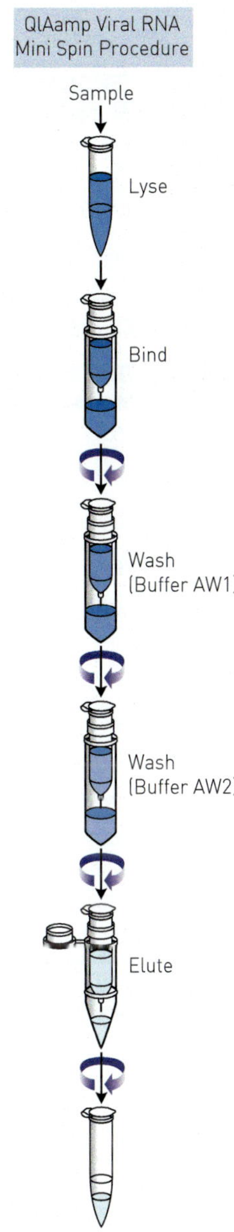

그림 13-3 원심분리를 이용한 RNA 추출

다. 주의사항

① 실험에 사용할 시약은 미리 실온에 두고 처음 kit를 개봉할 때 AW1, AW2 buffer는 각 bottle에 적힌 대로 100% ethanol을 넣어 섞어서 사용한다.

② AVL buffer에 제공된 Carrier RNA를 섞은 후 -20℃에 냉동 보관하며 사용 직전에 녹여 사용한다. 또한 해동 과정을 3회 이상 반복하지 않는다.

(2) 역전사반응과 일차 PCR(INFINA™ HCV genotyping Kit)

① 검체 수, Positive control, Negative control 수에 맞게 PCR tube를 준비한다.

② PCR tube에 10 μL의 NS5B RT-PCR mix와 1 μL의 RT-PCR Enzyme을 첨가하여 11 μL의 RT-PCR master mixture를 제조한다(표 13-1).

③ 정제된 RNA 9 μL를 RT-PCR master mixture가 들어 있는 tube에 넣고 완전히 혼합되도록 vortex하여 반드시 원심분리한 후 아래 표 13-2의 조건으로 RT-PCR을 수행한다.

표 13-1 RT-PCR master mixture 제조

Reagents	Reaction vol.(μL)
NS5B RT-PCR mix	10 μL
RT-PCR enzyme	1 μL
Total	11 μL

표 13-2 RT-PCR 조건

Temperature	Times	Cycles
50℃	20 min	1 cycle
55℃	20 min	1 cycle
98℃	3 min	1 cycle
95℃ 50℃ 72℃	15 sec 30 sec 1min 10 sec	10 cycle
95℃ 55℃ 72℃	15 sec 30 sec 45 sec	30 cycle
72℃	3 min	1 cycle
12℃	∞	

표 13-3 이차 PCR master mixture 제조방법

Reagent	1 test
NS5B PCR primer	10 μL
PCR mix	10 μL
Total	20 μL

(3) 이차 중합효소 연쇄반응

① PCR tube에 10 μL의 NS5B PCR primer를 분주한 후 10 μL의 PCR mix를 혼합하여 20 μL의 이차 PCR master mixture를 제조한다(표 13-3).

② 분주된 이차 PCR master mixture에 RT-PCR 산물 2 μL를 혼합하여 원심분리 후 아래 표 13-4의 조건으로 PCR을 수행한다.

(4) PCR 결과 확인 및 분석

① 2% agarose gel에 5 μL의 PCR product를 loading하고 200V, 15분 동안 전기영동한다.

② UV transilluminator에서 결과를 확인한다.

③ PCR 결과는 그림 13-4를 참고하여 결과를 분석한다.

표 13-4 이차 PCR 조건

Temperature	Times	Cycles
98℃	3 min	1 cycle
95℃ 55℃ 72℃	15 sec 30 sec 30 sec	10 cycle
95℃ 60℃ 72℃	15 sec 30 sec 30 sec	20 cycle
72℃	3 min	1 cycle
12℃	∞	

1 2 3 4 5 6 7 8

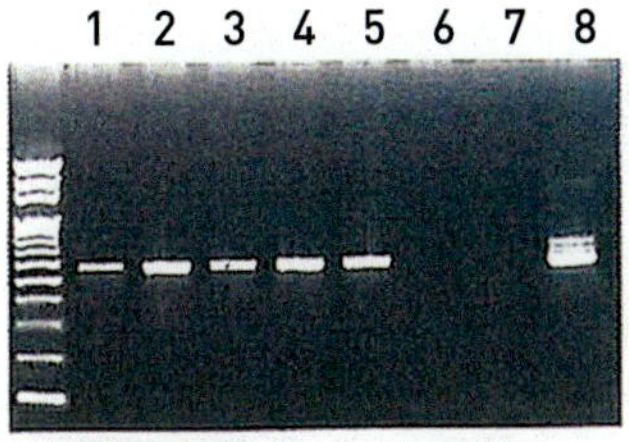

Lane 1~5: HCV positive sample
Lane 6: HCV Nagative sample
Lane 7: H_2O
Lane 8: Positive control

NS5B specific band size: 510bp

그림 13-4 NS5B 결과(출처: Biowithus kit 설명서)

(5) PCR 산물 정제

① 전기영동에서 정확한 band size가 나온 tube에 clean solution 5 μL를 첨가시켜 완전히 밀봉 후 혼합시키고 원심분리한다.

② 아래 표 13-5의 조건으로 PCR 산물 정제반응을 실시한다.

(6) Sequencing 반응

① 정제된 PCR 산물을 농도에 맞게 희석을 한다(권장량: Size marker와 비교하여 20 ng/μL).(약식희석: NS5B-20 μL의 삼차 증류수 첨가).

• PCR 산물의 농도가 너무 높거나 낮을 시에는 DW 희석 배율을 적정하게 변경하여야 한다.

② 정제된 NS5B PCR 산물 3 μL를 PCR tube에 분주하고 NS5BF 7 μL를 혼합한 후 아래 표 13-6을 참고하여 Sequencing reaction을 실시한다.

표 13-5 PCR Clean up Condition

Temperature	Times	Cycles
37℃	50 min	1 cycle
85℃	15 min	1 cycle
4℃	∞	

표 13-6 Sequencing Condition

Temperature	Times	Cycles
96℃	10 sec	1 Cycles
96℃ 50℃ 60℃	10 sec 5 sec 4 min	25Cycles
10℃	∞	

(7) Sequencing 반응물 정제

Column, magnetic bead, ethanol 정제 방법 중 각 실험실 환경에 적합한 방법을 사용한다.

(8) Sequencing(ABI genetic analyzer 사용 시)

① 정제된 DNA를 12 μL의 Hi-Di™formamide에 용해시킨다.

② 그중 10 μL를 96well plate에 분주한다.

③ 분주된 plate를 sequencing analyzer에 장착한 뒤 전기영동을 진행한다. NS5B검사는 검체 이름에 –NF를 붙여준다.

(9) HCV genotyping 분석방법

① HCV 분석을 위해서 인터넷으로 아래 site에 접속한다.

- http://hcv.lanl.gov/content/sequence/BASIC_BLAST/basic_blast.html

② 분석창(Paste your input here)에 200~400 bp의 NS5B염기서열을 붙여넣고 아래 submit을 클릭한다.

- NS5B의 염기서열은 150 bp 이하의 짧은 서열도 정확한 분석이 가능하므로 sequencing 중 deletion이나 nonspecific peak가 나타났을 경우 이를 제거한 서열만 입력한다.
- 띄어쓰기가 되어 있으면 이를 완전히 제거한다.

③ Year란에 연도가 있는 것을 선택하며 연도가 없는 경우 Number of BLAST matches to display를 50에서 200으로 올려 분석을 실시한다.

- 2a type에서 주로 나타나는 현상으로 year란에 연도가 없어도 table의 공통된 결과인 2a type을 결과로 확정한다.

④ Number of BLAST matches to display를 200으로 하여도 년도가 없는 경우 공통적으로 나타나는 type을 결과로 확정한다.

⑤ Name 또는 Description 란에 candidate, case, pat, patient 붙은 결과 및 Problematic sequences란에 synthetic으로 표기된 결과를 제외하고 가장 높은 점수가 있는 type을 결과로 확정한다.

- NS5B region의 genotype match cut-off limit는 90%이다.
- 결과 table에서 대부분 공통적인 type으로 분석되지만 완전히 다른 type이 섞여있는 경우 결과에서 제외한다.

6) 참고치

① 증폭이 안 되는 경우: HCV not amplified로 보고한다.
② 증폭이 되는 경우: Genotype과 Subtype를 보고한다.

7) 임상적 의의

만성 C형간염의 현재 표준적인 치료방법은 페그 인터페론 알파(pegylated interferon α)와 리바비린의 병합요법이다. HCV유전자형 검사는 항바이러스 치료반응을 예측하기 위해 반드시 필요한 검사이며, 치료의 기간과 약물의 용량을 결정하는 데 영향을 준다. 유전자형 1인 경우에는 48주 동안의 치료가 필요하며, 치료를 시작한지 12주째에 HCV RNA 정량검사를 시행하여 조기바이러스반응을 달성하지 못한 경우 치료를 중단한다. 유전자형 2,3인 경우에는 24주의 치료로도 충분하다. HCV유전자형 검사를 통해 virus genotype과 subtype을 미리 조사하여 부작용을 최소화함으로써 경제적이고도 효율적인 치료 방침을 제공하는데 그 목적이 있다.

8) 검사시 유의사항

- Plasma 검체의 핵산 추출시 EDTA tube를 사용한다.
- Heparin이 첨가된 혈액은 RT-PCR을 저해할 수 있다.
- RNA 검사는 실험을 신속하게 진행하며, 얼음을 사용하여 실험을 진행하여야 한다.
- Master Mix제조와 검체 처리공간을 별도로 마련하여 시료의 오염을 방지한다.

참고문헌

- Manual of Clinical Microbiology, James Versalovic, ASM press.
- Molecular Diagnostics, Buckingham, F.A. Davis Company.
- 바이러스간염과 에이즈의 분자진단, 오홍범, 화산미디어.
- QIAamp viral RNA Extraction Kit(QIAgen)
- INFINA™ HCV genotyping(BIOWITHUS)

실습 결과 보고서

학과		반		실험 조	
성명		학번		실습일자	

1. Title(실습 주제):

2. Objectives(실습 목적):

3. Instruments and equipments(기구 및 장비):

4. Materials and reagents(재료 및 시약):

5. Methods(실습 방법):

6. Observation and results(관찰 및 결과): 별지 사용

7. Discussion(토론): 별지 사용

8. References(참고문헌): 별지 사용

이해도 확인 문제

1. HCV RNA정량검사 실시 후 genotyping 검사를 실시하는 이유는 무엇인가?

2. HCV genotyping 검사과정 중 전기영동에서 밴드가 생기지 않아 증폭되지 않은 검체는 어떻게 해야 하는가?

3. HCV genotyping 검사 시 정도관리는?

제 14 장

아포지방단백 E(Apolipoprotein E)의 유전형 검사(Genotyping)

1. 검사의 배경

아포지방단백 E(apolipoprotein E, ApoE)는 지단백(lipoprotein)의 구성성분으로, 간에서 주로 합성되는 34kDa의 당단백으로서 지질대사와 이동에 중요한 역할을 한다. 인체의 ApoE 유전자는 19번 염색체의 장완(19q22)에 위치하며, ApoE 유전자는 ε2, ε3, ε4의 대립유전자를 가지고 있고, 이것은 각각 3가지의 ApoE 지단백 동위형(isoform)인 E2형(Cys112/Cys158), E3형(Cys112/Arg158), E4형(Arg112/Arg158)을 코딩하는 것으로 알려져 있다(그림 14-1). ApoE 유전자의 유전형(genotype)은 3개의 대립유전자의 조합에 의해 3가지 동형접합체(ε2/2, ε3/3, ε4/4)와 3가지 이형접합체(ε2/3, ε2/4, ε3/4)가 존재하며(표 14-2), 이러한 유전적 다형성은 심혈관 질환 및 알츠하이머병(Alzherimer's disease, AD)의 발생 위험과 관계가 있다고 알려져 있다.

알츠하이머병(AD)은 기억, 판단, 그리고 능력의 점진적 손실이 초래되는 신경 퇴행성 질환으로, AD 1, 3 및 4 유형(AD type I, III, IV)은 조기 발병(early-onset AD, EOAD)형이고, AD 2 유형(AD type II)은 후기 발병(late-onset AD, LOAD)형이다. 가족력과 관계된 가족형(familial AD, FAD)은 대부분 30~60세 사이에 주로 발생하는 조기발병으로써 전체 AD의 10%를 차지하며, 산발형 AD(sporadic AD, SAD)는 유전적 패턴에 명확하지 않으나 대략 65세 이상에서 영향을 미치며, 65세에서 90세까지 매 5년마다 발생률이 2배로 증가되며, 90세에서는 발생률이 50% 이상인 것으로 보고되고 있다.

AD는 단일유전자 질환(single-gene disorder)이 아니다. 적어도 여러 개의 염색체상(염색체 1, 14, 19, 21)에 존재하는 1개 이상의 유전자 돌연변이가 관련되어 있다. 아밀로이드 전구체 단백질(amyloid precursor protein,

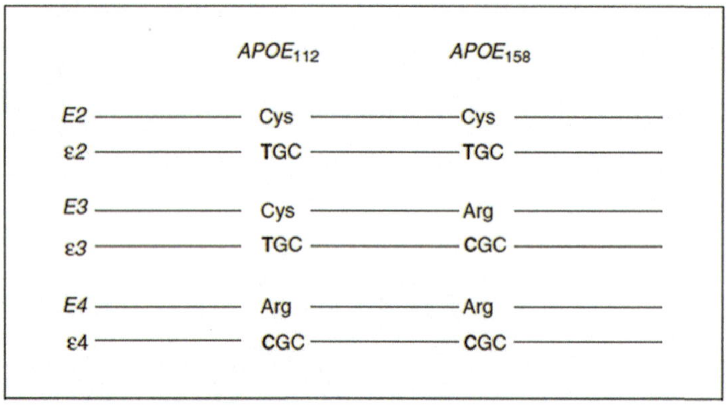

그림 14-1 ApoE의 대립유전자와 유전형. 이들 동위형들은 한 개 또는 두 개의 부위에서 아미노산 치환에 의해서 발생되며 주로 112번 잔기와 158잔기의 아미노산만 다르다.

표 14-1 인간 ApoE 유전자형에 따른 질환의 발병 빈도

	Elderlly control (N=23)	알츠하이머병 (N=51)	혈관성 치매 (N=68)	혼합성 치매 (N=18)	기타 치매 (N=17)
유전자형 빈도(명)					
E2/E2	–	–	1	–	–
E2/E3	–	2	7	3	–
E3/E3	21	30	49	8	13
E2/E4	1	3	–	–	–
E3/E4	1	13	11	6	4
E3/E4	–	3	–	1	–
Allele 빈도(%)					
E2	2.2	4.9	6.6	8.3	0
E3	93.5	73.5	85.3	69.4	88.2
E4	4.3	21.6	8.1	22.2	11.8

출처: 대전신경과학회지 18(5), 2000

APP), preselin 1, 2(PSEN1,2) 유전자들이 각각 AD 유형 1, 3, 4를 초래하며, 유형 2의 원인 유전자는 아직까지 명확하지 않다. AD 환자의 뇌에는 아미로이드 침전물(amyloid desposits, plaques)과 신경섬유엉킴(neurofivrillary tangels, NFT)과 같은 비정상적인 구조들이 발견되며, 이들 구조물에는 ApoE 산물이 과잉으로 포함되어 있고, 특히 ApoE ε4 대립유전자의 동형접합형(ε4/4)을 가진 사람들에게서 침반(plaque)이 더욱 발달된 소견을 보임이 보고되어 있다. ApoE 유전자의 ε4 대립형질유전자는 AD 유형 2의 위험성을 증가시키고, 이는 주로 고령에서 발생한다. 즉, ApoE ε4 대립형질 유전자 한 개를 부모에게 물려받은 사람들은 질환의 발생 가능성이 증가하고 2개를 받은 사람은 더욱더 위험성이 증가한다(표 14-1). 그렇다고 모든 알츠하이머 질환 환자들이 모두 ε4 대립형질 유전자를 가지고 있지는 않다. 또한, ApoE ε4 유전자는 심혈관 장애와도 관련되어 있다. 최소한 1개의 ApoE ε4 대립유전자를 가지고 있는 사람은 동맥을 따라 지방과 흉터 유사조직이 축적되는 아테롬성 동맥경화증의 위험이

증가되며, 점진적인 동맥의 협소화는 심장병과 뇌졸중의 위험을 증가시키는 것으로 보고되고 있다. ApoE ε2 대립형질유전자를 2개 가지고 있는 사람은 고지질단백혈증(hyperlipoproteinemia)과 AD 유형 3의 위험성이 증가한다고 보고되어 있다.

2. 아포지방단백 E 검사의 원리

ApoE를 코딩하는 구조유전자의 다형성은 3가지 대립유전자의 조합으로 6개의 다른 유전형(ε2/2, ε3/3, ε4/4, ε2/3, ε2/4, ε3/4)으로 apoE 유전자 다형성이 이루어지는데, 그 다형성은 심혈관계질환 및 알츠하이머병의 발생 위험과 관계가 있다(표 14-2). 그 중, apoE4 단백은 알츠하이머병과 관상동맥 질환의 중요한 위험인자로 알려져 있으며, apoE2 단백은 반대로 알츠하이머병에 예방적인 효과가 있는 반면 제III형 고콜레스테롤혈증 환자의 대부분은 apoE2의 동형접합체로 알려져 있다. 따라서 apoE 유전자의 다형성은 심혈관계질환 및 치매에 있어 중요한 의미를 가지고 있어 환자 뿐 아니라 건강한 일반인에서도 중요한 검사로 인식되고 있다.

최근, DNA를 추출하여 apoE 유전자에서 다형성을 보이는 부위를 PCR로 증폭한 후 여러 가지 방법으로 apoE 유전자 다형성을 분석하는 방법이 보고되고 있다. 제한효소로 절단하여 전기영동을 분석하는 방법(restriction isotyping), allele specific oligonucleotide(ASO) probes, single-strand conformation polymorphism(SSCP), 염기서열분석, oligonucleotide ligation assay(OLA), heteroduplex analysis, amplification refractory mutation system(ARMS), 및 Light Cycler 장비의 fluorescence resonance energy transfer(FRET) 원리를 이용하여 apoE 유전자형 검사법이 이용되고 있다.

ApoE 다형성에 대한 유전자형 검사는 1990년 Hixon과 Vernier에 의해 restriction isotyping 방법이 기술되었고, apoE의 112번 째와 158번째 아미노산을 포함하는 유전자 부위를 PCR 증폭한 후 제한효소 *Hha*I로 처리하고 polyacrylamide gel 상에서 전기 영동하여 제한 절편의 수와 크기를 비교하여 각 유전자형을 감별하였다. Restriction isotyping은 소식자를 이용하는 보합반응이나 염기서열분석법에 비하면 경제적이고 간편하기는 하지만, PCR 증폭산물에 대한 제한효소의 소화가 완전하지 않을 경우 유전자형 판독이 불가능하고, 충분한 양의 증폭산물이 있어야만 육안으로 구별이 가능한 단점이 있다. 또한 보통의 agarose gel로는 제한 절편의 크기의 차가 작아 각 유전자형의 감별이 불가능하며, polyacrylamide gel을 이용한 전기영동을 임상 검사실에서 대량의 검사로 이용하기에는 agarose gel에 비해 gel 제조 등이 번거롭고 시간이 오래 걸리는 문제점이 있다. 이러한 *Hha*I를 이용한 re-

표 14-2 ApoE 대립유전자, 유전자형과 다형성

ApoE polymorphism	Codon 112	Codon 158
ApoE2/2	Cys(TGC)	Cys(TGC)
ApoE3/3	Cys(TGC)	Arg(CGC)
ApoE4/4	Arg(CGC)	Arg(CGC)
ApoE2/3	Cys(TGC)	Cys(TGC)/Arg(CGC)
ApoE2/4	Cys(TGC)/Arg(CGC)	Cys(TGC)/Arg(CGC)
ApoE3/4	Cys(TGC)/Arg(CGC)	Arg(CGC)

Abbreviation: ApoE, apolopoprotein E.

striction isotyping의 문제점을 개선하기 위하여 2가지의 다른 제한효소(*Afl*III와 *Hae*III)를 이용한 방법이 시도되어 제한 절편의 크기와 그 차이를 크게 하여 유전자형 감별은 개선되었으나, 제한효소에 의한 완전한 소화를 위해 PCR 후 24시간이 더 필요하고 일부 제한효소의 가격이 고가인 문제점이 있다.

INNO-LiPA ApoE Kit는 역보합 결합의 원리를 이용한 ASO probe법으로, PCR 후 그 증폭산물을 전기영동으로 확인한 후 제조사에서 제시한 보합반응 온도를 정확히 유지하면 각 유전자형의 구별이 용이하며 재현성이 뛰어났다. 그러나 보합반응시 45±1℃ 이상의 온도변화만 있어도 결과판독에 영향을 주며, PCR 후 보합 및 발색과정이 있어 여러 단계가 필요하여 번거롭고, 비교적 시간이 많이 걸리며, 검사비용이 고가인 문제점이 있다.

ARMS를 이용한 apoE 유전자 다형성의 분석법은 한 검체 당 5종류의 시발체와 4개의 PCR tube를 사용하여 신속하게 PCR과 agarose gel 전기영동의 두 단계만으로도 유전자형의 판독이 가능하다고 보고하였다. 국내에서도 시발체의 특이도를 더욱 높이기 위하여 시발체의 3′-말단으로부터 3번째 염기를 불일치시킨 4종류의 시발체를 고안하여 3개의 PCR 반응으로 유전자형을 감별한 변법 ARMS 방법이 보고되기도 하였다. 그 외 다중 ARMS 방법은 한 검체 당 2개의 PCR 튜브만으로 여섯 가지 apoE 유전자형을 간편하게 구별 가능한 방법이었으나, 약한 비특이성 밴드가 관찰되거나, PCR이 증폭되지 않는 경우가 있었다. 또한 시발체의 특이도를 높이기 위해 DMSO를 첨가하는 번거로움이 있었다.

최근에 도입되어 각광을 받고 있는 real-time PCR 장비들은 PCR 후 확인 과정이 필요 없이 PCR 단계와 동시에 증폭산물확인이 가능하여 손쉽고 빠르게 그리고 정확하게 특정 유전자의 정량, 돌연변이 검출, 유전자형 분석, 그리고 단일 염기 다형성 등을 분석할 수 있어 분자유전검사에 있어 획기적인 장을 마련하고 있다. 특히 Roche사의 LightCycler ApoE Mutation Detection Kit는 두 쌍의 보합소식자를 이용해 112번째와 158번째 아미노산의 변이를 동시에 측정하는 방법으로 증폭여부를 실시간으로 모니터상으로 확인할 수 있으며, rapid-cycling이 가능하여 약 45회를 증폭하여도 40분 내에 PCR 반응을 종결할 수 있다. 일단 PCR이 종결되면, 각각의 대립유전자 고유의 Tm을 가지고 작성된 melting curve를 육안으로 확인하여 PCR 후 어떤 조작 없이도 유전자형 판별이 가능하다. 또한 LightCycler ApoE Mutation Detection Kit는 제조사에서 권하는 최소 DNA함량인 50 ng보다 10배 낮은 함량인 5 ng에서도 모두 apoE 유전자형 구분이 분명한, 정확하고 민감한 검사법으로 LightCycler 장비 내의 폐쇄계에서 실시되므로, sample tracking error를 줄일 수 있고 최종 증폭산물의 오염을 방지할 수 있으며, 더 나아가 조작시간이 아주 짧고, 장비에 장치 후 더 이상의 수기법이 필요하지 않아 비용 효율적인 검사라고 할 수 있다. 또한 LightCycler를 통한 apoE 유전자형 분석은 acrylamide 파우더나 ethidium bromide 염색을 피할 수 있으므로 인체에 안전하다.

다중 ARMS 방법에 사용되는 BioCore ApoE Kit에 의한 apoE 유전자형의 판정 방법은 정확하고 검사법 및 결과의 해석이 쉬우며 검사의 소요 시간도 짧고 특별한 장비가 필요없어 경제적이다. 이에 대량 검체를 수행하는 임상 검사실이나 처음으로 이 검사를 시행하는 검사실에서 효과적으로 이용될 수 있다. 상기에 기술된 apoE 유전자 다형성 분석법들은 유전자형 구분이 용이할 뿐 아니라 정확하여 각 검사실마다 상황에 맞는 검사법을 채택하여 시행함으로써 임상의에게 유용한 정보를 비교적 빠르고 신뢰성 있게 제공할 수 있을 것으로 생각된다.

이와 같이 apoE 유전자형 검사가 꾸준히 증가하고 있고 다양한 검사방법론이 소개되고 사용되어지고 있는 바, 본 장에서는 Codon 112/158번에 각각 특이적 프라이머(allele-specific primer)를 이용하여 한 번의 PCR로 6종의 유전자형을 직접 분석할 수 있는 최신의 검사법(Seeplex® APOE genotyping)을 소개하고자 한다.

3. 아포지방단백 E 검사 방법

1) 검체의 준비

EDTA tube에 혈액 검체를 채취하여 신뢰성 있는 결과를 얻기 위해 가능한 빠른 시간 안에 지정된 온도(얼음과 함께, 얼리지 않은 상태)하에 운송하고 검체들을 실온(19~25℃)에서 보관할 경우 검사는 1시간 이내에 수행하고, 냉장보관 검체는 48시간까지 보관할 수 있다.

표 14-3 핵산추출시약 및 핵산추출용액

Isolation Kit	Manufacturer	Cat. No.	Recommended Vol.
QIAamp® DNA Mini Kit	QLAGEN	52304	Specimen: 200 μL Elution: 50 μL
Exgene™ Clinic SV	GeneAll	108-101	Specimen: 200 μL Elution: 50 μL

2) 핵산추출

다양한 제조사들의 핵산추출제품들을 사용할 수 있으며, 제조사(표 14-3)가 제공하는 프로토콜에 따라 핵산추출을 수행한다. 최근 임상검사실에서 핵산추출을 위해 자동화 추출장치의 도입이 증가됨에 따라 자동화추출장치를 사용하거나 추출시약을 통한 매뉴얼 추출을 수행한다. 추출된 핵산의 최종 농도와 순도는 분광광도계로 측정하고 최종농도가 10 ng/μL이 되도록 하며 추출된 핵산을 멸균수로 희석하여 준비한다.

3) PCR 시료의 준비 및 수행

① 검사 전 준비(주의점): 검체를 다룰 때에는 검체가 튀지 않게 주의하며 검체 간 교차 오염에 주의한다. 검사시에는 반드시 필터팁을 사용하고 검사자 손에 맞는 장갑을 착용한다. 실험을 위해 ApoE genotyping kit (Seeplex® ApoE Genotypeing, AP1210Z, SEEGENE㈜, http://www.seegene.co.kr)의 시약을 실온에서 완전히 녹인 후 사용 전 뚜껑 내부의 시약들을 제거하기 위해 튜브를 간단히 원심분리한 다음 모든 시약을 얼음 위에 준비해 둔다.

② PCR Master Mix 준비: 대조군(음성대조군, 양성대조군)을 포함한 검사 시료의 수만큼 PCR Master Mix를 제조한다.

구성분	반응 튜브당 사용 용량(μL/tube)	검사 시료에 따른 총사용량
5X AP PM	4	4×( )=
8-MOPS Solution	3	3×( )=
2X Multiple Master Mix	10	10×( )=
PCR Master Mix	17	17×( )=

( ): 검사 시료

Seeplex® ApoE ACE Genotyping, AP1210Z(25 reaction/kit)

Contents	Volume	Description
5X AP PM	100 μL	Primer Mixture(PM) –Primer pairs for ApoE Genotyping
2X Multiplex Master Mix	250 μL	DNA polymerase Buffer containing dNTP(dATP, dCTP, dGTP, dTTP) $MgCl_2$ and stabilizers
8–MOP Solution	75 μL	System to prevent carry–over contamination
AP Marker	50 μL	Amplicon size marker –Marker is used to identify the approximate size or target product run on agarose gel
AP PC	15 μL	Positive control(PC)
User manual		

③ 5회 정도 가볍게 tapping하여 시료를 섞거나 vortex한 후 원심분리한다.

④ 0.2 mL PCR 튜브에 PCR Master Mix를 17 μL씩 분주한다.

⑤ 각각의 튜브에 DNA 시료를 3 μL씩 첨가하여 PCR mixture를 만든다.

구성분	반응 튜브당 사용 용량(μL/tube)
PCR Master Mix	17
환자 DNA 시료	3
PCR mixture	10

◆ Tip. 음성대조군은 핵산대신 멸균수 3 μL를 사용한다. 양성대조군은 kit에 제공한 PC DNA 3 μL를 사용한다.

⑥ 예열된 PCR 장비에 준비된 PCR 튜브를 꽂는다.

⑦ 다음의 프로그램으로 PCR 반응을 수행한다.

Segment	No. of Cycles	Temperature	Time
1	1	94℃	15 min
2	35	94℃	30 sec
		65℃	30 sec
		72℃	1 min
3	1	72℃	10 min

◆ Note: 본 제품에서는 'Heating lid' 기능이 있는 GeneAmp® 9700 PCR System(Applied Biosystem) 등의 사용을 권장하며, 검출단계 이후, 교차오염을 방지하기 위해 365 nm 자외선에서 20분간 PCR 산물을 처리한다. 8-MOPS는 DNA 이중가닥을 zip up함으로서 PCR 산물의 활성을 억제한다.

⑧ PCR 반응이 끝나면 2% 아가로스 젤에 PCR 산물 5 μL를 loading하여 150V로 20분간 전기영동한 후 자외선 투영기에서 증폭산물을 확인하다.

4. 아포지방단백 E 검사의 결과해석

1) 결과

증폭산물의 크기에 대한 정보는 다음과 같으며(표 14-4), 임상시료를 이용한 실험결과는 그림 14-2와 같다.

표 14-4 각 시료의 유전자형 분석 결과

Sample No	PCR 산물 크기(bp)	112, 158 코돈	유전자형
1	517, 376	158Cys, 112Cys	ε2/ε2
2	517, 376, 311	112Cys, 158Cys/Arg	ε2/ε3
3	517, 447, 376, 311	112 Cys/Arg, 158Cys/Arg	ε2/ε4
4	376, 311	112Cys, 158Arg	ε3/ε3
5	447, 376, 311	112Cys/Arg,158Arg	ε3/ε4
6	447, 311	112Arg, 158Arg	ε4/ε4

2) 결과 해석

전기 영동하여 얻은 6개의 시료와 NC와 PC 대조군을 비교분석한 결과(그림 14-2), 정상적으로 DNA 시료가 존재하면 IC Band(779bp)를 모두 확인할 수 있다. 한편 코돈 112번과 158번 위치가 Cys인지 Arg인지에 의해 유전형이 결정되므로 각 환자의 PCR 산물의 크기를 양성대조군 산물크기와 비교함으로써 유전자형을 분석할 수 있다.

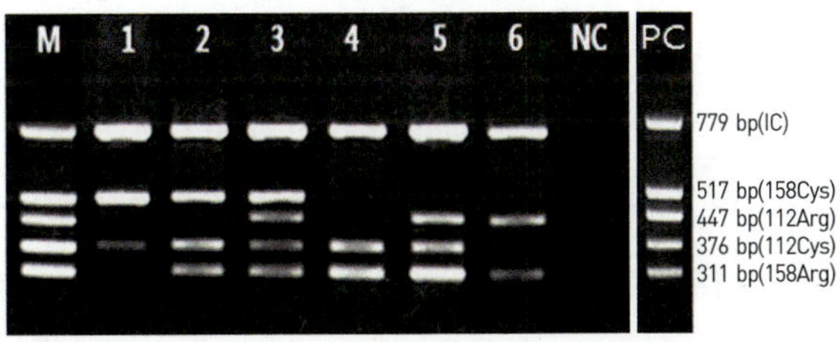

그림 14-2 Seeplex® APOE genotyping kit를 이용한 6개의 ApoE 유전형에 따른 실험결과. 1~6 lane: 환자시료, NC: 음성대조군, PC: 양성대조군. IC: internal control band(779bp), 158 Cys형(517bp), 112Arg형(447bp), 112Cys형(376bp), 158 Arg형(311bp)

3) 문제 해결

Seeplex® ApoE ACE Genotyping

문제상황	원인	해결방안
증폭산물에서 어떠한 밴드도 나타나지 않는 경우	제품의 보관이 잘못된 경우	본제품의 보관 조건은 −20℃이며, 가능하다면 새로운 제품을 사용하여 재검사합니다.
	Reaction mix의 순비가 살못된 경우	모는 구성품을 넣었는지 확인하고 올바른 reaction mix을 준비하여 PCR을 수행합니다(Premix 형태로 미리 mixture를 보관하는 경우 민감도가 저해될 수 있습니다.).
	PCR 장비의 세팅이 잘못된 경우	PCR의 조건을 확인하고, 올바른 세팅 조건하에서 PCR을 수행합니다.

Seeplex® ApoE ACE Genotyping(계속)

문제상황	원인	해결방안
증폭산물에서 어떠한 밴드도 나타나지 않는 경우	Agarose gel을 EtBr에 염색하지 않은 경우	Marker band 의 유무를 확인하고, agarose gel을 다시 EtBr에 염색합니다.
	UV상에 agarose gel을 많이 노출한 경우	노출시간을 확인하고(10분 이상의 노출금지), 새로운 agarose gel에 전기영동을 수행합니다.
IC 밴드가 나타나지 않는 경우	저해물질이 존재하는 경우	원검체를 이용하여 핵산 추출과정부터 다시 수행합니다.
위양성으로 의심되거나 또는 NC에서 타겟이 검출된 경우	교차오염이 발생한 경우	핵산 제거제를 이용하여 검사공간, 검사장비, 도구 등을 모두 닦아줍니다. 사용된 소모품, 시약 등을 모두 폐기하고, 새로운 소모품 및 시약을 사용하여 재검사합니다. 오염 방지를 위해서 검사 시 필터팁을 사용하고, 검사공간을 주기적으로 클리닝을 수행합니다.
위음성으로 의심되는 경우	검체의 채취가 잘못된 경우	검체 채취방법을 점검하고, 본 제품에서 권장하는 검체 및 채취용기를 사용하여 검체를 다시 채취합니다.
	검체의 보관이 잘못된 경우	검체를 다시 채취하여 재검사합니다. 본 제품에서 권장하는 조건으로 검체를 보관합니다.
	핵산 추출에 실패한 경우	핵산 추출과정을 확인하고 주의해서 재추출합니다.
	검체의 핵산이 누락된 경우	주의해서 검사를 다시 진행합니다.
	검체의 핵산이 바뀐 경우	1.5 mL 튜브와 PCR 튜브에 샘플번호를 확인합니다.
	저해물질이 존재하는 경우	원검체가 있다면 핵산 추출과정부터 다시 수행합니다.

5. 아포지방단백 E 검사의 고찰 및 향후 전망

ApoE 유전자형의 판정 방법은 정확하고 검사법 및 결과의 해석이 쉬우며 검사의 소요 시간도 짧고 특별한 장비가 필요없어 경제적이다. 이에 대량 검체를 수행하는 임상 검사실이나 처음으로 이 검사를 시행하는 검사실에서 효과적으로 이용될 수 있을 것이다. 상기에 기술된 apoE 유전자 다형성 분석법들은 유전자형 구분이 용이할 뿐 아니라 정확하여 각 검사실마다 상황에 맞는 검사법을 채택하여 시행함으로써 임상의에게 유용한 정보를 비교적 빠르고 신뢰성있게 제공한다.

치매 환자의 ApoE 유전자 다형성을 분석하는 것은 진단과 치료에 도움이 되며, 알츠하이머(Alzheimer's disease, AD)의 병인을 밝히는데 도움이 된다. 알츠하이머병의 조기 진단은 혈관성 치매(vascular dementia, VD) 등 다른 치매의 원인들을 감별하는 데 도움을 주며, 알츠하이머병 특이적인 약물 치료를 시행함으로써 AD의 진행에 효과적인 처치가 가해질 수 있다는 점에서 중요하다. 또한 apoE 유전자 검사를 통해 유전자형에 따른 질병의 발생 위험도 예측이 가능하며 유전자 검사 결과에 따라 식습관, 운동방법, 생활 습관 등의 개선을 통해 경제적, 심적 부담을 경감시키고, 건강한 노년기를 준비하는 데 도움을 줄 수 있다.

1) ApoE 유전자형 검사가 필요한 사람

① 치매에 걸린 환자: 알츠하이머병의 감별 진단을 위해 필요

② 알츠하이머병의 가족력이 있는 일반인

③ 알츠하이머병 및 심혈관계 질환 발병의 고위험 요소를 가지고 있는 일반인
- 심혈관적 위험요소(고혈압, 당뇨병, 전 당뇨병, 고지혈증, 대사이상, 좌식 생활습관)
- 순환성 성호르몬 및 다른 내분비 요소의 부적절한 양상
- 부적절한 영양 섭취
- 정신적 외상에 의한 두뇌 손상
- 심리적 고통

2) 2014년 건강보험 요양급여 적용 사항

분류번호	코드	분류	점수	병원금액
너-572	CX572	ApoE Genotyping	840.66	57,840

요양급여의 적용기준 및 방법에 관한 세부사항과 심사지침

■ 너-572 ApoE Genotyping 검사 인정 기준

ApoE Genotyping(너572) 검사를 치매로 확진된 환자에게 시행 시 다음과 같은 경우 1회만 인정하며 동 기준 이외에 시행한 경우는 요양급여비용 전액을 본인이 부담토록 함.

■ 다음

가. 65세 미만에 발생한 치매환자

나. 가족성 알츠하이머병으로 진단된 경우(고시 제 2008-57호, '08.7.1. 시행)

참고문헌

- Apolipoprotein E and Alzheimer disease: risk, mechanisms and therapy. Nature Reviews. Neurology 9(2).
- Apolipoprotein E isoforms and lipoprotein metabolism. IUBMB Life 66(9): 616−23.
- Worldwide allele frequencies of the human apolipoprotein E gene: climate, local adaptations, and evolutionary history. American Journal of Physical Anthropology 143(1): 100−11
- http://www. seegene.co.kr

실습 결과 보고서

학과		반		실험 조	
성명		학번		실습일자	

1. Title(실습 주제):

2. Objectives(실습 목적):

3. Instruments and equipments(기구 및 장비):

4. Materials and reagents(재료 및 시약):

5. Methods(실습 방법):

6. Observation and results(관찰 및 결과): 별지 사용

7. Discussion(토론): 별지 사용

8. References(참고문헌): 별지 사용

이해도 확인 문제

1. ApoE 대립유전자 형과 apoE 지단백 동위형에 대하여 설명하라.

2. 가족형알츠하이머 질환과 apoE 대립유전자형과의 상관관계를 설명하라.

3. Allele specific primer-PCR(AS-PCR)의 원리를 설명하라.

제 15 장

인간유전자 STR 분석(Human DNA STR analysis)

1. 검사의 배경

1) DNA와 과학수사

과학이 발전하면 그에 따라 다른 것도 발전한다. 범죄수사도 마찬가지다. 자백이나 목격자의 증언만으로도 충분치 못한 시대가 됐다. 과학수사의 1번지 미국에서도 살인자로 기소돼 10여년 넘게 옥살이를 하던 죄수가 무죄로 풀려나 인권국가라는 자존심에 먹칠하는 사례가 빈번히 일어났었다.

현대 과학수사의 개척자는 '셜록 홈즈'로 잘 알려진 프랑스의 에드몬드 로카르드(Edmond Locard)다. 'Every contact leaves trace'「모든 사건(범죄)은 흔적을 남긴다.」는 과학수사에 있어서 일종의 공식처럼 받아들여지고 있다. 그렇다. 범인은 꼭 족적을 남긴다. 완전 범죄란 결코 없으며, 족적을 끝까지 추적하면 범인을 잡을 수 있다.

강요된 자백이나 목격자의 거짓 증언이 지금도 크게 작용하고 있기 때문에 초동수사에서부터 과학수사가 이루어져야 한다는 목소리가 높다. 범인 검거에서 결정적인 증거를 제시하는 DNA 테스트는 범인을 검거하는 데 없어서는 안 될 중요한 수사 기술이다. 또 억울하게 기소된 혐의자를 풀어주는 기술이기도 하다. 생명과학의 열쇠라고 할 수 있는 DNA에 대한 이해를 높이고 과학수사의 중요성을 환기시키는 의미에서 'DNA와 과학수사'는 중요한 분야이다.

2) STR 분석

인간의 유전자 지도에는 30억 쌍의 염기들이 있고 사람은 99.5% 이상이 같다. 하지만 0.5% 미만의 인간 DNA 서열이 다르고, 법의학에서는 다양한 형태의 서열(polymorphic sequences)들이 이용된다. 전 세계적으로, 법의학적 유전자 타이핑(forensic DNA typing)에 사용하는 DNA 서열들은 'anonymous', 즉 그것들은 어떠한 특징도 조절하지 않고 기능을 하지 않는 염색체의 일부분(유전자자리; *loci*)이다.

법의학의 유전자 감식에서 사용되는 DNA 서열들은 짧은 일렬 반복(Short Tandem Repeats, STR) 염기서열 부분이 포함된 암호화되지 않은 부분이다. STR은 일정하게 머리부터 꼬리까지(head-to-tail) 반복되는 매우 짧은 DNA 서열이다. 예를 들어, 그림 15-1은 실제로 법의학의 유전자 감식에서 이용되고 있는 FGA라고 알려진 STR을 보여 준다; 이 서열은 4개의 반복되는 염기 [CTTT]를 포함하고 있다.

..TTTC CTTT CTTT CTTT CTTT TTCC..

그림 15-1 FGA STR marker

STR 유전자자리에는 많은 대립형질 유전자들이 존재한다. 이 대립형질 유전자 서열에는 반복되는 [CTTT]의 수가 각각 다르다. 전 세계인에서 80가지 이상의 FGA 대립형질 유전자가 밝혀졌지만, 한 사람은 단 2개의 대립형질 유전자만을 갖고 있는데, 그 중 하나는 어머니로부터, 다른 하나는 아버지로부터 물려받는다.

유전자감식(DNA profiling)은 분자유전학적 방법을 이용하는데, 이 방법은 한 사람과 다른 사람을 구별하는 DNA sample의 정확한 유전자형을 결정하는 것이다. 이는 현재 범죄 현장 수사, 실종자 찾기, 재난 및 재해, 인권 침해, 친자 확인 검사 등의 분야에서 주로 이용된다. 범죄 현장에는 주로 DNA를 추출할 수 있는 생물학적인 증거물(혈액, 정액, 머리카락, 타액, 뼈, 피부 조직 등)이 있다. 만약 범죄 현장에서 발견된 증거물을 통해 얻은 유전자 프로필이 용의자의 유전자 프로필과 일치한다면, 그 용의자는 잠재적인 범인으로 여겨진다. 만약 두 유전자 프로필이 일치하지 않는다면 용의자로부터 제외된다.

2. 검사 방법

1) 시료로부터 DNA 추출 실험

DNA 시료의 채취원이 될 수 있는 것은 혈액(blood), 혈흔(blood stain), 정액(semen), 정액반(semen stain), 타액(saliva), 변(feces), 뇨(urine), 머리카락(hair), 뼈(bone), 치아(teeth), 피부(skin), 또는 다른 조직(other tissue) 등이 있다.

(1) Promega(#A1120) 키트를 사용한 genomic DNA 추출

가. 사용자 실험실에서 준비해야 할 것

① 멸균 1.5 mL microcentrifuge tube

② water bath(37℃, 65℃)

③ isopropanol(상온)

④ 70% ethanol(상온)

나. DNA 추출 방법

① 멸균된 microcentrifuge tube에 cell lysis solution 900 μL를 넣는다(이때 반드시 혈액은 EDTA, 혹은 citrate 등의 항응고제가 들어 있는 튜브에 채취해야 한다).

② 혈액을 부드럽게 흔들어서 섞어준 다음 300 μL를 취해서 위의 cell lysis solution이 들어 있는 microcentrifuge tube에 옮긴다.

③ 부드럽게 5~6회 섞는다.

④ 10분 동안 상온에서 방치한 후 2~3번 섞는다(이때 적혈구세포가 파괴된다.).

⑤ 원심분리(13,000 rpm, 20초, 상온)한다 – 백혈구만 가라앉는다.

⑥ 상층액을 버린다(최대한 많이 버림, pellet이 딸려가지 않도록 주의한다. → pellet이 하얗게 보이지 않고 적혈구가 남아 있으면 위의 과정을 반복).

⑦ 강하게 vortex한다.

⑧ Nuclei lysis solution 300μL를 첨가하고 5~6회 pipetting한다(백혈구 세포들이 파괴된다).

⑨ Protein precipitation solution을 100μL 첨가한다.

⑩ 강하게 vortex한다.

⑪ 원심분리(13,000 rpm, 3분, 상온)한다.

⑫ 상층액을 300μL isopropanol이 들어 있는 microcentrifuge tube에 옮긴다.

⑬ 부드럽게 inversion한다(이때 실같이 뭉쳐지는 DNA를 볼 수 있다).

⑭ 원심분리(13,000 rpm, 1분, 상온)한다.

⑮ 상층액을 버리고 상온의 70% 에탄올을 넣고 부드럽게 inversion한다.

⑯ 원심분리(13,000 rpm, 1분, 상온)한다.

⑰ 상층액을 버리고 건조시킨다.

⑱ DNA rehydration solution을 100 μL 첨가한다.

⑲ 4℃ 냉장고에서 보관한다.

- 순수한 DNA가 잘 추출 되었을 때의 OD값: A260/A280 = 1.75~2.0 사이

2) STR을 이용한 유전자 감식 실험

STR(Short Tandem Repeat, 짧은 일렬 반복)은 사람의 염색체내에 있는 초변이성 단위 반복 서열(tandem repeat sequence)로 2~7개의 염기로 이루어진 짧은 단위가 반복적으로 적게는 1회, 많게는 수십 회까지 반복되는 형태의 초변이성 반복염기서열을 말하며 반복횟수는 사람마다 다르다. 인간유전체의 경우 650,000개의 STR이 존재한다.

예

- Di-nucleotide repeat(CA)13; CACACACACACACACACACACACACA
- Tri-nucleotide repeat(AAT)10; AATAATAATAATAATAATAATAATAATAAT
- Tetra-nucleotide repeat(TAAT)8; TAATTAATTAATTAATTAATTAATTAATTAAT
- Penta-nucleotide repeat(ATTTT)7; ATTTTATTTTATTTTATTTTATTTTATTTTATTT

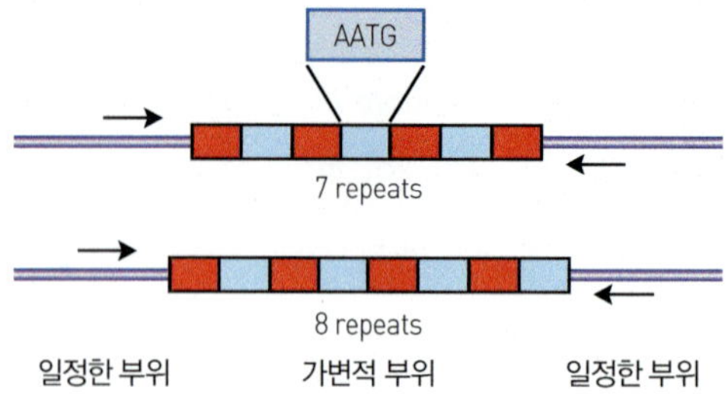

그림 15-2 짧은 일렬 반복(STR)

STR이 유전자 감식 marker로 선호되는 이유는 다음과 같다.

① 작업과정이 빠르다.
② 전체 게놈에 풍부하게 존재한다.
③ 개체마다 변이가 대단히 다양하다(개인차가 극히 크다).
④ 작은 사이즈로 인해 multiplex PCR로 개발이 가능하다(즉, 동시에 여러 개의 STR을 한꺼번에 일괄 작업할 수 있다).
⑤ 각 대립형(alleles)을 digital 데이터로 바꿀 수 있다.
⑥ 대립형 사다리(allelic ladders)로 쉽게 해석할 수 있다.
⑦ 극소량의 DNA로 PCR을 통한 증폭이 가능하다.
⑧ 작은 사이즈로 인해 손상된 DNA 시료로도 작업이 가능하다.

STR 분석이 응용되는 곳으로는

① 범죄과학수사: 강력범죄(강간이나 살인 등)의 범인 색출을 위한 법의학적 개인식별에 주로 이용
② 민형사상 사건과 관련된 시료(정액, 혈흔, 모근세포, 타액 등)에서의 신원 확인
③ 친자 확인: 세대를 거쳐 유전되기 때문에 유전자 감식을 이용한 친자확인에 이용

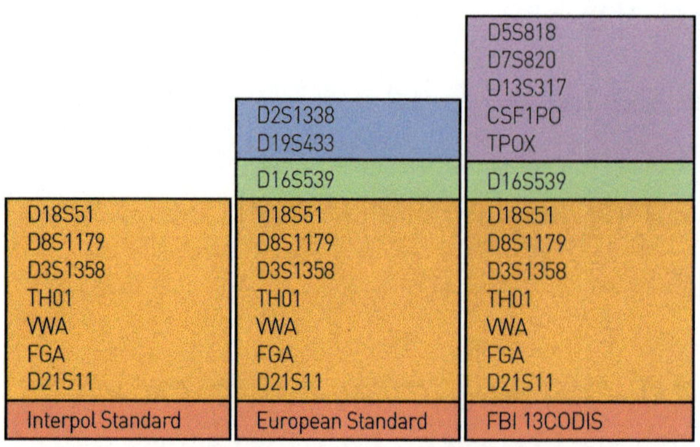

그림 15-3 각 기관에서 정한 STR marker와 미국 FBI에서 인정되는 CODIS에 등록된 13개의 STR marker

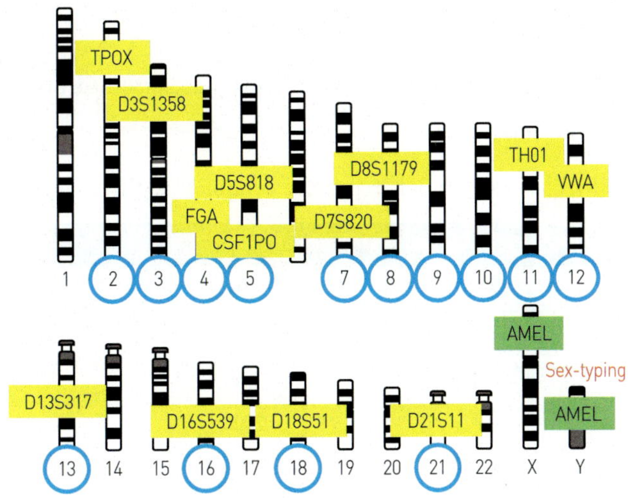

그림 15-4 FBI 13개 CODIS 표준 STR의 인간 염색체에서의 위치

표 15-1 20개 CODIS 표준 STR의 정보

STR유전자자리 마커	GenBank Accession No.	반복 염기서열 단위	대립 유전자수
CSF1PO	X14720	[AGAT]	5–16
D18S51	X91254/AP001534	[GAAA]	7–39.2
D3S1358	AC099539	[AGAT], [TCTA]	8–20
D21S11	M84567/AP000433	[TCTA], [TCTG]	24–38.2
D5S818	G08446/AC008512	[AGAT]	6–18
FGA	M64982	$[TTTC]_3TTTTTTCT[CTTT]_nCTCC[TTCC]_2$	12.2–51.2
D7S820	G08616/AC004848	[GATA]	5–16
TH01	D00269	[AATG]/[TCAT]	3–14
D8S1179	G08710/AF216671	[TATC]/[TCTA]	7–20
TPOX	M68651	[AATG]	4–16
D13S317	G09017/AL353628.2	[TATC]/[GATA]	5–17
vWA	M25858	[TCTA]/[AGAT]	10–25
D16S539	G07925/AC024591.3	[GATA]	5–15
D1S1656	G07820	$[TAGA]_n[TGA]_{0-1}[TAGA]_n[TAGG]_{0-1}[TG]_5$	9–21
D2S441	AC079112	[TCTA]	8–17
D2S1338	AC010135/G08202	$[TGCC]_n[TTCC]_n$	11–28
D10S1248	AL391869	$[GGAA]_n$	8–19
D12S391	G08921	$[AGAT]_{8-17}[AGAC]_{6-10}[AGAT]_{0-1}$	15–26
D19S433	G08036	$(AAGG)(AAAG)(AAGG)(TAGG)[AAGG]_n$	5.2–20
D22S1045	AL022314	$[ATT]_n$	8–20

1997년 미국 FBI에서 CODIS(Combined DNA Index System)에 입력하는 표준 13 STR marker를 제정하였다(그림 15-3, 그림 15-4). FBI는 2017년 1월 1일부로 7개를 추가하여 표준 20개 STR marker를 제정하였다(표 15-1). 각 STR marker에 서로 나른 형광색소를 덜아 혼합하여 사용하며, 혼합물을 동시에 증폭시킴으로써 자엽효율을 현격히 증진시킨 간편하게 사용할 수 있는 상품화된 키트가 세계적으로 사용되고 있다.

3) DNA의 증폭(다중 중합효소 연쇄반응, Multiplex-PCR)

① STR 10X buffer, 10X primer pair, $MgCl_2$와 dNTP를 녹여서 ice bath에 방치한다.

② 0.2 mL PCR tube 등을 준비한다.

③ Master mix 등을 준비한다(각 조당 샘플 3개 + positive control + negative control + 여유 2).

PCR master mix	volume per sample	x5	x7	x10
water	27.5μL	137.5μL	192.5μL	275μL
STR 10X buffer	5μL	25μL	35μL	50μL
$MgCl_2$	6μL	30μL	42μL	60μL
dNTP	4μL	20μL	28μL	40μL
primer 1 pair mix	2μL(F+R)	10μL	14μL	20μL
primer 2 pair mix	2μL(F+R)	10μL	14μL	20μL
primer 3 pair mix	2μL(F+R)	10μL	14μL	20μL
Taq polymerase(5U/μL)	0.5μL	2.5μL	3.5μL	5μL
total volume	49μL	245μL	343μL	490μL

④ Master mix 49 μL를 튜브에 넣는다. Ice bath에 방치한다.

⑤ DNA 1μL(1-5 ng)을 첨가한다(물에 녹아 있는 DNA 사용할 것).

⑥ positive control: K562 DNA 등을 사용한다.

⑦ negative control: D.W. 등을 사용한다.

⑧ 간단히 원심분리한다.

⑨ PCR 시행

PCR Step	Temperature	Time	Cycle
Initial Denaturation	96℃	5분	1 cycle
Denaturation	96℃	1분	30 cycles
Annealing	60℃	1분	
Extension	72℃	1분	
Final Extension	72℃	10분	1 cycle
Keeping	4℃	forever	1 cycle

두 개 이상의 DNA 지역을 동시에 다수의 primer set으로 한 튜브 안에서 시행하는 것을 다중 중합효소 연쇄반응(multiplex PCR)이라 한다. 길이를 다르게 하고 형광 프라이머를 사용하는 다중 증폭의 장점은

① 10개 이상의 marker에 대하여 동시에 검사가 가능하고,

② 각기 다른 형광 색소를 사용하여 서로 다른 STR이 같은 사이즈임에도 구분이 가능하며,

③ 시간과 비용을 현저히 절감할 수 있다는 점이다.

4) 전기영동

(1) Urea-Polyacrylamide gel 만들기

■ 준비물

① 40% acrylamide[acrylamide : bis-acrylamide(19 : 1)]

② 10X TBE

③ 10% APS

④ Urea(stock 8M urea) MW 60.06(DNA를 single strand로 변성시키기 위해서)

component	6% gel	6% gel(volume down)	final conc.
urea	31.5 g	4.2 g	
deionized water	40 mL	5.3 mL	
10X TBE buffer	3.75 mL	0.5 mL	0.5X
40% acrylamide	11.25 mL	1.5 mL	
TEMED	50 μL	6 μL	
10% APS	500 μL	50 μL	
total volume	75 mL	10 mL	

⑤ 1시간 동안 반응하여 젤 완성

(2) 전기영동 시행(6% 젤에서 100V로 3시간)

① Pre-run: 1.5 Watt/cm, 약 10분

② 샘플을 준비한다.

- Mix 5 μL of PCR sample with 5 μL of STR 2X loading solution

③ Marker를 준비한다.

- mix 5 μL of pGEM DNA marker with 5 μL of STR 2X loading solution

④ Allelic ladder mix를 준비한다.

- 5 μL of Allelic ladder mix with 5 μL of STR 2X loading solution

⑤ 가볍게 원심분리한다.

⑥ Sample loading 전 95℃에서 2분간 반응시킨 후 ice bath에서 방치한다.

⑦ Well washing 후 loading(샘플 mixture 3 μL loading 할 것)한다.

- 1: ladder mix, 2~4: sample, 5: positive, 6: negative

⑧ Running: 6% gel에서 100 V(아래에서 dye가 약 2cm 남을 때까지)하에서 전기영동한다.

(3) Silver stain(# Q4132)

가. Silver stain의 원리

$AgNO_3$가 용액에 녹아서 Ag^{2+}이 되고 이것은 DNA와 이온결합을 형성하고 있다가 formaldehyde와 반응하여 금속은(Ag)으로 석출되어 은 특유의 색깔을 띠게 된다(염색의 원리는 산화-환원 반응이다).

나. Kit 구성성분

- 500 μL bind silane
- 20 g silver nitrate(10 × 2 g)
- 60 mL formaldehyde, 37%(20 × 3 mL)
- 10 mL sodium thiosulfate, 10 mg/mL(10 × 1 mL)
- 600 g sodium carbonate(10 × 60 g)

다. 준비물

① Orbital shaker, stirrer, 100 mL beaker(2개), magnetic bar

② 적당한 사이즈의 통(유리가 좋음)

③ Fix/stop solution(10% acetic acid) 200 mL가 사용된다.

100 mL 용량	1 L 용량	2 L(2000 mL)용량
10 mL	100 mL	200 mL glacial acetic acid
90 mL	900 mL	1800 mL deionized water

④ staining solution

100 mL 용량	2000 mL 용량
0.1 g silver nitrate($AgNO_3$)	2 g silver nitrate($AgNO_3$)
150 μL 37% formaldehyde(H_2CO)	3 mL 37% formaldehyde
100 mL deionized water	2000 mL deionized water

⑤ developer solution

100 mL 용량	2000 mL 용량
150 μL 37% formaldehyde	3 mL 37% formaldehyde
20 μL 10 mg/mL sodium thiosulfate	400 μL 10 mg/mL sodium thiosulfate
100 mL dH_2O	2L dH_2O
3 g sodium carbonate	60 g sodium carbonate

※ 10 mg/mL sodium thiosulfate: add 5 g of sodium thiosulfate to 500 mL of D.W.

라. 도은염색(Silver stain) 방법

도은염색의 기본 원리는 산화-환원 반응을 이용하는 것이다. 사용 시약 중 silver nitrate의 silver ion(+)은 DNA의 phosphodiester의 (−) charge 등에 붙어 있다가 환원되어 silver metal로 변화하는 과정에서 silver metal의 특유한 광택을 나타내게 된다. Silver ion이 환원되어 silver metal로 되기 위해서는 상대적으로 무엇인가 산화되는 물질이 있어야 되는데, 사용 시약 중 formalin에 들어 있는 formaldehyde가 formic acid로 산화되게 되며 같이 들어가는 여러 가지 시약들이 산화-환원 반응이 일어나도록 환경을 만들어준다.

① Fix/stop solution 20분
② dH_2O(증류수) 2분 × 3회
③ Staining solution 30분(25분 + 5분)
④ 25분쯤 지났을 때 developer solution 준비한다.
⑤ dH_2O(증류수) 10초(최대 20초 이상 넘기지 말 것)
⑥ Developer solution band가 보일 때까지(최대 5분정도)
⑦ Fix/stop solution 5분(fix/stop 용액을 위의 용액에 바로 넣을 것)
⑧ dH_2O 2분

마. Ethidium bromide(EtBr) stain 방법

① EtBr은 자외선을 받아 가시광선으로 파장을 변화시키는 일종의 형광물질로써 푸른 빛 계통의 짧은 파장의 빛을 붉은 빛 계통의 긴 파장의 빛으로 바꾸어 내보낸다.
② EtBr은 이중나선의 DNA에 부착되는 성질을 가지고 있다.

※ 주의: Ethidium bromide는 강력한 발암물질이고 독성을 지니므로 이 염색액을 다룰 때에는 반드시 비닐장갑을 사용한다. 사용 후에 이 용액은 정화한 후 버려야 한다.

5) 판독 결과

(1) 일치(match)

- 두 가지 기원의 유전형 비교에서 피크가 일치할 경우
- 밴드 위치가 동일한 경우
- 성염색체를 제외한 총 13개의 STR 유전자 marker를 분석하여 13개 유전자형이 모두 일치할 경우 친자관계 성립

(2) 불일치(exclusion)

- 두 가지 기원의 유전형 비교에서 피크가 불일치할 경우
- 총 13개의 유전자형 중 3개 이상 불일치 할 경우 친자관계가 성립하지 않는 것으로 판정

(3) 판독불가(inconclusive)

- 결론을 내기에 정보가 불충분하거나 분석가 사이에 이견이 존재할 경우
- 총 13개의 유전자형 중, 1~2개가 불일치 할 경우 돌연변이에 의한 가능성을 배제할 수 없으므로 추가적인 유전자 검사 필요

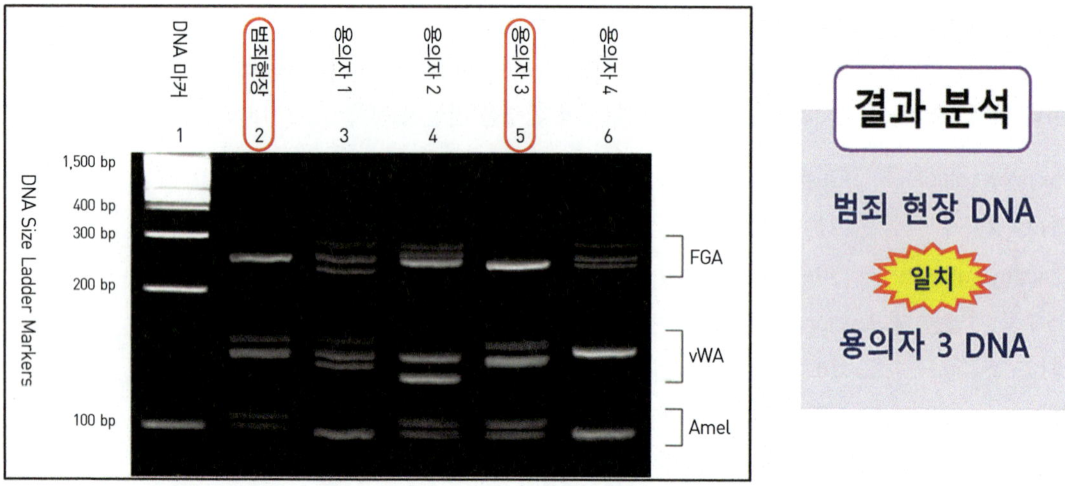

그림 15-5 범죄 용의자 판별. 용의자 1, 2, 4는 범죄 현장 증거물에서 추출한 DNA와 유전자 프로필이 불일치하므로 범죄 용의자에서 배제할 수 있고, 3번이 일치하므로 범죄 현장 DNA와 관련되어 있음을 배제할 수 없다.

3. 3종 STR marker primer sets을 이용한 간편 실험

1) 3종 STR marker primer sets

STR Locus	Chromosomal Position	GenBank Accession	Primer Sequence(5'-->3')
CSF1PO	5q33.3-q34	X14720	5'-AACCTGAGTCTGCCAAGGACTAGC-3' 5'-TTCCACACACCACTGGCCATCTTC-3'
TH01	11p15-15.5	D00269	5'-GTGGGCTGAAAAGCTCCCGATTAT-3' 5'-ATTCAAAGGGTATCTGGGCTCTGG-3'
TPOX	2p23-2pter	M68651	5'-ACTGGCACAGAACAGGCACTTAGG-3' 5'-GGAGGAACTGGGAACCACACAGGT-3'

2) CSF1PO marker 정보

Other Names	Chromosomal Location	GenBank Accession
CSF	5q33.3-34; human c-fms proto-oncogene for CSF-1 receptor gene	X14720; has 12 repeats

(1) Repeat

[TAGA]

(2) PCR product sizes of observed alleles

Allele (Repeat #)	PCR Product Sizes	Allele (Repeat #)	PCR Product Sizes
6	291 bp	11	311 bp
7	295 bp	12	315 bp
8	299 bp	12.1	316 bp
9	303 bp	13	319 bp
9.1	302 bp	14	323 bp
10	307 bp	15	327 bp
10.1	308 bp	16	331bp
10.3	310 bp		

3) TH01 marker 정보

Other Names	Chromosomal Location	GenBank Accession
HUMTH01, TC11 UniSTS: 240639	11p15.5; intron 1 of human tyrosine hydroxylase gene Chr 11; 2.149 Mb(May 2004, NCBI build 35)	D00269; has 9 repeat units

(1) Repeat

[TCAT]

(2) PCR product sizes of observed alleles

Allele(Repeat #)	PCR Product Sizes	Allele(Repeat #)	PCR Product Sizes
3	171 bp	8.3	194 bp
4	175 bp	9	195 bp
5	179 bp	9.1	196 bp
5.3	182 bp	9.3	198 bp
6	183 bp	10	199 bp
6.1	184 bp	10.3	202 bp
6.3	186 bp	11	203 bp
7	187 bp	12	207 bp
7.1	188 bp	13.3	214 bp
7.3	190 bp	14	215 bp
8	191 bp		

4) TPOX marker 정보

Other Names	Chromosomal Location	GenBank Accession
hTPO, TPO UniSTS: 240638	2p25.3; intron 10 of human thyroid peroxidase gene Chr 2; 1.472 Mb(May 2004, NCBI build 35)	M68651; has 11 repeats

(1) Repeat

[GAAT]

(2) PCR product sizes of observed alleles

Allele (Repeat #)	PCR Product Sizes	Allele (Repeat #)	PCR Product Sizes
4	216 bp	10.3	243 bp
5	220 bp	11	244 bp
6	224 bp	12	248 bp
7	228 bp	13	252 bp
7.3	231 bp	13.1	253 bp
8	232 bp	14	256 bp
9	236 bp	15	260 bp
10	240 bp	16	264 bp
10.1	241 bp		

5) 실험절차

① Genomic DNA extraction

② PCR(multiplex PCR; CSF1PO, THO1, TPOX)

③ 모세관 전기영동

④ 데이터 분석

(1) DNA 추출

전혈에서 DNA를 추출한다.

(2) Tm values of STR primers

primers	Tm(℃)
CSF1POF(5'-AACCTGAGTCTGCCAAGGACTAGC-3')	63
CSF1POR(5'-TTCCACACACCACTGGCCATCTTC-3')	68
TH01F(5'-GTGGGCTGAAAAGCTCCCGATTAT-3')	66
TH01R(5'-ATTCAAAGGGTATCTGGGCTCTGG-3')	64
TPOXF(5'-ACTGGCACAGAACAGGCACTTAGG-3')	64
TPOXR(5'-GGAGGAACTGGGAACCACACAGGT-3')	67

(3) STR 3종 PCR 반응에서 최적 $MgCl_2$ 농도

20mM 농도로 6 μL/50 μL이 최적임

(4) STR 3종 PCR 반응액 준비

구성물	1 × reaction(μL)	5 × master mix(μL)
Genomic DNA	1	5
10XBuffer	5	25
STR PrimerF(3종)	3(=1+1+1)	15(=5+5+5)
STR PrimerR(3종)	3(=1+1+1)	15(=5+5+5)
$MgCl_2$	6	30
dNTP	4	20
H_2O	27.5	137.5
Taq	0.5	2.5
Total	50	245

* Primer 3종 sets: CSF1PO + TH01 + TPOX

(5) STR multiplex PCR 수행

PCR steps	Temp(℃)	Time(mins)	Cycle 수
Initial Denaturation	96	5	1
Denaturation	95	I	30
Annealing	60	1	
Extension	72	1	
Final extension	72	10	1
저온보관	4	∞	1

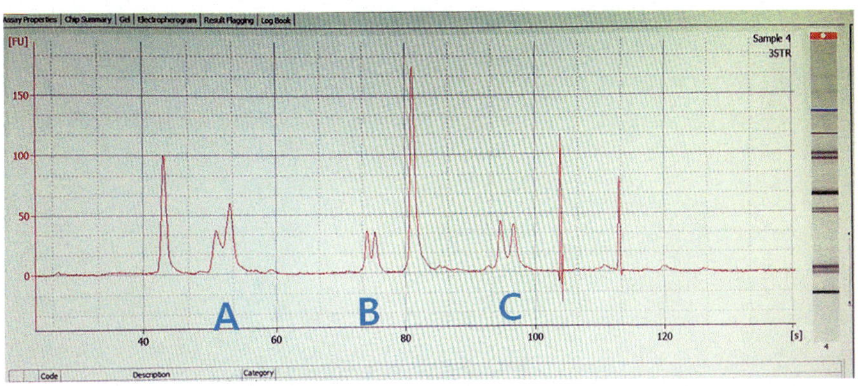

그림 15-6 STR-PCR 후 모세관 전기영동 결과 A: TH01 marker 증폭산물 2개(171~215 bp), B: TPOX marker 증폭산물 2개(215~264 bp), C: CSF1PO marker 증폭산물 2개(291~331 bp)

4. 기술적 고찰

인간을 구성하는 약 30억 염기쌍의 DNA 상에는 단백질을 만드는 'coding region' 외에 특정한 기능을 갖지 않는 'non-coding region'이 존재한다. Non-coding 부위의 DNA는 개인별로 염기서열에 조금씩 차이가 있으며, 이를 이용해 같은 종(species) 내에서도 개체 식별(individual identification)이 가능하다.

인간 게놈은 부모로부터 자식으로 유전되는데, 정자 혹은 난자를 만드는 과정에서 멘델의 고전적인 유전법칙에 따라 염색체의 50%가 자식으로 전해지게 된다. 미토콘드리아는 오직 어머니 난자의 세포질을 통해 아들 혹은 딸로 전달(모계유전)되며, Y 염색체는 오직 아버지에서 아들에게로만 전달된다.

유전자감식이 개인 식별의 가장 막강한 수단이 될 수 있었던 이유는 DNA 분자의 다음과 같은 특징들 때문이다.

① DNA의 높은 식별력(discrimination) - 일란성 쌍둥이를 제외한 모든 사람은 서로 다른 유전정보를 갖고 있다.
② 유전적 연속성(genetic continuity) - 부모로부터 물려받은 DNA는 태어나서 죽을 때까지 변함없이 유지되며, 우리 몸을 구성하는 어떤 종류의 세포 속에도 동일한 DNA가 들어 있다.
③ 높은 민감성(sensitivity) - 매우 소량의 증거물 속에도 DNA 분석에 충분한 양의 DNA가 들어 있다.
④ 안정성(stability) - 이중나선 구조의 DNA 분자는 매우 안정하여 극심한 환경에 노출되었던 증거물에서도 분석이 가능한 경우가 많다.

참고문헌

- 과학수사실무교재, 국립과학수사연구소(원), 2007, p48-69.
- Forensic Science: From the Crime Scene to the Crime Lab, Richard Saferstein, 2007.
- Crime Scene Investigator PCR Basics™ Kit, explorer.Bio-rad.com
- Building microbial forensics as a response to bioterroism. Budowle, B. et al. *Science*. 2007. 301: 1852-1853.
- Microbial forensics: the next forensic challenge. Budowle, B. et al. *Int J Legal Med*. 2005. 119: 317-330.
- Forensic identification using skin bacterial communites. Fierer N. et al. *PNAS*. 2010. 107(14): 6477-6481.
- 국립과학수사연구원: https: //www.nfs.go.kr/
- FBI 홈페이지: https: //www.fbi.gov/homepage.htm/
- 미국 법과학 학회: https: //www.aafs.org/

실습 결과 보고서

학과		반		실험 조	
성명		학번		실습일자	

1. Title(실습 주제):

2. Objectives(실습 목적):

3. Instruments and equipments(기구 및 장비):

4. Materials and reagents(재료 및 시약):

5. Methods(실습 방법):

6. Observation and results(관찰 및 결과): 별지 사용

7. Discussion(토론): 별지 사용

8. References(참고문헌): 별지 사용

이해도 확인 문제

1. 법의학적 유전자감식에서 인간 게놈 중 STR 서열이 특별히 선호되는 이유는 무엇인가?

2. STR 분석에서 아가로스 전기영동을 쓰지 않고 모세관 전기영동을 사용하는 이유를 설명하라.

3. 본 실습에서 다중 중합효소 연쇄반응(Multiplex PCR)을 진행하였는데, 이것의 장점을 서술하라.

제 16 장

PCR-SSP 방법을 활용한 HLA-B27 검사

1. 검사의 배경

1) 주조직적합복합체(human major histocompatibility complex, MHC)

사람의 경우 ABO 혈액형과 똑같이 조직 접합성에 관여하는 주요한 항원으로 최근에 사용되고 있는 것 중의 하나가 백혈구 항원(human leukocyte antigen)형이며, 이를 HLA형이라고 한다. 이 항원을 지배하는 유전자는 연관하여 있는 A, B, C, DP, DQ, 및 DR 5개가 알려져 있으며, HLA형의 특성은 대립유전자의 종류가 많다는 점이다. 예를 들면, A, B 두 개의 유전자좌에는 적어도 각각 15종과 23종의 대립유전자가 있음이 알려져 있으며, 이들이 조합(haplotype)을 이룰 때 그 종류는 15 × 23 = 345가지나 된다. 따라서 이들을 동형접합체나 이형접합체로 갖게 되어 각 개인의 유전자형의 종류는 대단히 많다. 현재 HLA형은 개개인을 서로 식별한다든가, 친자를 감정할 때 효과적인 유전표지가 되고 있으며, 뿐만 아니라 HLA형의 유전자형에는 특정 질환과 관련을 가지는 것이 있어 주목을 끌고 있다.

인간 HLA(human leukocyte antigen)는 유전자의 위치, 분자의 구조 및 기능에 따라 크게 class I, II, III로 구분된다.

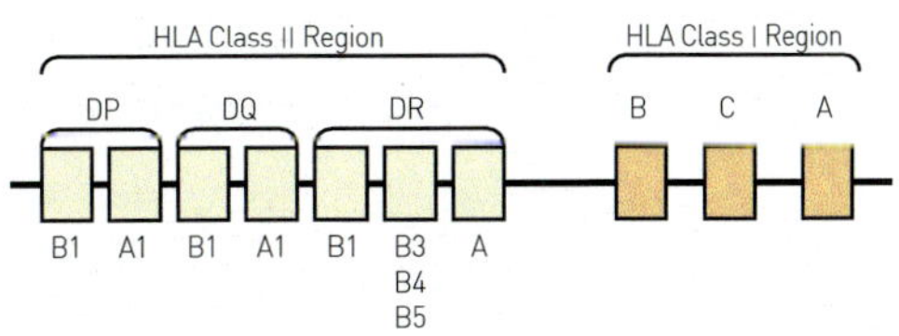

그림 16-1 Human MHC

Class I 분자는 인체 내의 모든 유핵세포와 혈소판 표면에 존재한다. 혈소판에는 주로 HLA-A와 B항원이 표현되며, HLA-C 항원은 약하게 표현되고, class II 항원은 표현되지 않는다. HLA class I 항원은 CD8+세포독성 T림프구와 상호작용을 하며 장기이식의 거부반응이나 바이러스 감염 등에서 감염된 세포를 파괴하는 데 중요한 역할을 한다.

Class II(HLA-DR, DQ, DP) 분자는 분자량이 63,000 정도이고 α(33-35kDa)와 β(26-28kDa), 2개의 당단백사슬로 구성되어 있다. Class II 분자는 class I 분자보다 제한적인 분포양상을 보이며 B림프구, 활성화된 T림프구, 단구, 대식세포, 수지상세포(dendritic cells), 미성숙 조혈세포, 혈관내피세포 및 일부 종양세포에 표현된다. HLA class II 분자는 CD4+ T림프구와의 상호작용을 통하여 비자기항원을 인지시켜 세포성 면역을 야기하는 데 중요한 역할을 한다. Class II 항원들은 class I 항원처럼 신체에 광범위하게 표출되지 않으며 염증이 일어나는 세포들에서 강하게 표출되어 면역계에 강력한 자극을 주게 된다. 이들은 조직이식의 면역반응뿐만 아니라 자가 면역 질환과 일부 암 질환을 포함하는 여러 질병에 대한 감수성에 매우 중요한 역할을 한다.

2) HLA와 자가면역

HLA 항원은 몇몇 자가 면역 질환과 밀접한 관련이 있는 것으로 보고되어 있다(표 16-1). 면역계의 중요한 반응 중의 하나는 자기의 단백질이 항원으로 인식되는 자가 항원(autoantigen)과 비자기항원을 감별하여 인식하는 능력이다. 일반적으로 미성숙 림프구는 항원과 만나면 활성화되지만 자기항원과는 반응하지 않는다. 이러한 상태를 면역관용(immunologic tolerance)이 성립되었다고 할 수 있다. 정상적인 림프구 성숙과정에서도 자기항원을 인식할 수 있는 림프구는 계속 만들어지지만 자기항원을 만났을 때 무력화되는 중심관용(central tolerance)이 일어나고, 자기항원을 말초조직에서 만났을 때는 말초관용(peripheral tolerance)이 일어난다. 가슴샘에서 T세포가 가슴샘 안에 있는 자기항원을 높은 친화력으로 인식하면, 음성 선택(negative selection)이 이루어지며, 이 림프구는 세포자멸사(apoptosis) 과정을 통해 죽게 된다. B 세포는 골수에서 음성선택이 이루어지며 T 세포는 가슴샘에서 이루어진다. 발달과정에서 일어나는 면역제어과정은 중심관용에서 중요한 기전이다. 말초관용에서는 무력증(anergy) 현상이 일어나는데, T 세포활성화에 필요한 공동자극신호(costimulatory signal)가 충분한 수준에 도달하

표 16-1 자가면역질환과 관련이 있는 HLA 동종형

HLA 동종형	질환
B8	중증근무력증, 복강질환
B27	강직성척추염
DQ2	복강질환
DQ6	다발성경화증
DQ8	복강질환
DR2	전신홍반루푸스
DR3	그레이브병, 중증근무력증, 전신홍반루푸스, 제2형당뇨병, 쇠그렌증후군
DR4	류마티스관절염, 제1형 당뇨병, 보통천포장
DR15	다발성결화증

지 않은 상태에서 림프구가 항원을 인식할 때 일어난다. 정상적으로 조직이나 말초 림프기관의 항원제시세포는 휴지기에 있으며, B7 단백질과 같은 공동자극분자는 거의 발현되지 않는다.

HLA-B27은 특정인에서 발견되는 특정항원과 이 항원을 합성하는 유전자를 지칭한다. HLA-B27은 미국 집단에서는 약 5~10%에서 발견되며, 이 항원의 존재는 일부 자가면역질환과 연관되어 있는데 가장 흔한 질환은 강직성척추염(AS)이다. AS 환자의 약 90%에서 HLA-B27이 양성이다. 그 외에 연소기류마티스관절염(JRA), 라이터증후군(Reiter syndrome)의 하나인 반응성 관절염(reactive arthritis), 단독 급성 앞 포도막염(isolated acute anterior uveitis) 같은 질환과 연관되어 있다. HLA-B27 양성이 상기 질환의 진단에 도움을 줄 수 있으나 HLA-B27과 상기 질환의 발생기전과의 관계는 명확하게 알려져 있지 않다. 또한 HLA-B27은 또한 염증성 장질환 환자와 다른 만성 질환에 이환된 경우 높은 빈도를 보인다.

강직성척추염(ankylsoing spondylitis)은 힘줄이 뼈에 부착되는 부위의 염증으로 인해 그 부위에 심한 석회화가 초래되는 척추의 류마티스질환으로서 엉치엉덩관절(sacroiliac joint) 및 요추가 가장 잘 침범되나 병이 진행됨에 따라 모든 척추가 융합되고 경직되는 질환이다. 강직성척추염의 원인은 아직 밝혀져 있지 않으나 어느 정도 유전적 영향이 있는 것으로 알려져 있다.

3) 강직성척추염 진단을 위한 HLA typing

HLA는 이식분야에서 그 역할이 가장 잘 규명되어 있지만 일부 HLA는 특정 질환과의 높은 연관성을 가지고 있음이 알려져 있다. 대표적으로 HLA-B27은 강직성척추염에서 높은 연관성을 보이며 그 외에도 포도막염, 건선, 아밀로이드증, 대동맥염, 혈액암 등과 연관되어 있다. 강직성척추염은 척추와 천장골 관절을 침범하는 전신성 염증성 질환이며 일부에서는 심장과 장, 피부의 침범을 보이기도 한다. 일반적으로 남성에서 우위를 보이나 남녀에게서 공히 나타날 수 있는 질환이며 늦은 10대나 빠른 20대에 척추관절병증(spondyloarthropathy)이 시작된다. 또한 HLA-B27이 양성인 사람이 일등친척(first degree relative) 중에 강직성척추염 환자가 있다면 그 환자에서 강직성척추염이 발병할 위험도가 세 배 정도 증가한다.

HLA-B27 typing은 전통적인 보체 의존 세포독성(complement-dependent cytotoxicity)법을 이용하여 세포표면에 존재하는 HLA 항원을 검사하는 방법에 기초하였다. 최근에는 유세포 분석을 이용한 HLA-B27 항원 검출법도 이용되고 있다. 이러한 세포표면의 항원을 이용한 HLA-B27 형별 검사법은 분석을 위해 살아있는 세포가 요구된다는 단점을 가지며 HLA-B27에 대한 항체는 B7이나 B40과 같은 항원에 교차 반응성을 가지므로 위양성이 유발될 수도 있다.

따라서 HLA-B27 검사는 오래전부터 혈청학적 방법을 이용하여 검사되어 왔으나 제품 공급이 중단되면서 PCR법에 기반한 제품들로 대부분 대치되어 HLA-B27 항원을 암호화하는 유전자를 분석하는 방법은 이러한 위양성을 줄일 수 있으며, PCR with specific oligonucleotide probe(PCR-SSO)와 PCR with sequence-specific primer(PCR-SSP) 등의 방법을 이용한 HLA B27 유전자 검사법의 적용이 증가되고 있다.

2. HLA 검사 방법

HLA-B27의 유전자검사는 서열 특이 시발체를 이용한 중합효소 연쇄반응법(polymerase chain reaction-based sequence specific primer, PCR-SSP)으로 유전자의 선택적 증폭을 유도한 후 전기영동을 이용하여 유전자의 양성 반응과 아형의 구별을 신속하고 간편하게 확인할 수 있는 기법이다(ISD HLA B27 detection kit™, DIOGENE㈜, http: www.diogene.co.kr).

1) 검체

환자로부터 유전자 검사 동의서와 함께 EDTA tube에 전혈을 채혈하여 검사를 시행한다. 강직성척추염은 modified New York criteria와 ESSG에 준하여 진단된다.

2) 실험 방법

검사에 사용된 DNA 추출용 시약과 PCR 혼합체, *Taq* 중합효소는 모두 검사 키트 내에 포함된 것을 사용한다. 전반적인 검사과정(DNA 추출, 유전자 증폭, 전기영동, 결과확인)은 모두 검사 키트 제공 시 동봉된 검사지침서에 따라 수행한다.

(1) DNA 분리

환자의 EDTA 혈액 100 μL와 증류수 1,000 μL를 상온에서 혼합기(vortex mixer)로 잘 혼합한 후 13,000 rpm으로 1분간 원심분리하여 상층액을 제거한 후 다시 위의 과정을 2회 더 반복한다. DNA 추출 용액 50 μL를 첨가하고 혼합기로 잘 혼합하여 56℃에서 15분간 방치한 후 다시 잘 혼합한다. 100℃로 8분간 가열한 후 13,000 rpm에서 2분간 원심 분리하여 상층액을 PCR 검사에 이용한다.

(2) Polymerase chain reaction

가. 시약구성(ISD HLA B27 detection kit™)

품명	Cat. No.	Tube 색상	용량/포장단위
ISD™ HLA-B27 DETECTION KIT	DGHA201309	white	50test/Kit
HLA-B27 PCR Kit			
Componensts		Vol.	
HLA-B27 Primer mixture		55	
2X Maser Mix(NNG 첨가)		260	
HLA-B27 Positive control		25	
HLA-B27 Negative control		250	
사용설명서		Version 1.0	

나. 유전자증폭

① 각 PCR 튜브에 primer mixture 1 μL와 PCR master mix 5 μL를 넣어 준다.

② 각 PCR 튜브에 검출하고자 하는 DNA 4 μL를 가하고 잘 섞어 준다.

③ 표와 같은 cycle로 PCR을 수행한다.

Segment	No. of Cycles	Temperature	Time
1	1	94℃	10 min
2	35	94℃	30 sec
		67℃	45 sec
		72℃	1 min
3	1	94℃	5 min

다. 결과의 판정

증폭된 DNA 산물 6 μL를 1.5% agarose gel을 이용하여 120V에서 30분간 전기 영동한 후 ethidium bromide로 염색하여 자외선 투영기에서 HLA-B27(150bp) 및 internal control(268 bp) 밴드를 확인한다. Internal control 밴드를 관찰할 수 있는 결과에서 HLA-B27 결과를 확인할 수 있을 때 HLA-B27 양성으로 판정하고 internal control 밴드만 확인 가능하였을 때는 음성으로 판정한다(그림 16-1).

3. HLA 검사 결과

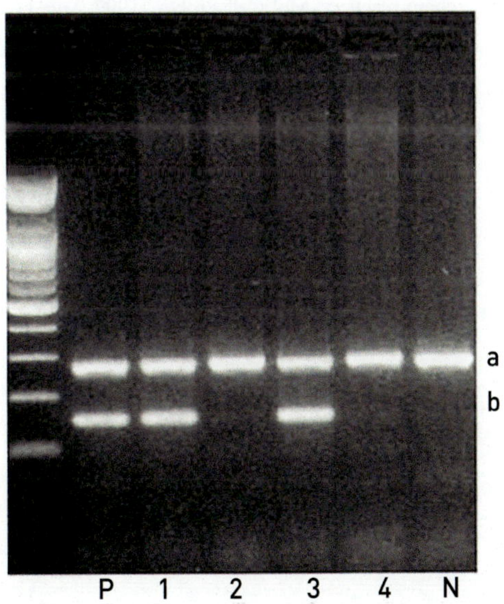

그림 16-2 Results of HLA-B27 typing. Lanes, patient 1-4; P, positive control; N, negative control; a. internal control; b. HLA b27 band(출처: ISD HLA B27 detection kit™, DIOGENE㈜)

4. HLA 결과의 해석

HLA-B27 검사는 강직성척추염, 반응성 관절염, 혹은 간혹 앞포도막염의 신단이 의심될 때 진단의 확인 및 도움을 주기 위해 일차적으로 시행된다. 이 검사는 진단을 위한 절대적인 검사가 아니고 특정 질환을 배제하기 위해 쓰여진다. 강직성척추염이나 반응성 관절염 같은 특정 자가면역질환 진단을 배제하기 위한 일련의 징후, 증상 및 진단검사 중 하나로 볼 수 있다. 강직성척추염과 반응성 관절염 모두 만성 진행성 질환으로 여성보다 남성에서 더 흔하다. 초기 증상은 전형적으로 30대 초반에 발생하며 흔히 이런 자가면역질환의 초기증상은 명확하지 않고 X선 검사에서 뼈나 관절의 특징적인 퇴행성 변화가 나타나는 데에는 몇 년이 걸릴 수 있다.

HLA-B27 검사는 관절염 유사만성 관절 통증, 경직 및 염증을 보이는 경우에 진단 및 평가를 위한 검사의 하나로서 시행할 수 있으며, 이에 해당되는 검사는 류마티스인자, 적혈구침강속도, C반응성단백질이 있다. HLA-B27은 간혹 특정 질환이 원인으로 밝혀지지 않은 재발성 포도막염 환자의 평가에 도움을 주기 위해 처방되기도 하며 HLA-B27검사는 척추, 목, 가슴, 눈 혹은 관절에 급성 혹은 만성 통증 및 염증을 보이는 환자에서 의사가 HLA-B27과 연관된 자가면역질환을 의심할 때 실시할 수 있다. 의사는 강직성척추염이나 HLA-B27관련 질환의 진단을 할 때, 뼈의 특징적인 소견은 수년 동안 나타나지 않을 수 있으므로 임상 소견과 HLA-B27 검사결과에 흔히 의존하게 된다. 이런 상황에서 HLA-B27검사는 진단적이라기 보다는 강직성척추염의 가능성을 높이거나 낮추는 추가적인 정보를 제공한다.

참고문헌

- DNA typing of HLA-B27 by polymerase chain reaction. Mol Cell Probes. 1997 Aug;11(4):313-5.
- HLA-B27 typing: evaluation of an allele-specific PCR melting assay and two flow cytometric antigen assays. Cytometry B Clin Cytom. 2005 Jan;63(1):10-5.
- Rapid DNA typing of HLA-B27 allele by real-time PCR using lightcycler technologyClin Lab. 2001;47(3-4):131-4.
- http: www.diogene.co.kr

실습 결과 보고서

학과		반		실험 조	
성명		학번		실습일자	

1. Title(실습 주제):

2. Objectives(실습 목적):

3. Instruments and equipments(기구 및 장비):

4. Materials and reagents(재료 및 시약):

5. Methods(실습 방법):

6. Observation and results(관찰 및 결과): 별지 사용

7. Discussion(도론): 별지 사용

8. References(참고문헌): 별지 사용

이해도 확인 문제

1. Type I HLA 유전자는 어떠한 종류가 있는가?

2. Type II HLA 유전자는 어떠한 종류가 있는가?

3. 자가면역질환과 상관관계가 높은 HLA 동종형과 관련질환은 무엇이 있는가?

제 17 장

만성골수성백혈병 (CML, BCR-ABL 유전자 재배열) 검사

1. CML(chronic myelocytic leukemia) 검사의 배경

1) CML과 필라델피아염색체

혈액암이란 혈액세포를 만드는 조혈모세포의 암적 변이로 암세포를 과잉 생산해내고, 정상 혈액세포를 제대로 생산하지 못하여 감염, 빈혈, 출혈 등이 나타날 수 있는 질환으로, 백혈병이 여기에 속한다. 백혈병은 질환의 진행속도에 따라 급성백혈병, 만성백혈병으로 나누어지고 또한 암세포의 종류에 따라 골수구 백혈병과 림프구 백혈병으로 나누어진다.

이 중 만성골수성백혈병은 골수구계 세포가 백혈구를 만드는 과정에서 생긴 악성종양으로 혈액세포가 과다하게 증식하여 백혈구와 혈소판 등이 증가하며, 만성적인 경과를 보이는 혈액암이다. 이 질환은 다른 백혈병과는 달리 그 원인이 밝혀져 있는데, 환자의 95% 이상에서 특징적인 염색체가 출현하고 있고, 이 비정상 염색체가 만성골수성백혈병의 원인으로 알려져 있다.

이 염색체는 1960년 미국 Philadelphia 의과대학에서 만성골수성백혈병 환자의 염색체에서 발견되었고, 이에 따라 필라델피아염색체(Philadelphia chromosome, ph')로 명명되었으며, 1973년에 이 현상이 9번 염색체와 22번 염색체 사이에 생긴 전좌의 결과임이 밝혀졌다. 1980년대 초 필라델피아염색체에서 전좌가 일어난 부분은 22번 염색체 *bcr* 유전자 자리에 9번 염색체에서 온 *abl* 유전자가 합쳐지면서 BCR-ABL이라는 변이 난백질이 만들어지고 이 변이단백질로 인해 세포의 성장과 분열을 조절하는 것에 이상이 생겨 세포분열을 멈추지 않는 암세포로 바뀌게 됨에 따라 만성골수성백혈병이 발생하게 되는 것으로 확인되었다(그림 17-1).

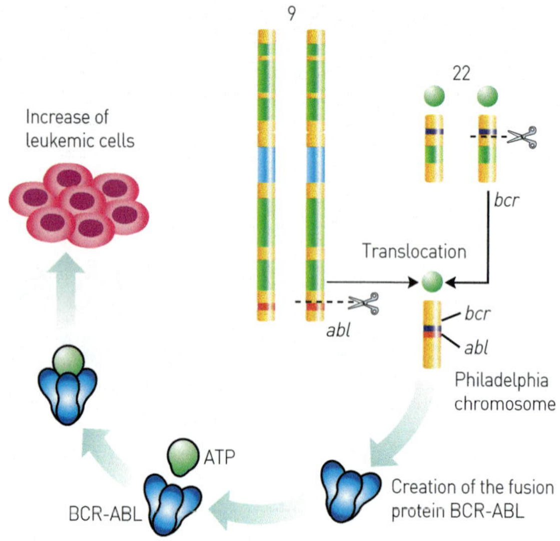

그림 17-1 필라델피아 염색체와 만성골수성백혈병 진행 모식도

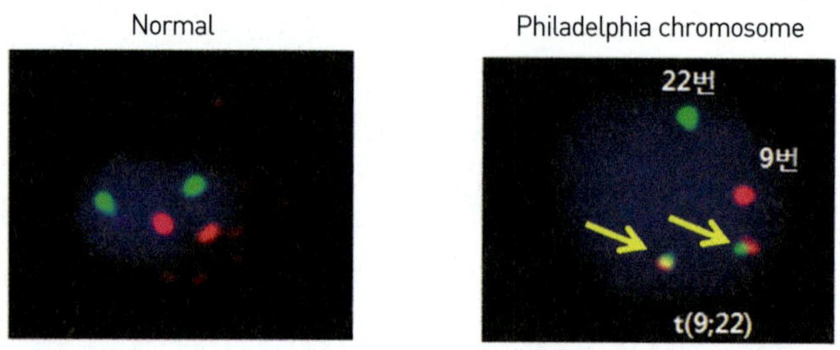

그림 17-2 필라델피아 염색체(FISH법)

일반적으로 만성골수성백혈병을 진단하기 위한 방법으로는 9번과 22번 염색체의 전좌에 의해 짧아진 22번 염색체이상을 분염법으로 직접 확인하는 방법과 세포배양이나 염색체의 추출과정을 거치지 않고 유전자의 변이를 분자생물학적 방법으로 관찰할 수 있는 형광동소교잡법(fluorescence in situ hybridization, FISH; 그림 17-2), BCR-ABL 유전자 재배열을 분자생물학적인 방법으로 찾아내는 BCR-ABL 유전자 재배열 검사 등이 시행되고 있는데, 이 장에서는 BCR-ABL 유전자 재배열 검사법을 소개하고자 한다.

2) BCR-ABL 유전자 재배열

BCR-ABL 유전자 재배열 검사는 만성골수성백혈병을 분자생물학적인 방법으로 진단하기 위한 것으로 만성골수성백혈병에 특이소견인 필라델피아염색체에서 보이는 특이 유전자를 말한다.

필라델피아염색체는 만성골수성백혈병의 95%, 성인급성림프구성백혈병(adult acute lymphoblastic leukemia, ALL)의 25~30%, 소아 ALL의 2~10% 이상에서 발견되는 비정상 염색체로 9번 염색체 장완 q34부위에 있는 c-*abl* 유전자와 22번 염색체의 장완 q11에 위치하는 *bcr* 유전자가 전좌(translation)되는 것을 말한다.

이 t(9;22)(q34;q11) 변이로 8.5 kb의 *bcr-abl* chimera 유전자가 형성되고, 이 유전자는 *bcr-abl* chimera mRNA

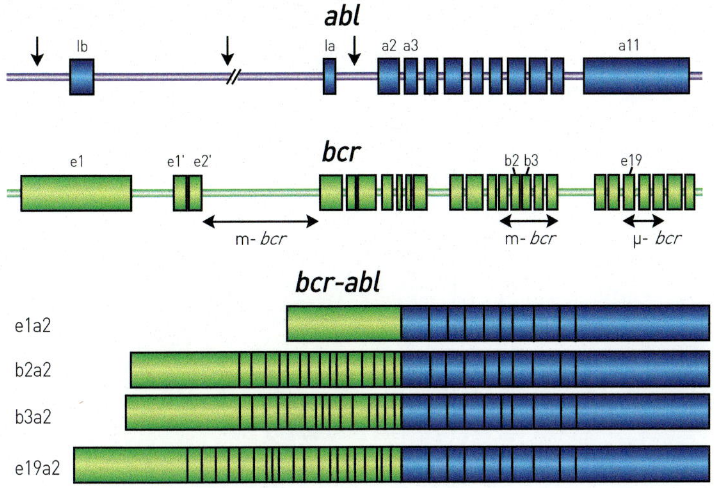

그림 17-3 *bcr–abl* 유전자의 다양한 breakpoint와 그에 따른 *bcr–abl* 재배열 유전자 종류

로 전사되며, 이것은 정상 p145 c-ABL 단백보다 강한 tyrosine kinase 활성을 가지는 분자량 210kb의 단백(p210 BCR-ABL)을 생산하게 되고 이 물질이 만성골수성백혈병 발병에 중요한 역할을 하게 되는 것이다.

bcr-abl 재배열 유전자는 각 염색체가 살리는 부위에 따라 major와 minor로 분류되는데, 22번 염색체 *bcr* 유전자의 2번 exon이 9번 염색체 *abl* 유전자의 2번 exon으로 전좌된 b2a2형과 *bcr* 유전자 3번 exon이 *abl* 2번 exon으로 전좌된 b3a2형이 있고, 이를 major *bcr-abl* 재배열이라 한다. 또한 *bcr*의 1번 intron 부위가 *abl* 2번 exon으로 전좌된 e1a2형이 minor *bcr-abl* 재배열이라 한다(그림 17-3). 대부분의 만성골수성백혈병에서는 major *bcr-abl* 재배열이 발생한다.

급성림프모구백혈병에서도 필라델피아 염색체를 보이는 경우도 있는데, 이 중 2/3는 minor *bcr-abl* 재배열이고 1/3에서 major *bcr-abl* 재배열을 볼 수 있으며, 급성림프모구백혈병에서 필라델피아 염색체가 발생하면 예후가 좋지 않은 것으로 알려져 있다.

2. CML 검사의 원리와 검사과정

민감도와 특이도가 높은 DNA 증폭기술인 중합효소연쇄반응을 이용하는 검사법으로 전혈이나 골수에서 백혈구를 분리하여 RNA를 추출하고 이를 이용하여 역전사방법으로 cDNA를 합성한 후 dual priming oligonucleotide 법으로 PCR을 진행한 후 전기영동을 통해 *bcr-abl* 유전자 재배열의 존재여부를 확인한다(그림 17-4).

PCR 산물의 주형(template) 활성을 종료시키기 위해 8-methoxypsoralen(8-MOP)을 사용하는데, 8-MOP은 320-400 nm의 입사광에서 광활성 되어 핵산의 이중가닥에 삽입된다. 증폭된 PCR 산물에 의한 교차오염을 방지하기 위해서 PCR 튜브를 UV 광선(365 nm)에서 20분간 반응시킨다.

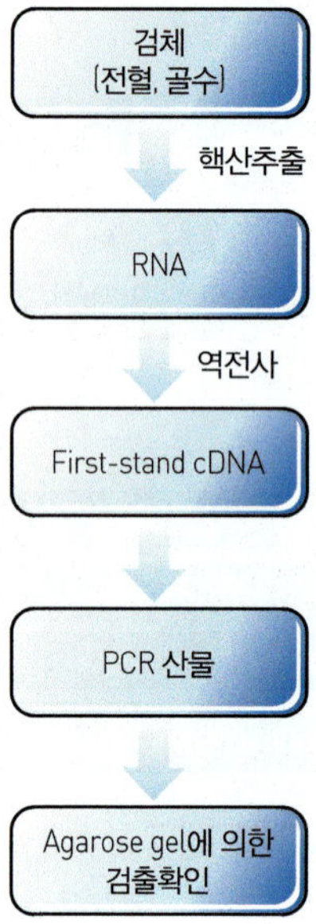

그림 17-4 검사과정

3. CML 검사방법

1) 검체

(1) 종류

- 전혈 5 mL 이상(EDTA tube)
- 골수 5 mL 이상(EDTA tube)

(2) 보관

- 상온(19~25℃)에 보관 시 1시간
- 냉장(2~8℃) 보관 시 48시간

(3) 부적절 검체

- 혈청, 냉동된 전혈, 응고, 용혈된 검체

2) 시약

① QIAamp viral RNA Extraction Kit(QIAgen)

② RevertAid™ First Strand cDNA Synthesis kit(Fermentas)

③ Seeplex® Leukemia BCR/ABL kit(S)

④ β-mercapto ethanol(β-ME)

3) 기구 및 장비

① Clean bench

② PCR machine

③ Gel electrophoresis system

④ Gel doc and image system

⑤ Ice maker

⑥ Desktop centrifuge

⑦ Vortex mixer

4) 검사순서

(1) RNA 추출

① QIAamp viral RNA Extraction Kit(QIAgen)을 이용하여 RNA를 추출한다.

② 추출된 RNA의 농도와 순도는 UV spectrophotometer에서 측정한다.

(2) 역전사

① 다음과 같이 cDNA 합성에 필요한 시약을 tube에 넣는다.

Total RNA	1–11 μL
Oligo(dT) primer(0.5 μg/μL)	1 μL
DEPC-treated water	up to 12 μL
Total volume	12 μL

- RNA 샘플은 사용 전까지 -70°C에서 보관하고, 사용 시에는 얼음에 두고 사용한다.
- RNA 최대용량인 11 μL는 지킨다.

② tube를 80°C에서 30분간 반응시킨다.

③ 2분간 얼음에서 차갑게 식히고, 가볍게 원심분리한다.

④ 다음과 같이 reverse transcription 혼합액을 만든다.

5X RT buffer	4 μL
10mM dNTP	2 μL
RNase inhibitor(20 U/μL)	1 μL
Reverse transcriptase(200 U/μL)	1 μL
Total volume	8 μL

- 시약들은 5회 이상 가볍게 섞어 준다.
- 37°C로 예열된 PCR 장비에 넣기 전에는 얼음에 둔다.

⑤ Tube를 37°C에서 90분간 반응시킨다.

⑥ Tube를 94°C에서 2분간 가열한다.

⑦ Tube를 2분간 얼음 위에서 식힌 후 가볍게 원심분리한다.

(3) 증폭

① 다음과 같이 PCR master mix를 준비한다

5X BCR-ABL PM	4 μL
8-Mop Solution	3 μL
2X Multiplex Master Mix	10 μL
Total volume of PCR Master mix	17 μL

- 시약의 사용량은 대조군을 포함한 검체 수에 따라 필요한 양을 계산한다.
- 검체를 다룰 때는 검체가 튀지 않게 주의하며 검체 간 교차오염에 주의한다.
- 검사 시에는 반드시 필터팁을 사용하고 장갑을 착용한다.
- 얼음 위에서 완전히 녹인 시약은 사용 전 뚜껑 내부의 시약들을 제거하기 위해 가볍게 원심분리한다.

② 5회 정도 가볍게 섞어주거나 vortexing한 후 가볍게 원심분리한다.

③ 0.2 mL PCR tube에 PCR master mix 17 μL를 분주한다.

④ tube에 각각의 검체 cDNA를 3 μL씩 첨가한다.

⑤ 다음과 같이 PCR master mix와 검체를 섞는다.

PCR Master mix	17 μL
Sample's nucleic acid	3 μL
Total volume of reaction	20 μL

- 각각의 검체에 대하여 새로운 필터팁을 사용한다.
- 음성대조군은 샘플의 핵산 대신 멸균식염수 3 μL를 사용한다.
- 양성대조군은 샘플의 핵산 대신 BCR/ABL 3 μL를 사용한다.
- PCR master mix와 양성대조군 또는 검체간의 교차오염을 주의한다.

⑥ 예열된(94℃) PCR 장비에 준비된 tube를 꽂는다.

⑦ 다음의 프로그램에 따라서 PCR을 수행한다.

segment	No. of cycles	temperature	duration(min)
1	1 cycles	94℃	15
		94℃	0.5
2	37 cycles	60℃	1.5
		72℃	1.5
3	1 cycles	72℃	10

- 검출 단계 이후 교차오염을 방지하기 위해 365 nm 자외선에서 20분간 PCR 산물을 처리한다.
- 8-MOP은 DNA 이중가닥을 zip up함으로써 PCR 산물의 활성을 종료시킨다.

(4) 검출

EtBr을 포함하고 있는 2% agarose gel상에 PCR 산물 5 μL와 BCR/ABL marker 5 μL를 각각 전기영동한다.

4. CML 검사 결과의 분석과 문제 해결

1) 검사결과의 분석

(1) 증폭산물

Leukemia BCR/ABL	Size in agarose gel(bp)
Internal control	600
c3a2(micro)	1012
b1a1	754
b3a2(major)	476
b2a2(major)	401
e1a2(minor)	348
b3a3	299
b2a3	224
e1a3	174

(2) 결과해석

	Internal control	Target	Interpretation
case 1	+	+	BCR/ABL 검출
case 2	+	–	BCR/ABL 미검출 전좌된 유전자가 존재하지 않음
case 3	–	+	재검사 필요 – Target 핵산이 높은 농도로 존재 시 – 역전사나 DNA 증폭과정 중 저해물질 존재 시
case 4	–	–	검체 내 저해물질 존재

* 내부대조군(Internal Control, IC)을 통해 추출과정 확인뿐만 아니라 핵산증폭 과정 중 검체에 존재할 수 있는 PCR 저해물질을 확인할 수 있으며, 하나의 PCR 튜브 안에서 병원균의 유전자와 동시에 증폭된다.

(3) 결과 예시(출처: Seegene사)

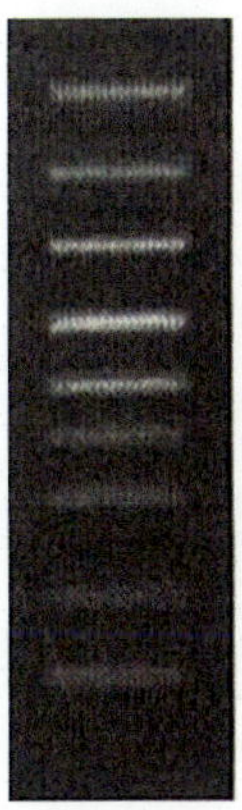

◀ c3a3(micro)	1012 bp
◀ b1a1	754 bp
◀ Internal control	600 bp
◀ b3a2(major)	476 bp
◀ b2a2(major)	401 bp
◀ e1a2(minor)	348 bp
◀ b3a3	299 bp
◀ b2a3	244 bp
◀ e1a3	174 bp

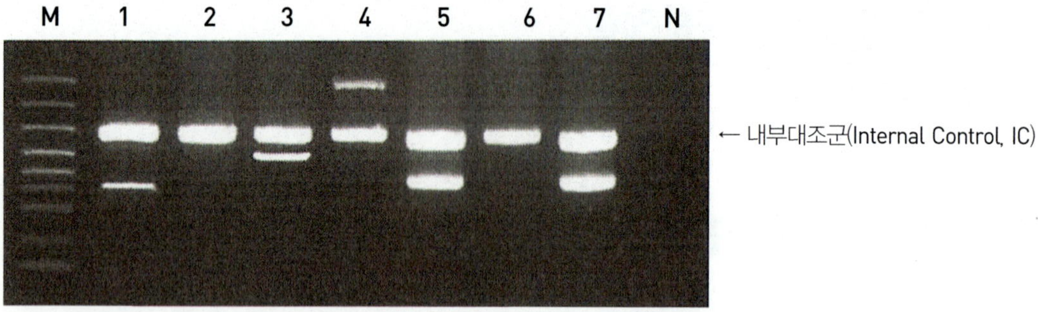

Sample No	Result
M	marker
1	e1a2
2	no BCR/ABL
3	b3a2
4	c3a2
5	b2a2
6	no BCR/ABL
7	b2a2
N	negative control

* b3a2 BCR-ABL rearrangement는 bcr exon3번이 ABL exon2번으로 전좌된 경우이며, b2a2 type 간에 임상적 차이는 없는 것으로 알려져 있다. 또한 alternative splicing에 의해 b3a2와 b2a2가 함께 나타날 수도 있다.

2) 문제해결

문제상황	원인	해결방안
• IC band가 생성되지 않음 • 어떠한 band도 보이지 않음	추출된 RNA의 순도가 나쁘거나 농도가 낮은 경우	추출된 RNA의 순도도(260/280: 1.8-2.0)와 농도를 확인하고 필요 시 RNA 재추출
	검채 채취가 잘못된 경우	검체 재채취
	저해물질이 존재하는 경우	핵산추출부터 재검사
	cDNA 합성에 실패한 경우	본 제품에서 권장하는 reverse transcription kit와 cDNA 합성조건을 확인하여 사용
	PCR 조건 세팅이 잘못된 경우	PCR의 조건을 확인하고 올바른 세팅 조건하에서 재검사
	제품의 보관이 잘못된 경우	보관온도는 -20℃이며 새로운 제품으로 재검사
	검체 보관이 잘못된 경우	검체를 재채취하여 재검사 검체보관조건을 지켜서 검체 보관
	Agarose gel을 EtBr에 염색하지 않은 경우	marker band의 유무를 확인하고 agarose gel을 다시 EtBr에 염색
	UV상에 agarose gel을 많이 노출한 경우	노출시간을 확인하고(10분 이상 노출금지), 새 agarose gel에 전기영동
	핵산 농도가 높은 경우	멸균수를 이용하여 권장하는 농도로 희석하고 희석된 핵산으로 재검사

문제상황	원인	해결방안
• 위양성 의심 • 음성대조에서 타겟이 검출됨	교차오염이 발생한 경우	핵산 제거제(ex: DNA-off)를 이용하여 검사공간, 검사장비, 도구 등을 모두 닦아줌 사용된 소모품, 시약 등을 모두 폐기하고 새 제품을 사용하여 재검사 오염방지를 위해 검사 시 필터 팁을 사용하고 검사공간을 주기적으로 청소함
• 위음성 의심	reaction mix의 제조가 잘못된 경우	모든 구성품을 넣었는지 확인하고 올바른 reaction mix로 재검사(premix 형태로 미리 만들어 보관하는 경우 민감도가 저해될 수 있음)
	권장하지 않은 검체를 사용한 경우	권장하는 검체 및 채취용기 사용
	권장하지 않은 핵산 추출 시약 및 장비를 사용한 경우	권장하는 핵산 추출 시약 및 장비 사용하여 재검사
	핵산을 잘못 넣어서 순서가 뒤바뀐 경우	검사 시 핵산이 담겨있는 tube와 PCR tube의 샘플번호를 확인
	저해물질이 존재하는 경우	원검체를 이용해서 핵산 추출부터 재검사
• 타겟 밴드 위 또는 아래에 비특이 밴드 검출	RNA 추출 시 과량의 genomic DNA가 동시에 추출되었을 경우	추출된 RNA에 DNase 처리 후 PCR을 다시 수행

참고문헌

• 변대훈 외. 필수임상혈액학. 제11장 분자생물학적 검사 및 유세포분석. 2014. 대학서림
• 강희규 외. 진단분자생물학. 제3판. 제21장 Southern hybridization을 이용한 만성골수성백혈병의 진단. 현문사
• 조경진 외 편역. Rodak 혈액학. 제4판 제34장 골수증식종양. 범문에듀케이션
• Seeplex Leukemia BCR/ABL. Seegene home page.

실습 결과 보고서

학과		반		실험 조	
성명		학번		실습일자	

1. Title(실습 주제):

2. Objectives(실습 목적):

3. Instruments and equipments(기구 및 장비):

4. Materials and reagents(재료 및 시약):

5. Methods(실습 방법):

6. Observation and results(관찰 및 결과): 별지 사용

7. Discussion(토론): 별지 사용

8. References(참고문헌): 별지 사용

이해도 확인 문제

1. 필라델피아 염색체가 만성골수성백혈병을 발병시키는 이유는 무엇인가?

2. Major BCR-ABL유전자와 minor BCR-ABL유전자 차이는 무엇인가?

3. 위양성과 위음성이 발생할 수 있는 경우와 그 해결책은 무엇인가?

제 18 장

ABO 혈액형 분자유전적 검사

1. 검사의 배경

1) ABO 혈액형(ABO blood type)

혈액형의 종류에는 조사 방법에 따라서 ABO식 혈액형, Rh식 혈액형, MN식 혈액형 등이 있는데, 이들 중 수혈할 때 응집 반응과 관계가 있는 혈액형은 ABO식 혈액형과 Rh식 혈액형이다. ABO식 혈액형은 1900년 란트슈타이너(Landsteiner, K.)가 발견하였다. 즉, 서로 다른 사람의 혈액을 섞으면 적혈구들이 서로 엉겨서 응집 반응이 나타나는 경우가 있는데 이것은 일종의 항원 항체 반응으로, 항원인 응집원과 항체인 응집소의 성분이 사람들마다 다르기 때문에 나타난다. 란트슈타이너는 응집원 중 A만을 가진 사람을 A형, B만을 가진 사람을 B형, A와 B 모두 지닌 사람을 AB형, 응집원이 없는 사람을 O형이라 분류하였다.

일반적으로 유전자의 대립형질은 오직 2개, 즉 우성 1개와 열성 1개로 이루어진다. 그러나 ABO식 혈액형의 경우처럼 대립하는 유전자형이 3가지인 경우가 있다. 이때 A형과 B형 유전자는 모두 O유전자에 대해 우성으로 작용한다. 이를 복대립 유전이라 부른다. A형(AO)과 B형(BO)이 결합하면 자식은 AB형, A형(AO), B형(BO), O형(OO) 4가지 형태로 태어난다. 여기에서도 A와 B는 모두 O에 대해 우성이므로 공동 우성으로 설명할 수 있다.

ABO blood typing(혈액형 검사)은 적혈구가 가지는 표현형(항원) 검사이며, 항혈청에 대한 적혈구의 응집 반응과 항체에 감작된 입자를 응집시키는 혈청의 결과로 얻어진다. ABO genotyping(유전형 검사)는 질병과 연관된 질환 검사는 아니지만 수혈과 연관되어 있기에 매우 중요하다. 일반적으로는 항체와 감작 적혈구의 상호작용으로 혈액형을 판단할 수 있지만 일부의 경우에 특이한 응집(항체)반응을 보이는 경우가 있기 때문에, 이러한 경우에 있어서는 수혈 부작용을 초래한다. 이러한 수혈 부작용은 연관된 항원의 변이로 인한 특이 항체의 발현 때문인 것으로 추정된다.

ABO식 혈액형은 적혈구 표면에 항원이 나타나면서 발현된다. 이 항원은 단백질 위에 탄수화물 가지가 붙은 당단백질로 구성되어 있는데, 이 구조는 단백질 위에 글루코오스, 갈락토오스, N-아세틸글루코사민, N-아세틸갈락토사민 이라는 4가지 당이 부착된 형태이다. 이 상태로 발현된다면 O형을 나타나게 되는 것이고 이 형태에 추가적으로 N-아세틸글루코사민이 붙어 있다면 A형, 갈락토오스가 추가적으로 붙어 있다면 B형이 나타나게 되는 것이다. ABO혈액형을 판단하기 위해, 검사 대상자의 적혈구에 어떠한 항원이 있는지를 확인하는 방법으로는 혈구형 검사, 또는 혈청에 어떠한 항체가 존재하는지 확인하는 혈청형 검사가 있다. 하지만 이러한 검사 방법에는 cis-AB형이나 봄베이 O형의 경우는 그 결과를 정확히 판단할 수 없다.

2) ABO 유전자 검사

ABO 혈액형은 수혈의학과 이식면역학에서 가장 중요한 혈액형 체계이다. ABO 유전자의 염기서열은 1990년에 야마모토 박사 연구팀에 의해 처음 알려졌으며, 이후 150개 이상의 대립유전자가 발견되었다. ABO 유전자에 의해 생성된 각각의 효소를 통해서 ABO 혈액형이 결정된다. A 대립유전자에 의해 생성된 효소는 N-acetyl-galactosamine을 H 항원에 붙여서 A 항원을 만들며, B 대립유전자에 의해 생성된 효소는 갈락토오스를 H 항원에 붙여서 B 항원을 만든다. 한편, O 대립유전자는 활성형 효소를 생성하지 못한다. ABO 유전자는 9번 염색체 장완 9q34에 위치하며, cDNA는 7개의 엑손으로 구성되어 있고 엑손 6과 엑손 7이 전체 염기서열의 77%를 차지한다. A 대립유전자와 B 대립유전자는 7개의 염기(297, 526, 657, 703, 796, 803, 930)에서 차이를 보인다. 이 중 4개의 염기(526, 703, 796, 803)의 차이가 아미노산의 변화를 일으켜 효소의 특이성과 활성에 영향을 미친다. O 대립유전자는 261번 염기의 결실로 인해 117개의 아미노산으로 이루어진 비활성형 효소를 생성하여 A 또는 B 항원을 만들지 못한다. 동양인에서는 아직까지 발견되지 않았으나 서양인에서는 흔히 발견되는 O^2 대립유전자의 경우에는 다른 O 대립유전자와는 달리 261번 염기의 결실이 없는 대신에 다른 몇몇 부위의 염기치환이 있다. 354개 아미노산을 code하며 1,065개의 염기(엑손 만)로 구성된다. 이 유전자의 산물은 UDP-N-acetylgalactose transferase라 하며, 골지체막효소이다.

ABO 검사법의 특징은 A 및 B 대립유전자에 각각 특이하게 결합하는 primer를 이용하여(ASPCR; Allele Specific Polymerase Chain Reaction) 두 개의 대립유전자를 분리 증폭하고 이를 각각 돌연변이 자리의 sequence을 인지하는 제한효소(restriction enzyme)로 처리하여 각각의 대립유전자의 주요 위치의 sequence가 A형인지 B형인지를 밝혀내는 방법이다. A 대립 유전자 primer(A-R)와 B 대립유전자 primer(B-R)는 3′-terminal에 하나의 base(nt803에 해당)만 다를 뿐 나머지는 같은 sequence이기 때문에 A-R primer는 A 대립유전자와만 결합하고, B 대립유전자와는 결합하지 않도록 PCR 조건을 정확히 조절한다.

3) ABO 유전자의 대립유전자별 특이 염기서열

검사의 대상이 되는 6곳의 sequence가 각 대립유전자별로 차이가 있다(표 18-1). 같은 위치를 제한효소로 처리하면 각 base의 위치에 다른 염기가 치환된 몇 가지 변이형을 함께 검출할 수 있는데 A^{leu}, O^A, O^2 등이 함께 조사된다. 이외의 많은 다른 subtype은 이 primer 세트로는 검사가 불가능하다.

표 18-1 대립유전자별 특이 염기서열

Alleles	nt261	nt467	nt526	nt703	nt796	nt803
A^{Pro}	G	C[A^{Pro}]*	C[A]	G[A]	C[A]	G[A]
A^{Leu}	G	T[A^{Leu}]	C[A]	G[A]	C[A]	G[A]
B	G	C[B]	G[B]	A[B]	A[B]	C[B]
O	delection	C[A^{Pro}]	C[A]	G[A]	C[A]	G[A]
O^2	G	C[A^{Pro}]	G[B]	G[A]	C[A]	G[A]
cis-AB	G	T[A^{Leu}]	C[A]	G[A]	C[A]	C[B]

*A genotype을 대표하는 염기는 [A]로, B genotype을 대표하는 염기는 [B]로 나타내었다.

표 18-1에서 보는 것과 같이 A^{Pro} genotype이 wild type(야생형)이며 돌연변이되어 몇 가지 다른 대립 유전자가 생겼다고 생각한다. nt467의 염기가 cytosine이면 그곳에 proline 아미노산이 만들어지고 thymine이면 leucine 아미노산이 만들어지기 때문에 A 유전형을 A^{Pro}와 A^{Leu}으로 부른다. cis-AB 유전형은 nt467의 염기가 A^{Leu}형이다. cis-AB의 특징은 대부분의 염기서열이 A^{Leu} 유전형이지만 nt803에서만 B형이다. 즉, A^{Leu} 유전형의 점돌연변이의 형태임에도 불구하고 표현된 단백질의 항원성은 항-A 및 항-B 모두와 반응하는 성질을 보인다.

4) Genotype

ABO 혈액형의 genotype은 기본적으로 3개의 대립유전자 A, B, O가 존재하기 때문에 A/A형, A/O형, A/B형, BB형, B/O형, O/O형으로 표현할 수 있다. 한국인에서는 cis-AB/O형, cis-AB/A형, cis-AB/B형의 출현빈도가 많다.

5) ABO 유전자 내 위치의 염기와 사용하는 제한효소

표 18-2에 사용하는 제한효소의 인지서열(recognition site)과 각 염기의 변화에 따른 제한효소의 digestion 기전을 표시하였다. 특이한 사항은 cis-AB 유전자가 B 대립유전자에 특이적 관계인 PCR 산물을 제한효소로 처리하였을 때 A 대립유전자인 것처럼 각 제한효소에 의하여 digestion 된다는 것이다.

• 굵은 글씨로 밑줄이 표시된 base가 각 숫자의 base이다. N으로 표시된 부분은 A,T,G,C 4가지의 base 중 어

표 18-2 제한효소와 ABO 유전자의 중요 위치에서의 활성

ABO 유전자 내 위치	nt261	nt467	nt526	nt703	nt796	nt803
제한효소	*BstE* II	*Pvu* II	*BssH* II	*Alu* I	*Mva* I	
인지서열*	G^GT**N**ACC	CAG^C**T**G	G^**C**GCGC	**A**G^CT	C**C**^WGC	
A 유전형	G[cut]	C[uncut]	C[cut]	G[uncut]	C[cut]	A PCR +
B 유전형	del[uncut]	C[uncut]	G[uncut]	A[cut]	A[uncut]	B PCR +
cis-AB	G[cut]	T[cut]	C[cut]	G[uncut]	C[cut]	B PCR +

떤 base가 있든지 활성을 나타낸다는 의미. W로 표시된 부분은 A 혹은 T 염기가 있으면 제한효소가 인지한다는 의미이며 즉, 수소 결합력이 약한 염기들이라는 의미이다. ^로 표시된 부분은 제한효소에 의하여 digestion 되는 자리를 표시한 것이다.

6) ABO 유전자의 염기서열 및 제한효소자리

인간의 ABO 유전자의 cDNA 염기서열은 다음과 같다. 돌연변이가 있는 각 부위(261, 297, 467, 526, 657, 703, 796, 803, 930 번)를 주목해 보라.

```
Homo sapiens ABO blood group
(transferase A, alpha 1-3-N-acetylgalactosaminyltransferase;
transferase B, alpha 1-3-galactosyltransferase),
mRNA(cDNA clone)

        1 atggccgagg tgttgcggac gctggccgga aaaccaaaat gccacgcact tcgacctatg
       61 atccttttcc taataatgct tgtcttggtc ttgtttggtt acggggtcct aagccccaga
      121 agtctaatgc caggaagcct ggaacggggg ttctgcatgg ctgttaggga acctgaccat
      181 ctgcagcgcg tctcgttgcc aaggatggtc tacccccagc caaaggtgct gacaccgtgt
      241 aggaaggatg tcctcgtggt gaccccttgg ctggctccca ttgtctggga gggcacgttc
      301 aacatcgaca tcctcaacga gcagttcagg ctccagaaca ccaccattgg gttaactgtg
      361 tttgccatca agaaatacgt ggctttcctg aagctgttcc tggagacggc ggagaagcac
      421 ttcatggtgg gccaccgtgt ccactactat gtcttcaccg accagccggc cgcggtgccc
      481 cgcgtgacgc tggggaccgg tcggcagctg tcagtgctgg aggtgggcgc ctacaagcgc
      541 tggcaggacg tgtccatgcg ccgcatggag atgatcagtg acttctgcga gcggcgcttc
      601 ctcagcgagg tggattacct ggtgtgcgtg gacgtggaca tggagttccg cgaccatgtg
      661 ggcgtggaga tcctgactcc gctgttcggc accctgcacc ccagcttcta cggaagcagc
      721 cgggaggcct tcacctacga gcgccggccc cagtcccagg cctacatccc caaggacgag
      781 ggcgatttct actacatggg ggcgttcttc gggggggtcgg tgcaagaggt gcagcggctc
      841 accagggcct gccaccaggc catgatggtc gaccaggcca acggcatcga ggccgtgtgg
      901 cacgacgaga gccacctgaa caagtaccta ctgcgccaca aacccaccaa ggtgctctcc
      961 cccgagtact tgtgggacca acagctgctg ggctggcccg ccgtcctgag gaagctgagg
     1021 ttcactgcgg tgcccaagaa ccaccaggcg gtccggaacc cgtga
```

각 돌연변이 부위에서 각기 다른 제한효소가 인식하고 절단하는 예는 다음 그림과 같다. 이러한 차이를 바탕으로 PCR-RFLP 방법을 적용시킬 수 있다.

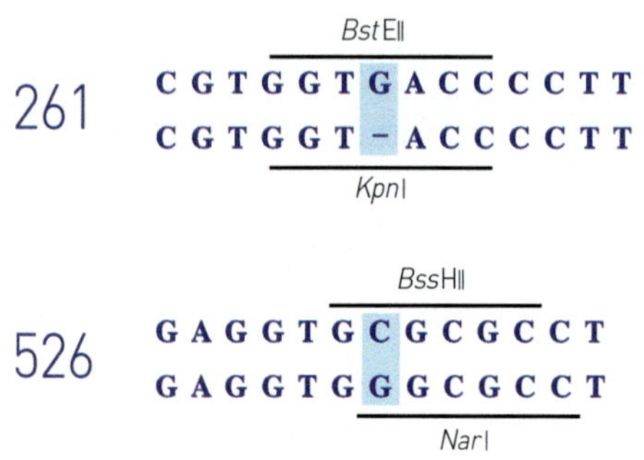

*Hpa*II

703 C A C C C C G G C T T C T
C A C C C C A G C T T C T

*Alu*I

*Bst*NI

796 T A C T A C C T G G G G G G G T T C T T
T A C T A C A T G G G G G C G T T C T T

*Nla*III

2. 검사방법

1) 검체

- 검체 종류: EDTA 전혈

2) 시약

① PCR Core Kit 및 관련 시약

② Restriction Enzyme(*Bss*HII, *Alu*I, *Mva*I, *Bst*EII, *Pvu*II)

③ Primer Design

```
• AB-F  : 5'-TTCTggAgACggCggAgAAgCA-3'
• B-R   : 5'-ACCgACCCCCCgAAgAACg-3'
• A-R   : 5'-ACCgACCCCCCgAAgAACC-3'
• O-F   : 5'-AgAAgCTgAgTggAgTTCCAggTg-3'
• O-R   : 5'-TgATggCAAACACAgTTAACCC-3'
```

3) 검사순서

(1) 검체처리 및 DNA 분리

(2) PCR 과정

① 반응준비: 각 검체당 다음 3가지 PCR을 검사하기 위한 tube를 준비.

- Primer AB-F/A-R을 이용한 PCR: 검체 DNA, AB형, BB형 대조 DNA
- Primer AB-F/B-R을 이용한 PCR: 검체 DNA, AB형, AA형 대조 DNA
- Primer O-F/O-R을 이용한 PCR: 검체 DNA, AB형, OO형 대조 DNA

② PCR mixture: 검체와 대조를 함께 준비.

조성성분	혼합량
10× 완충액(BM)	5 μL
2.5mM dNTP	4 μL

조성성분	혼합량
20 pmol/μL primer F	1 μL(AB-F 혹은 O-F)
20 pmol/μL primer R	1 μL(A-R 혹은 B-R 혹은 O-R)
Taq DNA polymerase(5 U/μL)	0.25 μL
20mM $MgCl_2$	2-4 μL(ABF/AR 혹은 ABF/BR 경우: 4 μL)(OF/OR 경우: 2 μL)
검체 DNA	1~5 μL
ddH_2O	to 50 μL

PCR Cycling	온도	시간
Pre-denaturation	94℃	5 min
PCR cycles(30X)	Denaturation 94℃ Primer annealing 60℃ Extension 72℃	1 min 1 min 1 min
Final extension	72℃	7 min
Storage	4℃	∞

Ta(anneal temp.) = AB-F/A-R or B-R; 63°C, O-F/O-R; 62°C

(3) 전기영동: 2% agarose gel에서 확인

PCR \ Genotype	AA	AO	BB	BO	AB	O
AB-F/A-R	424	424	negative	424	424	424
AB-F/B-R	negative	negative	424	424	424	negative
O-F/R	231	231	231	231	231	231

(4) 제한효소 처리

① 각 PCR 산물을 아래의 조건으로 제한효소 처리

PCR \ Position	nt261	nt467	nt526	nt703	nt796
AB-F/A-R		*PvuII*	*BssH* II	*AluI*	*MvaI*
AB-F/B-R		*PvuII*	*BssH* II	*AluI*	*MvaI*
O-F/O-R	*BstE* II				

② 다음과 같이 반응액을 혼합하여 지정된 온도로 16~18시간 반응.

반응액 조성	분량
• PCR product	5 μL
• 10x buffer	1 μL
• restriction enzyme	1 μL
• H_2O	3 μL

BstE II	*Pvu* II	*BssH* II	*Alu* I	*Mva* I
60℃	37℃	50℃	37℃	60℃

> ***효소 사용상 주의사항**
> - *BssH* II는 고가로서 10 U/μL 농도로 총량이 100 U/tube뿐이므로 희석해서 사용
> - *Alu* I은 3 U/μL 농도로 총량이 500 U/tube임
> - 기타 효소는 10U/μL 농도로 총량이 2,000U/tube임

(5) NuSieve 3:1 gel electrophoresis

NuSieve Agarose: 일반적인 아가로스는 3% 이상의 농도로 제조되었을 때 전기영동 중에 많은 열이 발생하기 때문에 해상력이 좋지 않다. 이를 개선하기 위하여 저융점 아가로스(low melting 아가로스)와 적절하게 섞어서 사용하기 시작하였으며 이를 상품화한 것이 NuSieve 3:1 아가로스이다. 저융점 아가로스는 실온에 방치하여도 잘 굳지 않기 때문에 실온으로 온도가 내려가면 냉장고에 옮겨서 완전히 굳힌 후 사용해야 한다. 이 agarose gel은 매우 접착력이 강해서 comb을 제거하다가 well의 바닥이 함께 제거되면 검체가 샐 수 있기 때문에 반드시 완충액에 담근 상태에서 comb를 제거해야 한다.

① 3~4% NuSieve 3:1 gel을 0.5X TBE buffer로 만들어 각 PCR 산물을 전기영동한다.

② 예상 Data;( )는 heterozygote일 때 동시에 나타나는 band

RE	PCR prod.	Position	Cut?	예상 크기	대상 Allele
*BstE*II	OF/OR	nt261	uncut	231(+ 120 + 111)	O
		nt261	cut	120 + 111	others
*Pvu*II	ABF/AR	nt467	cut	314(+ 110) + 68 + 42	A^{leu}
		nt467	uncut	314 + 110	others

RE	PCR prod.	Position	Cut?	예상 크기	대상 Allele
*BssH*I	AB-F/B-R AB-F/A-R	nt526	uncut	424	B
		nt526	uncut	424(+ 296+ 128)	O^2
		nt526	cut	296 + 128	others
*Alu*I	AB-F/B-R	nt703	cut	197 + 117 + 110	B
	AB-F/A-R	nt467	cut	314(+ 110) + 68 + 42	A^{leu}
		nt703 nt467	uncut	314 + 110	others
*Mva*I	AB-F/B-R AB-F/A-R	nt796	uncut	222 + 138 + 64	B
		nt796	cut	222 + 138 + 39 + 25	others

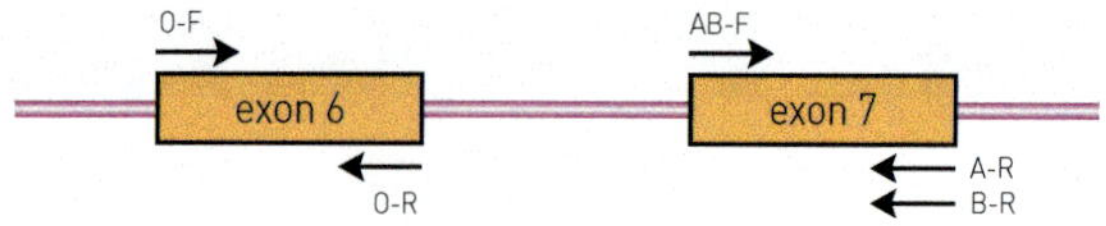

그림 18–1 ABO 혈액형 gene의 일부 구조와 primer annealing position

3. 검사의 기술적 고찰

Yamamoto 등에 의해 ABO 혈액형의 유전자 구조가 밝혀진 후 이를 바탕으로 많은 ABO 혈액형 유전형 검사법 즉, PCR-RFLP법, PCR-DGGE(denaturing gradient gel eletrophoresis)법, ASPCR법, PCR-SSO(sequence specific oligonucleotide)법, single-stranded conformational polymorphism(PCR-SSCP)법 및 PCR-SEQ(direct sequencing) 법 등이 소개되었다. 이들 검사법들 중 가장 널리 사용되고 있는 것은 PCR-RFLP법과 ASPCR법인데, 이는 주로 O allele는 exon 6의 261번째 염기의 G 결손이 존재하며, B allele는 A나 O allele와는 달리 exon 7의 526, 703, 796번째 염기서열이 순서적으로 G, A, A란 점을 활용하여 개발되었다. 제한효소로 PCR 증폭산물과 같이 작은 크기의 DNA를 소화할 때는 그의 분석이 매우 중요하다. 분자 크기를 추정할 매우 좁은 범위의 표준 DNA를 사용해야 한다. 상품으로 100 bp ladder나 123 bp ladder가 사용하기 좋으며 이보다 작은 크기를 비교하고자 할 때는 50 bp ladder가 효과적이다. 이러한 ladder를 사용할 때는 충분한 양을 loading하여 가장 작은 크기의 밴드가 확연히 보이도록 해야 한다. 이 밴드가 ladder의 시작점이기 때문이다.

본 장에 기술된 실험에서는 ABO 유전형검사를 위해 ASPCR법과 PCR-RFLP법이 활용되었으며 일부 검체는 ABO 유전자의 exon 6과 7의 직접 염기서열분석법이 활용되었다. 이러한 방법에 의한 ABO 유전형은 혈청학적 방법으로 해결할 수 없었던 ABO 혈액형을 정확히 분류할 수 있어 유용하다.

4. 실험결과 예시

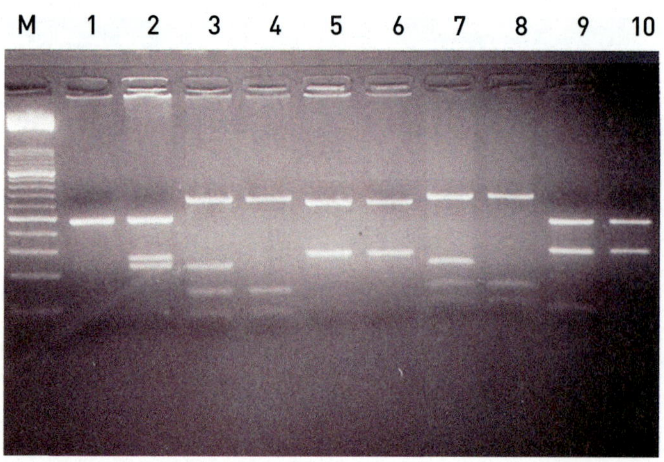

Patient: O/O

M: Marker
Lane 1: BstE II, patient
Lane 2: BstE II, control A/O
Lane 3: Pvu II, patient
Lane 4: Pvu II, control A/B
Lane 5: BssH II, patient
Lane 6: BssH II, control A/B
Lane 7: Alu I, patient
Lane 8: Alu I, control A/B
Lane 9: Mva I, patient
Lane 10: Mva I, control A/B

그림 18–2 혈액형 O/O인 환자의 PCR-RFLP 결과

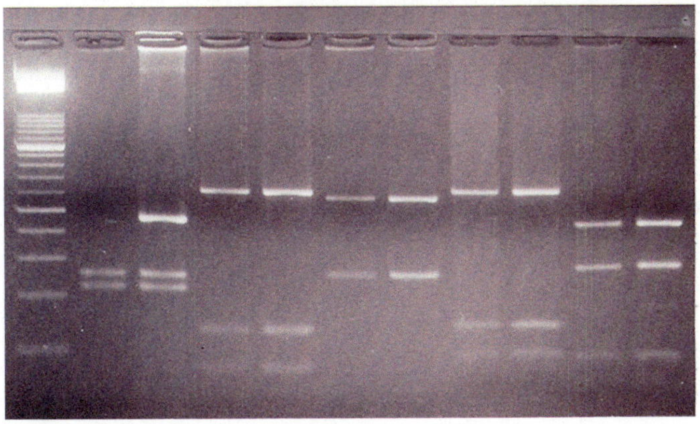

Patient: A/A

M: Marker
Lane 1: BstE II, patient
Lane 2: BstE II, control A/O
Lane 3: Pvu II, patient
Lane 4: Pvu II, control A/B
Lane 5: BssH II, patient
Lane 6: BssH II, control A/B
Lane 7: Alu I, patient
Lane 8: Alu I, control A/B
Lane 9: Mva I, patient
Lane 10: Mva I, control A/B

그림 18-3 **혈액형 A/A인 환자의 PCR-RFLP 결과**

참고문헌

- Yamamoto F, Clausen H, White T, Marken J, Hakomori S. Molecular genetic basis of the histo-blood group ABO system. Nature 1990; 345:229-33.
- 대한진단검사의학회지 제26권 제5호 2006 Korean J Lab Med 2006;26:374-9 "한국인에서 8가지 ABO 대립유전자의 빈도 분석"
- 대한진단검사의학회지 제29권 제3호 2009 Korean J Lab Med 2009;29:231-7 "DNA 정제 없이 전혈을 사용한 빠른 ABO 유전형 검사"
- 대한진단검사의학회지: 제25권 제2호 2005 Korean J Lab Med 2005; 25: 123-8 "대립유전자특이중합효소연쇄반응법에 의한 간편한 ABO 유전형 검사"

실습 결과 보고서

학과		반		실험 조	
성명		학번		실습일자	

1. Title(실습 주제):

2. Objectives(실습 목적):

3. Instruments and equipments(기구 및 장비):

4. Materials and reagents(재료 및 시약):

5. Methods(실습 방법):

6. Observation and results(관찰 및 결과): 별지 사용

7. Discussion(토론): 별지 사용

8. References(참고문헌): 별지 사용

이해도 확인 문제

1. PCR-RFLP에서 전기영동 후에 나타나는 산물의 크기 차이는 무엇을 의미하는가?

2. PCR-RFLP에서 제한효소는 어떻게 선택하여야 하겠는가?

3. 교재에 주어진 염기서열을 바탕으로 간단한 PCR-RFLP를 한 가지만 설계하여 보라.

부록

부록 A 약어, 환산, 참고치

1. 분자량 환산

1 μg of 1 kbp DNA = 1.52 pmol(3.03 pmoles of ends), 1 μg of pBR322 DNA = 0.36 pmol

1 pmol of 1 kbp DNA = 0.66 μg

1 pmol of pBR322 DNA = 2.8 μg

100 pmol of 100 kDa protein = 10 μg

1 kb of DNA(333 amino acids) = 37 kDa protein

10 kDa protein = 270 bp DNA

2. 수치접두어

T = tera = 10^{12}

G = giga = 10^{9}

M = mega = 10^{6}

k = kilo = 10^{3}

m = milli = 10^{-3}

μ = micro = 10^{-6}

n = nano = 10^{-9}

p = pico = 10^{-12}

f = femto = 10^{-15}

a = atto = 10^{-18}

3. 약어

ds	double-stranded(as in dsDNA)
ss	single-stranded(as in ssDNA)
bp	basepair
kb	kilobase: 1,000 bases or basepairs as appropriate
Mb	megabase: 1,000,000 bp
Da	Dalton, the unit of molecular mass; kDa = 1000 Da, MDa = 1,000,000 Da.
M	molarity, moles of solute per liter of solution

4. 핵산 크기 환산[Conversion Factors(DNA Na^+)]

1 kb dsDNA = 6.6×10^5 Da

1 kb ssDNA = 3.3×10^5 Da

1 kb ssRNA = 3.4×10^5 Da

1 MDa dsDNA = 1.52 kb

average mass of dNMP = 330 Da

average mass of dNMP bp = 660 Da

5. 몰(Moles, molar, molarity)

Term	Symbol	Meaning	Example
Mole	mol	Absolute amount of a substance	1 mol = 6.022×10^{23} molecules
Molar or Molarity	mol/1 or M	Concentration of a substance in a liquid	1 mol/L = 6.022×10^{23} molecules/L = a one molar solution = a solution with a molarity of one

6. Spectral constants for nucleotides (Adapted from Sambrook, et al., 1989)

Compound	Molecular weight(MW)	λ max(pH 7.0)	Absorbance at max(1M solution)
ATP	507.2	259	15,400
dATP	491.2	259	15,400
CTP	483.2	271	9,000
dCTP	467.2	272	9,100
GTP	523.2	253	13,700
dGTP	507.2	253	13,700
UTP	484.2	260	10,000
dTTP	482.2	267	9,600

7. 흡광도 환산

	Nucleic acid	Amount	Molarity(in nucleotides)
1A 260 unit	double-stranded DNA	50 μg/mL	0.15mM
	single-stranded DNA	33 μg/mL	0.10mM
	single-stranded RNA	40 μg/mL	0.11mM
	oligonucleotide	20~30 μg	0.06~0.09mM

8. 핵산순도 측정

For pure DNA: A260/A280 ≥ 1.8

For pure RNA: A260/A280 ≥ 2.0

◆ Note: An A260/A280 ratio of <1.8(DNA) or <2.0(RNA) means the nucleic acid preparation contains contaminations (i.g. protein), or phenol.

9. Recommended agarose gel concentration for resolving linear DNA

% Agarose	DNA size range(bp)
0.40	20,000~30,000
0.75	10,000~15,000
1.00	500~10,000
1.25	300~5,000
1.50	200~4,000
2.00	100~2,500

10. Stains and tracker dyes

Compound	MW	Application	Concentration
Acridine orange	301.8	DNA, RNA stain in gel electrophoresis	1~10 μg/mL in staining solution
Bromphenol blue	670	Gel electrophoresis marker dye	0.01~0.05% in gel loading buffers
Ethidium bromide	394.3	Fluorescent dye for DNA/RNA in density gradients and electrophoresis gels	1 μg/mL in running buffer or staining solution
Xylene cyanol	554.6	Gel electrophoresis marker dye	0.01~0.05% in gel loading buffers

부록 B 국내 대학병원 진단검사의학과 분자진단검사실 검사항목(분류별)

검사영역

- 유전질환
- 종양질환
- 감염질환
- 개인의 다양성
- 세포유전
- 생화학유전

1. 유전질환

A

Achondroplasia, G380R
Agammaglobulinemia, X-linked, BTK sequencing
Agammaglobulinemia, X-linked, 가족검사, BTK
Alagille syndrome, JAG1 sequencing
Alagille syndrome, 가족검사, JAG1
alpha-Thalassemia, HBA1/HBA2 squencing, del/dup
alpha-Thalassemia, 가족검사, HBA1/HBA2
Amyotrophic lateral sclerosis, SOD1 sequencing
Amyotrophic lateral sclerosis, 가족검사, SOD1
Androgen insensitivity syndorme, AR sequencing
Androgen insensitivity syndorme, 가족검사, AR
Aniridia, PAX6 sequencing
Aniridia, 가족검사, PAX6
Antithrombin deficiency, SERPINC1 sequencing
Antithrombin deficiency, 가족검사, SERPINC1
Apo-E genotyping

B

beta-Thalassemia, HBB sequencing
beta-Thalassemia, 가족검사, HBB
BRCA1 sequencing
BRCA1/2,가족검사
BRCA2 sequencing

C

CADASIL, NOTCH3 sequencing

CADASIL, 가족검사, NOTCH3
Citrin deficiency, SLC25A13 sequencing
Citrin deficiency, 가족검사, SLC25A13
Citrullinemia type I, ASS1 sequencing
Citrullinemia type I, 가족검사, ASS1
CMT, GJB1(cx32) sequencing
CMT, MPZ sequencing
CMT, 가족검사, GJB1(cx32)
CMT, 가족검사, MPZ
CMT/HNPP, PMP22 sequencing
CMT/HNPP, 가족검사, PMP22
CMT1A/HNPP, PMP22 dup/del test
CMT2, MFN2 sequencing
CMT2, 가족검사, MFN2
Congenital Insensitivity to Pain with Anhidrosis; HSAN Type IV, NTRK1 sequencing
Congenital Insensitivity to Pain with Anhidrosis; HSAN Type IV, 가족검사, NTRK1
Corneal dystrophy, TGFBI sequencing
Corneal dystrophy, 가족검사, TGFBI
Cystic fibrosis, CFTR sequencing
Cystic fibrosis, 가족검사, CFTR

D

Deafness, GJB2 sequencing
Deafness, MT-RNR1, m.1555A>G
Deafness, MT-TS1, m.7445A>G
Deafness, 가족검사, GJB2
DMD/BMD, carrier test
DMD/BMD, exon del/dup test
DMD/BMD, linkage test
Dopa-responsive dystonia, GCH1 sequencing
Dopa-responsive dystonia, 가족검사, GCH1
DRPLA
DYT1, GAG deletion

E

Early-onset familial Alzheimer disease, PSEN1 sequencing
Early-onset familial Alzheimer disease, 가족검사, PSEN1
Ehlers-Danlos syndrome type IV, COL3A1 sequencing
Ehlers-Danlos syndrome type IV, 가족검사, COL3A1

F

Factor V Leiden thrombophilia, F5, 1691G>A(R506Q)
Familial adenomatous polyposis, APC sequencing
Familial adenomatous polyposis, 가족검사, APC
Familial hemiplegic migraine, episodic ataxia type 2, CACNA1A sequencing
Familial hemiplegic migraine, episodic ataxia type 2, 가족검사, CACNA1A

G

H

J

L

LHON, MT-ND1, m.3460G>A
LHON, MT-ND1, m.4171C>A
LHON, MT-ND1, MT-MD4, MT-ND6 sequencing
LHON, MT-ND1, MT-MD4, MT-ND6, 가족검사
LHON, MT-ND4, m.11778G>A
LHON, MT-ND6, m.14484T>C
Li-Fraumeni syndrome, TP53 sequencing
Li-Fraumeni syndrome, 가족검사, TP53
Loeys-Dietz syndrome, TGFBR1 sequencing
Loeys-Dietz syndrome, TGFBR2 sequencing
Loeys-Dietz syndrome, 가족검사, TGFBR1
Loeys-Dietz syndrome, 가족검사, TGFBR2
Long QT syndrome, KCNH2 sequencing
Long QT syndrome, KCNQ1 sequencing
Long QT syndrome, SCN5A sequencing
Long QT syndrome, 가족검사, KCNH2
Long QT syndrome, 가족검사, KCNQ1
Long QT syndrome, 가족검사, SCN5A
Low GGT familial intrahepatic cholestasis, ABCB11 sequencing
Low GGT familial intrahepatic cholestasis, ATP8B1 sequencing
Low GGT familial intrahepatic cholestasis, 가족검사, ABCB11
Low GGT familial intrahepatic cholestasis, 가족검사, ATP8B1

M

Marfan syndrome, FBN1 sequencing
Marfan syndrome, 가족검사, FBN1
MELAS, MT-TL1 sequencing
Menkes disease, ATP7A sequencing
Menkes disease, 가족검사, ATP7A
MERRF, MT-TK sequencing
MODY3(maturity-onset diabetes of the young), TCF1 sequencing
MODY3(maturity-onset diabetes of the young), 가족검사, TCF1
MTHFR, 1298A>C
MTHFR, 677C>T
Multiple endocrine neoplasia type 2, RET sequencing
Multiple endocrine neoplasia type 2, 가족검사, RET
Multiple epiphyseal dysplasia, COMP sequencing
Multiple epiphyseal dysplasia, MATN3 sequencing
Multiple epiphyseal dysplasia, 가족검사, COMP
Multiple epiphyseal dysplasia, 가족검사, MATN3
Myoclonus-dystonia, SGCE sequencing
Myoclonus-dystonia, 가족검사, SGCE
Myotonic dystrophy(DM1), DMPK PCR & Southern

N

NARP, MT-ATP6 sequencing
Neurofibromatosis 1, NF1 sequencing

Neurofibromatosis 1, 가족검사, NF1
Neurofibromatosis 2, NF2 sequencing
Neurofibromatosis 2, 가족검사, NF2
Noonan syndrome, PTPN11 sequencing
Noonan syndrome, 가족검사, PTPN11
Norrie Disease, NDP sequencing
Norrie disease, 가족검사, NDP

O

OPMD, PABPN1, GCN repeat expansion
Optic atrophy type 1, OPA1 sequencing
Optic atrophy type 1, 가족검사, OPA1
Ornithine transcarbamylase deficiency, OTC sequencing
Ornithine transcarbamylase deficiency, 가족검사, OTC
Osteogenesis Imperfecta(OI), COL1A1/COL1A2 sequencing
Osteogenesis Imperfecta(OI), 가족검사, COL1A1/COL1A2

P

Pantothenate kinase-associated neurodegeneration, PANK2 sequencing
Pantothenate kinase-associated neurodegeneration, 가족검사, PANK2
Parkinson disease, PARK2 sequencing
Parkinson disease, 가족검사, PARK2
Pendred syndrome, SLC26A4 sequencing
Pendred syndrome, 가족검사, SLC26A4
Peutz-Jeghers syndrome, STK11 sequencing
Peutz-Jeghers syndrome, 가족검사, STK11
Polycystic kidney disease 2, Autosomal dominant, PKD2 sequencing
Polycystic kidney disease 2, Autosomal dominant, 가족검사, PKD2
Pompe disease, GAA sequencing
Pompe disease, 가족검사, GAA
Prader-Willi/Angelman Syndrome, Methylation PCR
Protein C deficiency, PROC sequencing
Protein C deficiency, 가족검사, PROC
Protein S deficiency, PROS1 sequencing
Protein S deficiency, 가족검사, PROS1
Prothrombin thrombophilia, F2, 20210G>A
PTEN hamartoma tumor syndrome(PHTS), PTEN, sequencing
PTEN hamartoma tumor syndrome(PHTS), 가족검사, PTEN

R

Retinoblastoma, RB1 sequencing
Retinoblastoma, 가족검사, RB1 sequencing
Retinoschisis, RS1 sequencing
Retinoschisis, 가족검사, RS1
RETT syndrome, MECP2 sequencing
RETT syndrome, 가족검사, MECP2

S

SBMA(Kennedy disease)
SCA1
SCA17
SCA2
SCA3
SCA6
SCA7
SMA, SMN1 and SMN2 del/dup
SMA, SMN1 sequencing
SMA, 가족검사, SMN1 sequencing
Spastic paraplegia, SPG4(SPAST) sequencing
Spastic paraplegia, 가족검사, SPG4(SPAST)

T

Tuberous sclerosis, TSC1/TSC2 Sequencing
Tuberous sclerosis, 가족검사, TSC1/TSC2

U

UGT1A1 sequencing
UGT1A1, 가족검사

V

VHL syndrome, VHL sequencing
VHL syndrome, 가족검사, VHL
Von Willebrand disease, VWF sequencing
Von Willebrand disease, 가족검사, VWF

W

Wilson disease, ATP7B sequencing
Wilson disease, 가족검사, ATP7B
Wiskott-Aldrich syndrome, WAS sequencing
Wiskott-Aldrich syndrome, 가족검사, WAS

2. 종양질환

B

BAALC mRNA, 정량, real-time RT-PCR
BCR-ABL1 rearrangement, 정량, real-time RT-PCR(Major, minor)
BCR-ABL1, drug resistant mutation, sequencing
BRAF, exon 15, sequencing

C

CBFB-MYH11 rearrangment, 정량, real-time RT-PCR

E

E2A-PBX1(TCF3-PBX1) rearrangement, RT-PCR
EGFR, exon 18-21, sequencing
ETV6-RUNX1(TEL-AML1) rearrangement, 정량, real-time RT-PCR

F

FLT3, ITD & TKD

G

GST, genotyping

J

JAK2, exon 12 sequencing
JAK2, V617F

K

KIT, mutation, sequencing
KRAS mutation, sequencing

L

Leukemia gene rearrangement(Hemavision), multiplex nested RT-PCR

M

Major BCR-ABL1 rearrangement, RT-PCR
Microsatellite instability(MSI)
Minor BCR-ABL1 rearrangement, RT-PCR

N

NPM1 mutation
NPM1 mutation, mRNA 정량, real-time RT-PCR
NRAS mutation, sequencing

P

PML-RARA rearrangement, RT-PCR
PML-RARA rearrangement, 정량, real-time RT-PCR

R

RUNX1-RUNX1T1(AML1-ETO) rearrangement, RT-PCR
RUNX1-RUNX1T1(AML1-ETO) rearrangement, 정량, real-time RT-PCR

3. 감염질환

B

Bacterial Identification, rDNA sequencing
BK virus, 정량검사, real-time PCR
BK/JC virus, PCR
Bordetella pertussis PCR
Borrelia burgdoferi PCR

C

Cytomegalovirus PCR
Cytomegalovirus, 정량검사, real-time PCR

E

EHEC, PCR
Enterovirus, PCR
Epstein-Barr virus, PCR
Epstein-Barr virus, 정량검사, real-time PCR

F

Fungal Identification, rDNA sequencing

H

Hantaan virus PCR
HBV PCR
HBV viral load
HCV viral load
Hepatitis C virus PCR
Herpes simplex virus, PCR
HIV drug resistance mutation, sequencing
HIV viral load
HPV genotyping(DNA microarray test)
Human herpes virus 6(HHV6) PCR
Human herpes virus 8(HHV8) PCR
Human papilloma virus, hybrid capture(high risk)

I

Influenza A virus subtyping

L

Legionella pneumophila, PCR

M

M. tuberculosis PCR
Malaria, PCR
Mycobacterium Identification, rDNA sequencing
Mycoplasma pneumoniae PCR

P

Parvovirus B19 PCR
Parvovirus B19, 정량검사, real-time PCR
Pneumocystis jiroveci(P. carinii), PCR

R

Respiratory virus, PCR panel

U

Ureaplasma urealyticum PCR

V

Varicella zoster virus PCR

4. 개인의 다양성

A

ABO genotyping
ABO subgroup, ABO sequencing(exon 6,7)

B

BMT monitoring, post-BMT test(STR)

C

CYP2C19, major genotyping
CYP2C9, major genotyping

N

NAT2, major genotyping

R

RhCcEe genotyping

T

TPMT(1) genotyping
TPMT(2) gene sequencing

참고문헌

• 국내 대학병원 진단검사의학과 분자진단검사실 검사종목안내 홈페이지: http://www.snuh-dnalab.or.kr/sub/catalog.php?Cat-No=2

찾아보기

한글

영문

A

B

C

D

E

F

G

H

I

L

M

N, O

P

Q

R

S

T

U, V, W

X

기 타

저자소개

권순일 대구보건대학교 임상병리과
김수원 경운대학교 임상병리학과
김혜란 대구한의대학교 임상병리학과
나은경 서울대학교 진단검사의학과
류재기 김천대학교 임상병리학과
문은경 경희대학교 의과대학
박성아 마산대학교 임상병리과
엄용빈 순천향대학교 임상병리학과
윤경아 대전보건대학교 임상병리과
정경태 동의대학교 임상병리학과
조규봉 신한대학교 임상병리학과
조윤경 동남보건대학교 임상병리과
최재혁 노웨어바이오 CTO

저자와의 협의로 인지생략

Clinical Molecular Diagnostics

임상 분자진단검사 제 2 판

발 행 일 2020년 2월 10일 2판 1쇄 인쇄
2020년 2월 20일 2판 1쇄 발행
저 자 권순일 · 김수원 · 김혜란 · 나은경 · 류재기 · 문은경 · 박성아
엄용빈 · 윤경아 · 정경태 · 조규봉 · 조윤경 · 최재혁
발 행 인 김재민
발 행 처 정문각JMK
서울특별시 마포구 백범로 104, 봉화빌딩 4층
출판등록 2011년 1월 19일 제제2011-000035호
전 화 02)713-0421~3
팩 스 02)704-6265
전자우편 jmk@jmkp.co.kr
홈페이지 www.jmkp.co.kr

정 가 28,000원

ISBN 979-11-6260-086-3 93510